放射線治療ケーススタディ

監修 中川恵一（東京大学医学部 放射線医学教室 准教授）

著 山下英臣（東京大学医学部 放射線医学教室 病院講師）

株式会社 新興医学出版社

Case study of radiation therapy

Supervised by
Keiichi Nakagawa
(Associate Professor, Departments of Radiology,
University of Tokyo Hospital, Tokyo, Japan)

Written by
Hideomi Yamashita
(Project Lecturer, Departments of Radiology,
University of Tokyo Hospital, Tokyo, Japan)

© 2014 published by
SHINKOH IGAKU SHUPPAN CO., LTD TOKYO.
Printed & bound in Japan

監修にあたって

　がんに関わるすべての医療者が放射線治療についての必要十分な知識を持つべきである．

　現在，新たにがんと診断される日本人は年間約75万人で，生涯累積がん罹患リスクは，男性で約6割，女性でも5割弱に達しています．つまり，国民の半数以上が生涯に何らかのがんに罹患するということです．わが国におけるがん急増の原因は，急速に進行する高齢化です．がんは一種の老化ですから，世界一高齢者が多いわが国に世界一がん患者が多いのは自明です．そして，この高齢化のスピードが世界の歴史上，類を見ないほど速いことがポイントです．

　わが国の人口は，2013年10月1日現在，1億2729万8千人万人で，そのうち，65歳以上の高齢者人口は，過去最高の3189万8千人で，総人口に占める割合（高齢化率）も世界最高の25.1％になっています．この高齢化率が7％になると「高齢化社会」，14％になると「高齢社会」と呼ばれますが，日本は高齢化率が21％以上となる「超高齢社会」です．

　日本の場合，高齢化社会から高齢社会に至るまでの期間は，1970年から1994年までの24年間でした．しかし，たとえばフランスでは，日本より100年以上も前の1865年にすでに7％に達していますが，14％になったのは1979年で実に114年もかかっています．同じく，スウェーデンでは，1890年から1972年までの82年間ですから，日本の24年がいかに短期間かわかると思います．

　しかし，あまりに高齢化が速かった結果，がん患者の増加も史上例を見ないスピードとなりました．この急ピッチのがんの増加に，個人の知識や心がまえ，さらには行政，教育などが追いついていないのが，今の日本の姿だといえるでしょう．放射線治療を取り巻く環境の整備が遅れたのも，同じ理由が背景にあると思います．

　がんによる死亡数は年間約36万人で，5年生存率は全体で6割近くまで上昇しています．そして，75万人の新規がん患者のうち，約3割にあたるおよそ25万人が放射線治療を受けています．しかし，この3割という数字は，先進国では最低水準です．たとえば，米国では，がん患者の66％が，ドイツでも60％，イギリスでも56％が，放射線治療を受けています．「がんの半数が放射線治療」はアジアを含む世界の常識です．

　日本で放射線治療が行われてこなかった原因の一つとして，手術偏重が確かにあります．医師主導の意思決定が行われてきたこと，高いピロリ菌感染率や塩分摂取過多を背景に，日本のがんが手術に適した胃がんに代表されていたこと，がん患者が若く，手術が受けられたこと，「がん＝外科で手術」という根拠のない図式が定着していたこと，などが手術偏重の理由でしょう．

　たしかに，私が放射線治療の道を選択した80年代半ばまでは，放射線治療は，「でも，しか」治療と言われていました．根治的放射線照射は少なく，他の治療法のないケースに，放射線治療が「消去法的」適応となるケースが多かったと言えます．一方，毎日新聞が行った「健康と高齢社会世論調査」でも，「放射線治療が手術と同じくらい有効ながんにかかった場合，放射線治療を受けたいですか」の問いに対して，54％が「放射線治療を優先したい」と回答していました．これに対して，「手術を優先したい」は39％でした．

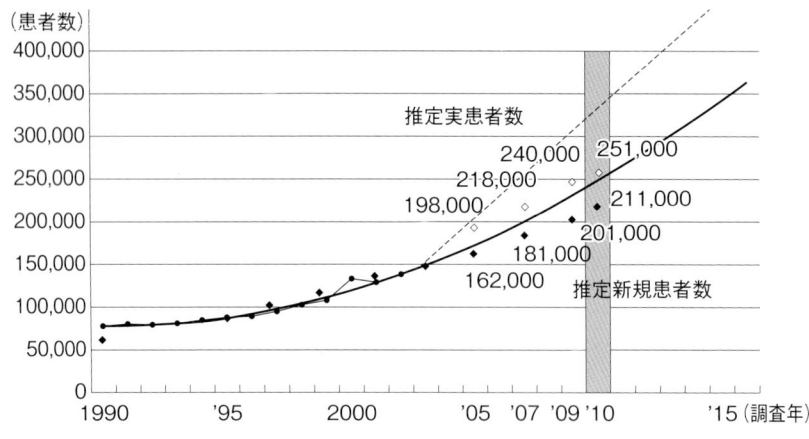

図　わが国における放射線治療患者数推移

※実患者数:新規患者数＋再来患者数，◇・◆:JASTRO構造調査
(日本放射線腫瘍学会:構造調査2010データ解析結果報告(第1報)より引用)

　しかし,「手術を優先したい」と答えた方に,「放射線治療を希望しない理由」を聞いたところ,「完治するか不安」が48％,「被曝の副作用が心配」が46％,「治療に時間がかかりそう」が41％,「治療にお金がかかりそう」が28％でした．これらはみな誤解で,多くのがんで放射線治療は手術と同じくらいの治癒率をもたらしていますし,副作用も手術と比べて少ない傾向があります．入院の必要がなく外来治療が基本で,仕事と両立が可能の場合も多く,医療費も手術と比べて安価と言えます．

　しかし,がん治療の選択を取り巻くこうした状況は随分変わってきました．生活習慣の欧米化によって,胃癌や子宮頸癌などの「感染症型」の癌が減り,肺癌・乳癌・大腸癌・前立腺癌など「西洋型」の癌が増加しています．こうした癌は,「切れば終わり」ではなく,放射線治療の役割が大きいのです．告知はするのが当たり前になり,患者さんに嘘をついて放射線をかける必要もなくなりました．さらに,科学的にがんの治療方法を評価する手法"evidence-based medicine（EBM）"が広まった点も,放射線治療が正しく位置づけられつつある理由です．

　こうした背景から,図のように,放射線治療の患者数は急増しています．数年後には,がん患者の半数が放射線治療を受けることになります．日本人の半数以上が,がんに罹患しますので,実に,日本人の4人に1人が放射線治療を受ける計算になります．

　がんの放射線治療には次のような特長があり,現代の日本社会のあり方に放射線治療がよくマッチしていることがわかると思います．

①臓器の機能や美容を保つことができる．
②手術や抗がん剤との組み合わせでよりよい治療結果が得られる．
③がん治療のなかでいちばん副作用が少ない．
④早期がんから緩和ケアにまで幅広く使われる．
⑤がん治療のなかで最も経済的．
⑥通院で治療を受けられる場合が多い．
⑦治療の負担が少ないため高齢者でも受けやすい．
⑧テクノロジーの進歩を直接活用できるハイテク医療である．
⑨医師,技師,看護師,医学物理士などによるチーム医療である．

これらの理由によって，これまで影が薄い存在だった放射線治療に今，スポットライトが当たっています．2006年6月に「がん対策基本法」が成立したのは，「がんの欧米化」や「がん患者の高齢化」が進み，これまでのように，手術一辺倒で，治癒のみを追求するがん治療体系では，現実に起こっている社会とがんの変化に対応できなくなってきたことが背景にあります．法律の基本計画である「がん対策推進基本計画」でも，以下の抜粋のように，放射線治療・化学療法，緩和ケア，がん登録が3つの柱となっており，特に，放射線治療が重視されています．

　「がん医療について，がんの種類の変化に対応し，手術，放射線療法及び化学療法を効果的に組み合わせた集学的治療を実施していくため，手術と比較して相対的に遅れている放射線療法及び化学療法を推進していくこととする．特に，放射線療法については，近年の放射線療法の高度化等に対応するため，放射線治療計画を立てたり，物理的な精度管理を支援したりする人材の確保が望ましい．」

（がん対策推進基本計画より）

　この基本計画が，閣議決定された2007年6月に，安倍晋三内閣総理大臣が，東京大学医学部附属病院放射線治療部門を視察され，記者会見を開いて基本計画を発表したことも，非常に象徴的でした．

　放射線治療では，がんに放射線をできるだけ集中することが大事です．仮に，完全にがん病巣部にだけかけることができ，周りの正常の細胞には放射線がまったく当たらないようにできたら，放射線は無限にかけることができ，100％がんは治ることになります．この考えはかつては机上の空論でしたが，画像診断の進歩や治療装置の高精度化を受けて，現在では，現実的になってきています．

　日進月歩の高精度放射線治療を支えているのは，専門性をもった診療放射線技師や医学物理士です．特に，医学物理士については，2012年に見直されたがん対策推進基本計画にその名称が記載されているほか，がん診療連携拠点病院の指定要件にも，配置が望ましいとされているなど，法的にも社会的にも認知が進んでいます．

　最後になりますが，今や，がんに関わるすべての臨床医が放射線治療について十分な知識を持つべきです．さらに放射線治療を専門とする診療放射線技師や医学物理士にも放射線治療に関する臨床的知識が必要です．本書は，こうした目的にピッタリの内容と形式となっています．監修者として強く推薦いたします．

2014年4月

中川　恵一

はじめに

　本書は，月刊医学雑誌『モダンフィジシャン』において 2009 年から 2010 年にかけて行った連載を書籍化したものです．

　『モダンフィジシャン』での連載に至った経緯は，放射線治療が専門でない他科の先生方に「どのような症例で，どのような病態のときに放射線治療の適応があるか」をコンサルトするべきか，判断に困る場面が多いと考えられることから，内科の先生方向けの月刊誌で連載を行いました．

　このように，連載当時の目的は，他科の先生方に，放射線治療がどのような症例で適応になる可能性があるかを知っていただくことでした．

　今般の書籍化にあたり，放射線科に配属された新入局の医師・放射線技師の方々にも参考となるよう，内容を見直すとともに，症例を大幅に加え，よりさまざまなケースに対応できるようにしました．放射線治療の入門書として広い読者層を想定しました．また，技師学生，看護学生にも読みやすいように配慮している点が本書の特徴です．医学物理士を志す諸君にも最適の入門書となっています．写真もできる限り掲載するよう心がけ，執筆しました．また，エビデンスも連載当時から変わっていますので，ブラッシュアップを図るとともに，放射線治療に関するコラムも多数盛り込みました．

　本書の最大の特徴は，「東大プロトコール」を Case ごとに設けたことです．照射機械などの限界で施設によっては施行できない照射方法も含まれているでしょう．臨床試験として実施しているものも含まれています．あくまで当施設での 1 例を挙げたのみです．具体的な照射野設定や，総線量の設定などの参考にしていただければ幸いです．同時に併用している化学療法など併用療法に関しても可能な範囲で明記しましたので参考にして下さい．

　本書により，治療の選択が広がり，患者ニーズ・QOL の向上につながれば幸いです．

2014 年 4 月

山下　英臣

目　次

略語一覧 …………………………………………… xi

第1章　根治照射　1

Case	1	子宮頸癌 ……………………………………	2
Case	2	食道癌 ………………………………………	7
Case	3	早期末梢型非小細胞肺癌 ………………	12
Case	4	限局型小細胞肺癌 ………………………	16
Case	5	局所進行非小細胞肺癌 …………………	21
Case	6	前立腺癌強度変調放射線療法 （IMRT） …………………………………	26
Case	7	早期前立腺癌小線源治療（BT） ………	31
Case	8	MALTリンパ腫 ……………………………	35
Case	9	上顎癌 ………………………………………	40
Case	10	喉頭癌 ………………………………………	46
Case	11	上咽頭癌 ……………………………………	50
Case	12	中咽頭癌 ……………………………………	54
Case	13	下咽頭癌 ……………………………………	59
Case	14	膵臓癌 ………………………………………	63
Case	15	高精度放射線治療とPET ………………	68

第2章　補助照射　75

Case	1	乳癌術後 ……………………………………	76
Case	2	甲状腺癌の放射性ヨード内用療法 （アイソトープ治療） …………………	82
Case	3	悪性神経膠芽腫術後 ……………………	86
Case	4	びまん性大細胞型B細胞リンパ腫 （DLBCL） ………………………………	91
Case	5	ホジキンリンパ腫（HL） ………………	99
Case	6	子宮頸癌術後 ……………………………105

Case	7	子宮体癌術後 ……………………………108
Case	8	直腸癌術前 …………………………………114
Case	9	ケロイド術後 ……………………………122
Case	10	精巣上皮腫 （特にセミノーマ術後） ……………125
Case	11	全身照射（TBI） ………………………128

第3章　緩和照射（姑息照射）　133

Case	1	骨転移 ………………………………………134
Case	2	転移性脳腫瘍 ……………………………139
Case	3	肺癌に対する緩和目的の胸部照射 …143
Case	4	上大静脈（SVC）症候群 ………………149
Case	5	悪性脊髄圧迫症候群（MESCC） ……153
Case	6	消化器癌の緩和照射 ……………………158

索引 ……………………………………………………162

コラム目次

- 放射線治療とは……………………………………6
- 放射線治療の適応疾患と目的……………………6
- 放射線の種類と単位………………………………15
- 放射線治療機器……………………………………20
- 治療計画①　照射部位（標的体積）………58
- 治療計画②　照射方法
  　―その1：外部照射― ………………………62
- 治療計画②　照射方法
  　―その2：小線源治療，その他― ………73
- 合併症（有害事象）………………………………113

略語一覧

略語	英名	和名
ADT	androgen deprivation therapy	アンドロゲン遮断療法
AHF	accelerated hyperfractionation	加速過分割照射
AHT	adjuvant hormone therapy	照射後ホルモン療法
AML	acute myelogenous leukemia	急性骨髄性白血病
AST	androgen suppression therapy	アンドロゲン抑制療法
BED	biologically effective dose	生物学的効果線量
CBCT	cone-beam CT	コーンビームCT
CCRT	concurrent chemoradiotherapy	同時化学放射線療法
CF	conventional fractionation	通常分割照射
CML	chronic myelogenous leukemia	慢性骨髄性白血病
COPD	chronic obstructive pulmonary disease	慢性閉塞性肺疾患
CR	complete response	完全寛解，著効，完全奏効
CRT	chemoradiotherapy	化学放射線療法
CTV	clinical target volume	臨床標的体積
CTx	chemotherapy	化学療法
DCIS	ductal carcinoma in situ	非浸潤性乳管癌
ED-SCLC	extensive disease small cell lung cancer	進展型小細胞肺癌
EFRT	extended field radiotherapy	拡大照射野放射線療法
ENI	elective nodal irradiation	予防的リンパ領域照射
GTV	gross tumor volume	肉眼的腫瘍体積
GVHD	graft versus host disease	移植片対宿主病
HDR	high dose rate	高線量率
HF	hyperfractionation	過分割照射
HL	Hodgkin's lymphoma	ホジキンリンパ腫
IFRT	involved field radiotherapy	限局照射療法
IMRT	intensity-modulated radiation therapy	強度変調放射線治療
LD-SCLC	limited disease small cell lung cancer	限局型小細胞肺癌
MDS	myelodysplastic syndorome	骨髄異形成症候群
MM	multiple myeloma	多発性骨髄腫
MSCC	metastatic spinal cord compression	転移性脊髄圧迫
MST	median survival time	生存期間中央値
NART	neoadjuvant radiotherapy	術前照射
NHL	non-Hodgkin's lymphoma	非ホジキンリンパ腫
NHT	neoadjuvant hormone therapy	照射前ホルモン療法
NSCLC	non-small cell lung cancer	非小細胞肺癌
OS	overall survial	全生存率
PCI	prophylactic cranial irradiation	予防的全脳照射
PFS	progression-free survival	無増悪生存率
PNS	paranasal sinus	副鼻腔
PORT	postoperative radiotherapy	術後放射線療法
PR	partial respone	部分寛解，有効，部分奏効
PS	performance status	全身状態，活動度，一般状態
PSA	prostate-specific antigen	前立腺特異抗原
PTLD	post-transplant lymphoproliferative disorder	移植後リンパ増殖性疾患

略語	英名	和名
PTV	planning target volume	計画標的体積
RT	radiotherapy	放射線治療
SBRT	stereotactic body radiotherapy	体幹部定位放射線治療
SCLC	small cell lung cancer	小細胞肺癌
SRT	stereotactic radiotherapy	定位放射線治療
SVC	superior vena cava	上大静脈
TBI	total body irradiation	全身照射
VMAT	volumetric modulated arc therapy	回転型強度変調放射線治療
VOD	veno-occlusive disease	肝中心静脈閉塞症
WPRT	whole pelvic radiotherapy	全骨盤照射

※用語は，原則として日本臨床腫瘍学会（JASTRO）の用語集に則って記載した．なお，"radiotherapy" と "radiation therapy" は同意であり，"治療" と "療法" も同意で使用している．

第 1 章
根治照射

Case 1

子宮頸癌

症例

33歳，女性．
K-PS：90%．子宮頸部の扁平上皮癌．FIGO ⅡA1期（cT2aN0M0）．

2ヵ月前より不正性器出血ならびに下腹部痛で近医受診．子宮頸部よりの組織診で角化型扁平上皮癌．1ヵ月前に初診．内診上，子宮膣部後壁中心に3cm大の病変．傍子宮組織への浸潤なし．後膣円蓋粘膜下に硬結を触れた．MRI（図1）で子宮頸部に36×35×21 mmの腫瘍．4時方向で膣円蓋浸潤も，膣下1/3への浸潤はない．傍子宮組織浸潤なし．骨盤内リンパ節腫脹なし．PET/CTで遠隔転移なし．超音波で肝転移なし．腫瘍マーカーSCC 13.9 ng/mL↑（正常上限は1.5）．ヘモグロビン正常範囲．血清クレアチニン正常範囲．
前医の婦人科では手術療法（広汎子宮全摘出術）を勧められたが，ご本人が放射線治療（RT：radiotherapy）を希望．

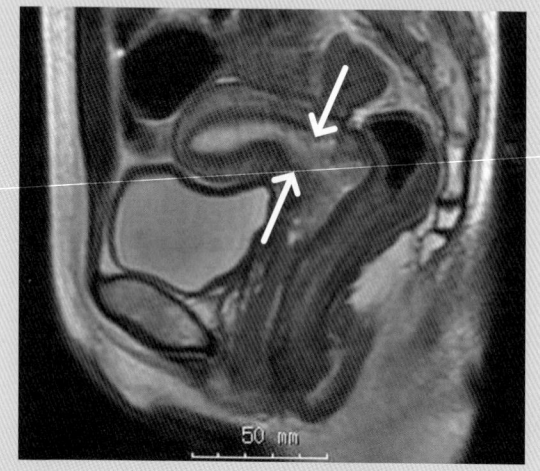

図1　MRI T2強調画像

子宮頸癌とは

子宮頸癌は女性の全悪性腫瘍中，乳癌，結腸癌，胃癌，肺癌に次いで5番目の罹患率（頸癌と体癌を合わせた子宮癌としては4番目）である．30代後半にピークがある．

子宮頸癌の発生には，ほぼ100%ヒトパピローマウイルス（HPV-16，18型など）が関連している．本邦における罹患率・死亡率は，衛生状態の改善によって1980年代以降減少傾向にあったが，初回性交時期の低年齢化により2000年代以降罹患率は再び増加傾向（特に35歳以下）にある．発展途上国では，発生率・死亡率ともに最も高い疾患の1つで，その対策は重要な課題となっている．組織型では扁平上皮癌が80～90%を占め，5～10%ほどが腺癌．検診発見以外の初期症状としては，不正性器出血（性交後出血，月経間出血，月経過多）が最多となっている．

Case1 子宮頸癌

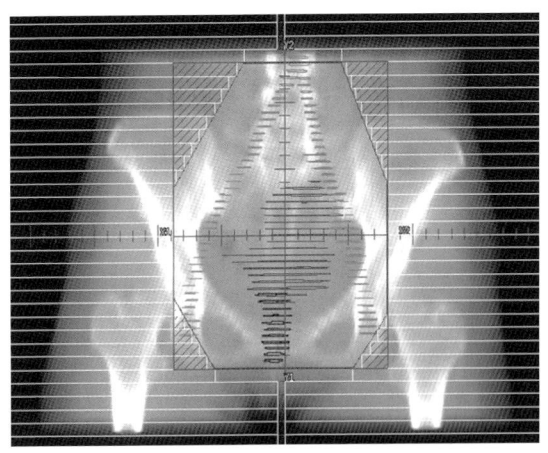

図2-1 前後門のBEV（beam's eye view）

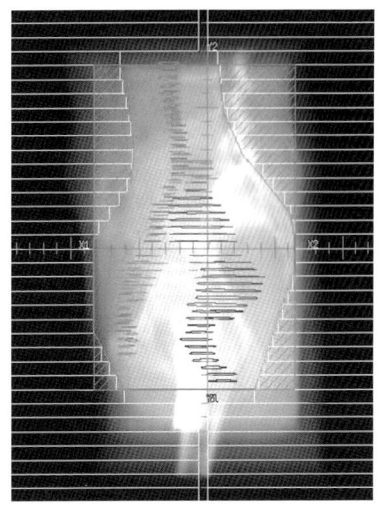

図2-2 左右門のBEV

放射線治療（RT）でも手術と同等の成績が期待できるのか？

FIGO Ⅱ期までの治療方法の選択肢としては，RT単独［一部腫瘍径の大きなものには化学放射線療法（CRT：chemoradiotherapy），また，0期・ⅠA期の場合は，腔内照射のみ（A点に6Gy×5回）を行う場合もある］と手術療法（子宮全摘出術）とがある．本邦および欧米からの報告では，0～Ⅱ期において両者による生存率に違いはない．Ⅰb，ⅡA期を対象として，根治的RTと手術±術後照射とを比較した大規模なランダム化比較試験では，両者に生存率の差は認められず，後者で晩期合併症の頻度が高いことが示された[1]．欧米では手術よりもCRTを受ける患者のほうが多いのが実情である．一方，Ⅲ期およびⅣA期に対しては手術療法の適応はなく，CRTで根治をめざす．

なお，手術は根治率においてCRTと同等の治療法であるが手術検体の病理学的評価により再発のリスクが高い場合や，断端陽性では，術後にRT（もしくはCRT）を行うことになる．

stagingは主に麻酔下の直腸診ならびに膣視診・触診で決定する．CT・MRIでは正診率が低いためである．このため客観性に問題があり，施設間のstaging migrationが大きいのが現状である[2]．ⅣA期でもCRTで根治をめざせる．FIGO分類の弱点としては，予後に大きく関連している

リンパ節転移の有無の情報が取り入れられていない点が挙げられる．最近になり，腫瘍径による予後が大きく違うため，ⅠB期をⅠB1期（＜4cm）とⅠB2期（≧4cm）に，ⅡA期をⅡA1期とⅡA2期に細分化するようになった．腫瘍径とはMRIでの横断像における腫瘍の最大径のことである．子宮頸癌の所属リンパ節は骨盤内リンパ節（内腸骨節，閉鎖節，外腸骨節，前仙骨節，総腸骨節など）である．造影CT・造影MRI・FDG-PET検査で判定している．

予後因子として重要なものは，上述のFIGO臨床病期，腫瘍の大きさ，リンパ節転移の有無・個数以外に，年齢，全身状態，合併症の有無，貧血の有無と程度，腫瘍マーカー値などが挙げられる．

放射線単独療法あるいはCRTともに，治療の目的は根治である．欧米からの報告によると，同時化学放射線療法（CCRT：concurrent chemoradiotherapy）での根治率（5年無病生存率）は0期で100%，Ⅰ期で95%以上，Ⅱ期で60～80%，Ⅲ期で30～50%，ⅣA期で10～20%とされている．一方で手術での根治率も同程度である．

以上のことから，当院でも，Ⅰ期からⅡA期においては手術療法もしくは放射線単独療法（ⅠB2期やⅡA2期には化学療法も同時に併用）を，ⅡB期からⅣA期においてはCCRTを第1選択の治療法として勧めている（CRTについて

表1 局所進行子宮頸癌に対するCCRTのランダム化比較試験

化学療法のレジメンと試験名	FIGO進行期	症例数	5年無進行生存率	5年全生存率	5年局所再発率	血液毒性グレード3以上	消化器毒性グレード3以上
Weekly CDDP							
GOG-120	ⅡB～ⅣA	353	67% vs. 47%*	死亡の相対危険度 =0.61*	19% vs. 30%	22% vs. 23%	7% vs. 8%
GOG-123	ⅠB2	369	79% vs. 63%* (粗)	85% vs. 74%* (粗)	16 vs 39症例 52% 41% PCR	20% vs. 2%	14% vs. 5%
NCIC	ⅠB2～ⅣA	253	NS	62% vs. 58% (NS)	NS	- vs. 8%	5% vs. 9%
FP療法							
RTOG90-01	ⅡB～ⅣA	388	68% vs. 43%*	73% vs. 52%*	18% vs. 34%*	37% vs. 1%	8% vs. 1%
GOG-85	ⅡB～ⅣA	368	57% vs. 47%* (粗)	65% vs. 43%* (粗)	25% vs. 30%	4% vs. 24%	8% vs. 4%
SWOG 87-97	ⅠA2～ⅡA	243	80% vs. 63%*	81% vs. 71%*	20 vs. 7症例	33% vs. 2%	36% vs. 10%

CDDP，シスプラチン；FP療法，5-FU+CDDP；NS，有意差なし；PCR，病理学的寛解．
＊：有意差あり．GOG, NCIC, RTOG, SWOG．

は後述）．

ここでRTについて，子宮頸癌では骨盤内のリンパ節（所属リンパ節）に転移する頻度が高く，画像上転移が明らかでない場合も予防的に骨盤の全領域を含めた照射野でRTを行うことがある（図2）．傍大動脈リンパ節（所属リンパ節ではない）を含める意義については明確ではない．RTは1日1回で，1回の治療に要する時間は5分程度である．1回の放射線の線量は1.8Gyであり，これを合計28回（5.6週間），50.4Gy行う．直交4門照射（左右門で少しでも前方の小腸を外したい）で行う．CTを用いた治療計画装置で治療計画（3D治療計画）を行う（図2）．後述の腔内照射の開始とともに，外照射の照射野には直腸と膀胱の過線量を防ぐために横幅3～4cmの中央遮蔽が挿入され前後2方向からの照射に変更される（総・内・外腸骨リンパ節を遮蔽しないように注意する）．

外照射治療の後半（Ⅱ期の小さなものまでは12回目，それ以上の病期では18回目以降）に週1～2回のペースで外子宮口から子宮内に1本（タンデム）と膣内に2本（オボイド）の金属製の器具（アプリケータ）を挿入して，そこに直接放射線性線源（高線量率イリジウム192）を通して治療する（子宮腔内照射；ICRT）．RALSとはremote after loading systemの略で，術者が器具（アプリケータ）だけ挿入し，被ばくすることなく後から機械操作で放射性線源を送り込むことを意味している．A点（外子宮口から子宮軸に沿って頭側に2cm，そこから直交左右方向に2cmの点）に1回6Gyで合計4～5回，24～30Gy行う．1回の治療に要する時間は1時間～1時間半程度（放射線が出ている時間は10～15分程度）である．静脈麻酔下（ミダゾラム注射など）で行う．外部照射と腔内照射の線量・治療スケジュールは国・施設によりさまざまである[3]．

子宮頸癌のRTでは全照射期間を8週未満とすることが重要である．治療期間が延びると局所制御率が低下することがわかっている．

化学放射線療法（CRT）の必要性

2001年にCochrane CollaborationよりCRTに関するランダム化比較試験のメタ解析が発表された[4]．CRTが生存率を向上させ，局所再発のみならず遠隔転移も減少させることが明らかにされた．適応はⅡB期以上，あるいはⅠB2，ⅡA2期または骨盤内リンパ節転移陽性例と考えられているが，明確な規定はない．標準的レジメンも明確でないが，シスプラチン単剤，またはシスプラチン+5-FUが広く用いられている（表1）．当院では可能な限り外来にて，週に1回の頻度でシスプラチン40mg/m²を計6回，もしくは，3週に1回の頻度でネダプラチン（アクプラ®）80mg/m²を計3回投与している．

副作用にはどのようなものがあるのか？

RTの早期の副作用（治療期間中および治療終了直後に出現）には，外照射の進行に伴う，放射線性宿酔（乗り物酔いのような症状）・下痢・皮膚炎（特に腰背部・殿部・肛門周囲）などがある．これらには症状の程度に応じて対症的な投薬で対処するが，いずれも治療終了後すみやかに改善する．

一方，晩期の副作用（治療後期に間をおいて出現）には次のようなものがある．

① RT終了後数ヵ月以降に放射線による腸閉塞（イレウス）や腸穿孔（多くは小腸とS状結腸）が発生する場合がある（5％未満）．
② RT終了後，数ヵ月以降（4〜5年後に初めてみられることもある）に放射線による尿道炎・膀胱炎（排尿時痛5％未満）・直腸炎（下血・血便5〜10％）・大腸炎（腹痛）が発生する場合がある．
③ 卵巣機能は消失する（閉経後のホルモン状態になる）．閉経前の場合も，閉経後と同様のホルモン状態となり，ホットフラッシュなどの症状が出ることがある．
④ RT終了後，数ヵ月以降に骨盤骨（荷重骨）の不全骨折が発生する場合（5％未満）がある．放射線照射を受けた骨はもろくなるためである．
⑤ さらにきわめてまれな副作用として10〜15年後に2次発がんをきたすことがある．

また，化学療法が併用される場合には，治療期間中に骨髄抑制，嘔気・嘔吐，腎機能障害，聴力障害（耳鳴り）などをきたす．ただし，脱毛はまれである．

多くの場合（90％以上），CRTでいったん病変は消失するが，再発の危険は常にあり（手術療法においても同様），治療後の経過観察は必須である．再発をきたす確率は治療終了後2年以内が圧倒的に高く，治療終了後2年間は特に慎重な経過観察が必要となる．

参考：TNM分類（表2）

表2 TNM分類要約

TNM	子宮頸部	FIGO
Tis	上皮内癌	—
T1	子宮に限局	Ⅰ期
T1a	顕微鏡によってのみ診断	ⅠA期
T1a1	深達度≦3.0 mm 水平方向*進展≦7.0 mm	ⅠA1期
T1a2	3.0 mm＜深達度≦5.0 mm 水平方向*進展≦7.0 mm	ⅠA2期
T1b	臨床的に肉眼で認める，または顕微鏡的病巣がT1a2より大	ⅠB期
T1b1	≦4.0 cm	ⅠB1期
T1b2	＞4.0 cm	ⅠB2期
T2	子宮を越えるが，骨盤壁または腟の下1/3には達しない	Ⅱ期
T2a	子宮傍組織に達しない	ⅡA期
T2a1	≦4.0 cm	ⅡA1期
T2a2	＞4.0 cm	ⅡA2期
T2b	子宮傍組織に達する	ⅡB期
T3	腟の下1/3，および/または骨盤壁，および/または水腎症，無機能腎	Ⅲ期
T3a	腟の下1/3	ⅢA期
T3b	骨盤壁，および/または水腎症，無機能腎	ⅢB期
T4	膀胱粘膜および/または直腸粘膜，小骨盤を越える	ⅣA期
N1	所属リンパ節	
M1	遠隔転移	ⅣB期

〔訳者注〕*子宮頸癌取扱い規約（1997）では子宮縦軸方向．

東大プロトコール

● ⅠB2，ⅡA2，ⅡB期以上はCCRT
RTは全骨盤外照射 50.4 Gy/28分割 ⊕ RALS 6 Gy×4〜5回（途中で中央遮閉を挿入）．
CTxはtri-weekly ネダプラチン 80 mg/m²×3サイクル．
それ以外はRT単独．

文 献

1) Landoni F, Maneo A, Colombo A, et al : Randomized study of radical surgery versus radiotherapy for stage Ⅰb-Ⅱa cervical cancer. Lancet 350 : 535-540, 1997

2) Pecorelli S, Benedet JL, Creasman WT, et al：FIGO staging of gynecologic cancer. Int J Gynecol Obstet 65：243-249, 1999
3) Nag S, Erickson B, Thomadsen B, et al：The American Brachytherapy Society recommendations for high-dose-rate brachytherapy for carcinoma of the cervix. Int J Radiat Oncol Biol Phys 48：201-211, 2000
4) Green JA, Kirwan JM, Tierney JF, et al：Survival and recurrence after concomitant chemotherapy and radiotherapy for cancer of the uterine cervix：a systematic review and meta-analysis. Lancet 358：781-786, 2001

コラム ● 放射線治療とは

　1895年Röntgen（レントゲン）によるX線の発見に始まり，1896年に放射線治療が開始された．最初は，皮膚疾患を中心に，主に皮膚結核を対象としていた．
　放射線治療は悪性腫瘍が主な対象となる．わが国では悪性腫瘍患者の4～5人に1人が放射線治療を受けている．欧米ではおよそ2人に1人である．当院では新患600人以上/年である．今後も増加傾向であろう．
　放射線治療は，病変部と正常組織との放射線に対する反応（感受性と回復力）の差を利用する治療法であり，局所治療である．さらに，放射線治療は低侵襲性のため終末期患者への利用も可能である．放射線治療で機能と形態の温存が可能である．

コラム ● 放射線治療の適応疾患と目的

　放射線治療の適応疾患は，悪性腫瘍（癌腫，肉腫，その他），良性腫瘍（脳腫瘍など），血管奇形（動静脈奇形，血管腫など），その他（ケロイド，翼状片など）に分類される．
　放射線治療の目的は大きく「根治目的」と「症状緩和目的」に2分される．
　根治目的はさらに，「根治的放射線治療（根治照射）（放射線治療単独，化学放射線療法）」と「手術療法主体の補助療法（術前照射，術後照射，術中照射）」と「化学療法主体の補助療法」に分類される．
　症状緩和目的は「緩和的放射線治療（姑息的照射）」のことである．
　根治的放射線治療の適応になるのは，頭頸部癌・食道癌・肺癌・子宮頸癌・前立腺癌などで，これらは化学療法の同時併用（化学放射線治療）で予後延長が証明されている疾患が多い．補助療法である術前照射の適応は，主に頭頸部癌，直腸癌で，術後照射の適応は，主に悪性脳腫瘍，頭頸部癌，乳癌，子宮頸・体癌，直腸癌，化学療法後の適応は悪性リンパ腫などである．
　症状緩和目的の放射線治療の対象は，転移性脳腫瘍（神経症状），転移性骨腫瘍（脊髄症状，疼痛），通過障害を伴う食道癌，気管・気管支の閉塞・狭窄を伴う肺癌，上大静脈症候群，癌病変からの出血，皮膚転移，表在リンパ節転移などである．

Case 2

食道癌

症例

61歳，男性．K-PS：90%．胸部中部食道癌．扁平上皮癌．cT3N3M1．Ⅳ期（7th AJCC）．

2〜3ヵ月前から嚥下困難感を自覚していた．内視鏡で門歯30〜40 cmにかけての全周性type 2病変を認めた．同日の超音波で胃周囲リンパ節（LN：lymph node）腫大を多数認めた．

初診時の嚥下困難はscore 2（やわらかい物のみ通過する）．治療前の造影CTで，胸部中部〜下部食道に異常増強効果を伴う不整な壁肥厚を認めた．筋層を越える浸潤はありそうだが，他臓器への明らかな浸潤は認めない．左鎖骨上窩，縦隔，胃小弯側，腹部傍大動脈にLN腫脹を認めた（**図1**）．

治療前のFDG-PETでも，原発巣に加えて，左頸部〜鎖骨上窩LN，右鎖骨上窩LN，上縦隔傍食道LN，胃小彎側LN，腹部傍大動脈領域に取り込みを認めた．治療前の食道バリウム造影では，胸部中部食道に10 cmにわたり広範囲な壁不整を認めた．食道狭窄も認めた．

治療前の血清クレアチニン正常．
呼吸機能正常．

- 原発巣
  ① Mt
  ② T3

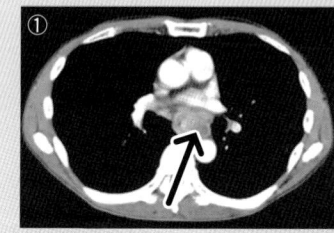
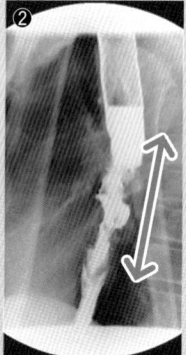

図1-1 治療前評価（左：CT 右：透視）

- 所属リンパ節転移
  ① 傍食道
  ② 縦隔
  ③ 胃周囲

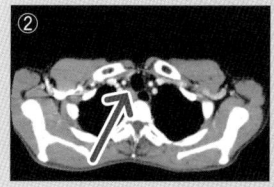
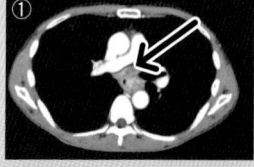
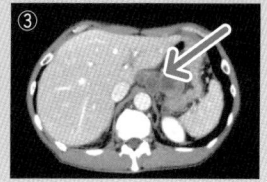

図1-2 CT

食道癌は増えているのか？

食道癌は，本邦では近年，罹患率（2001年：男性16.0，女性2.1：2001年時点，人口10万人あたり）・死亡率（男性9.7，女性1.3：2005年時点，人口10万人あたり）ともにほぼ横ばいに推移しているが，罹患数の約8割までもが食道癌が原因で死亡している．これは，胃癌（約5割が癌死）・乳癌（約3割が癌死）などと比べても非常に高い値である．2005年度の日本人の食道癌死亡者数は11,182人と全癌死亡者の3.4%であった．癌種別では本邦男性において6番目に多く，新たな治療法の確立，さらなる改善が早急に求められている疾患である．

本邦では，食道癌の病理組織型としては扁平上皮癌が90%以上を占める．一方，欧米では腺癌が増加しており（胃食道逆流症ならびに肥満が多いため），現在では半数以上が腺癌である．腺癌はBarrett食道から発生することが多い．食道小細胞癌の予後は不良である．

治療法の選択：手術か？ 化学放射線療法（CRT）か？

早期食道癌（T1〜2）に対する天理病院からの後ろ向き調査の結果報告（66症例）では，手術群（3年生存率がT1で72%，T2で68%）と化学放射線療法（CRT：chemoradiotherapy）群（T1で83%，T2で51%）の同等性が証明された[1]．さらに，国立がんセンター東病院（現・国立がん研究センター東病院）を中心としたわが国からの後ろ向き調査（98症例）では，cT2〜3N0〜1M0の食道扁平上皮癌においてCRT（5年生存率46%）の手術（51%）との同等性（p=0.47）が証明された[2]．手術とCRTを比較した，現時点で唯一の前向き試験である香港からの報告（CUREスタディ）でも両群の成績は同等であった（20ヵ月目の無病生存率が両群とも約50%，p=0.34）[3]．ただし，この報告は小規模（両群合わせて80症例）で追跡期間も短いといった問題点はある．

これらの報告により，Ⅱ〜Ⅲ期といった手術可能な病期に対しても，CRTは手術と遜色ない成績を上げ，かつ，臓器を温存でき，術後のQOLを損なわないことがわかってきた．

2007年6月に開催された第61回日本食道学会学術集会では，Ⅱ〜Ⅲ期における各施設の手術成績が報告されたが，大きな施設の5年生存率は50〜60%程度であった．

腎機能不全などのため，化学療法が併用できない場合を除いては，基本的に放射線治療（RT：radiotherapy）に化学療法を同時併用することが必要である．化学療法を併用することにより，放射線単独療法よりも有意に生存期間が改善する（4年目で約25%）ことがRTOG8501など欧米での複数の試験で証明されている[4〜6]．

欧米においては，進行食道癌を対象として，CRTの予後に対する効果が外科治療に匹敵する可能性が示唆されている．しかし，比較的早期の食道癌に関してはその効果は確認されていないため，本邦でJCOG9708試験が施行された．臨床病期Ⅰ（T1N0M0）食道癌に対する同時化学放射線療法（CCRT：concurrent chemoradiotherapy）（FP療法）の第Ⅱ相試験である．その結果，CRTの手術に対する非劣勢が証明された．それを受けて現在，ランダム化比較試験（第Ⅲ相試験）であるJCOG0502試験が施行中である．

化学療法併用時の放射線治療（RT）

CRT時の放射線の総線量としては，扁平上皮癌が86%（残り14%は腺癌）を占めたRTOG9405（INT0123）にて50.4Gy/28分割と64.8Gy/36分割を比較した結果，生存率のみならず，局所制御率（低線量群48% vs. 高線量群44%）においても両群で同等であった[7]．この結果，欧米では5-FU 1,000 mg/m²/日×4日間＋シスプラチン75 mg/m²の化学療法（1週，5週，8週，11週目に，最大4サイクルまで投与）にRT 50.4Gyのプロトコールが標準治療となった．本邦では，最近まで多くの施設が60Gy/30分割（30Gy＋30Gyのスプリットコース，もしくは50＋10Gyや40＋20Gy）を採用していた．近年，CRT終了後の救済手術の重要性が認識され，その適応判定の時期の関係で，本邦でも総線量50〜50.4Gyを採用する施設が増えてきている．

Case2 食道癌

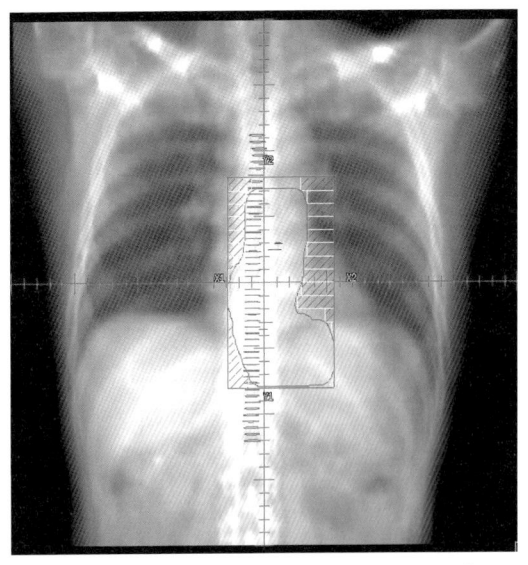

図 2-1　前後門の BEV (beam's eye view)

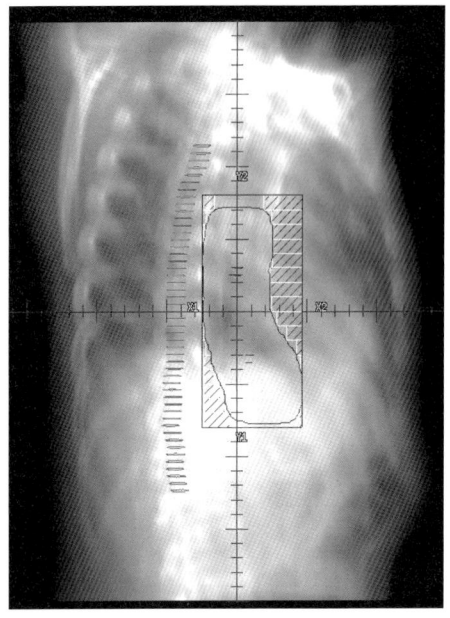

図 2-2　斜入門の BEV

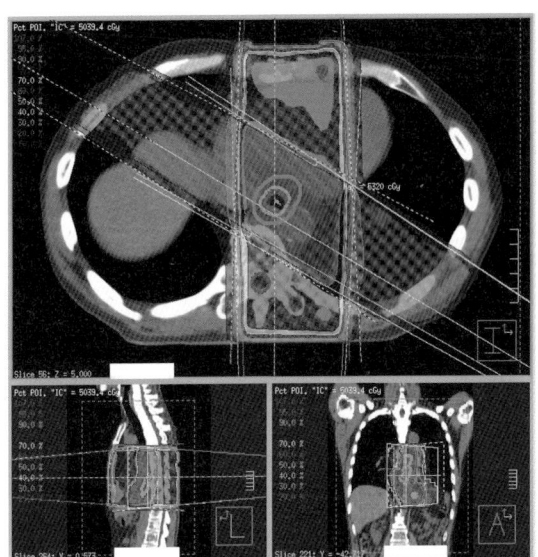

図 2-3　線量分布

照射野内の線量分布が処方線量の 95～107％に収まらないときには，field-in-field 法（大きな照射野のなかに低線量域をカバーするような小さな照射野を加える）を用いて照射野内の線量分布を均一化している．今では，PET/CT で決定した腫瘍の頭尾側方向に 3 cm，側方に 1.5 cm のマージンをつけた照射野を採用している（図 2）．

化学療法のレジメン

RT に同時併用する化学療法のレジメンとしては，当院では，シスプラチンの代わりに，本邦で開発されたプラチナ製剤で腎毒性のより少ないネダプラチン注射と 5-FU 注射を使用している．ネダプラチンは，クレアチニンクリアランスが 40～60 mL/分と低くても使用可能であり，補液も少量ですむので心臓への負担も少ない．ネダプラチン 80 mg/m^2 + 5-FU 800 mg/m^2/日×4 日間の持続投与を 1 サイクルとし，4 週おきに最大計 4 サイクルまで投与している．最初の 2 サイクルが放射線との同時併用になる（図 3）．

食道癌において，CRT 終了後にも化学療法を追加することにより，遠隔転移の割合が有意に低下した（52％→28％，p = 0.03）という報告[9]に基づいて，当科でも，投与可能な限り CRT 終了

食道癌の，離れたリンパ節にも転移しやすいという特徴を考慮して，当科も以前は，M1a 領域（胸部上部食道癌では両側の鎖骨上リンパ節領域，胸部下部食道癌では腹部傍大動脈リンパ節領域）までを含める広い照射野を採用していた．実際，上部食道癌でも約 30％に横隔膜下の腹部リンパ節転移がみられ，下部食道癌でも約 10％に上縦隔リンパ節転移がみられたという報告がある[8]．

	1週目	2週目	3週目	4週目	5週目	6週目
RT	■■■■■	■■■■■	■■■■■	■■■■■	■■■■■	■■■
化学療法						
5-FU	↑↑↑↑			↑↑↑↑		
ネダプラチン	↑			↑		

	7週目	8週目	9週目	10週目	11週目	12週目	13週目
5-FU			↑↑↑↑				↑↑↑↑
ネダプラチン			↑				↑

※RTは1～5,6週目まで．

図3　スケジュール法

後もさらに2サイクル化学療法を単独で追加治療している．当科では，I期を含めすべての病期でCRTを施行している（図3）．

CRT後の合併症

根治的CRTの副作用に関しては，国立がんセンター東病院が次のように報告している[10]．I～IVA期に対するFP（5-FU＋シスプラチン）療法＋RT（n＝139）後に生じたグレード3以上の急性期非血液学的有害事象は，悪心・嘔吐（2％），粘膜炎（4％），食道炎（10％），腎機能不全（3％）で，グレード3以上の晩期有害事象は，心囊水（10％），胸水（10％），肺臓炎（4％）であった．JCOG9906でのグレード3以上の有害事象としては，心囊水（16％），胸水（9％），肺臓炎（4％），食道炎（13％）との結果であり，治療関連死亡が4例で疑われた．その他の副作用としては，食道潰瘍・食道狭窄・胸椎の圧迫骨折などである．手術で最も高頻度にみられる副作用である反回神経麻痺はRTによる副作用としてはまず起こらない．

CRT後の救済手術

近年，根治目的でのCRT後の救済手術療法の重要性が注目されている[11,12]．救済手術療法とは，治療開始前から手術することを前提として術前に病変を少しでも小さくする目的で行われる術前補助CRT＋手術療法とは異なり，あくまでも，まずはCRTのみで治癒をめざし，CRTの効果が不良であった症例でのみ補助的に手術を施行する治療法のことである．CRTが外科手術に匹敵するという成績（II～III期で5年生存率が約50％）は，救済手術を含めたものであり，この救済手術の頻度は決して少ないものではない．

ただし，救済手術には，CRTにより組織の線維化と瘢痕化が生じるため，術前無治療群と比べて，縫合不全・肺炎・気管/気管支壊死・反回神経麻痺などの合併症が生じる頻度が高く，術後のQOLも通常の手術に比べて劣るといった問題点もある．CRT後の瘢痕化は経時的に進行するので，安全な救済手術のためには早期の適応検討が望ましい．当院では，28回（6週間弱，化学療法2サイクルを含む）の照射終了後4週目に，FDG-PET検査ならびに食道内視鏡下の生検を施行して，救済手術の適応を判定している．この時点で判定することにより，遺残症例には照射終了後3ヵ月以内に救済手術が実施できるようにしている．

以上を踏まえ，現在の当院における治療前の患者に対する説明と同意取得の際には，「今回のCRTで約2/3の方が治療終了後，いったんは癌細胞が消失します．このうち，約半数の方は経過観察中（多くは2年以内に）に再発してきます．逆に，1/3の方はCRTしても癌細胞が残ってしまいます．癌が残っていた場合や，いったん消失した後の局所再発には，その時点で根治を図って救済手術をおすすめすることとなります」と話している．こうした集学的治療を積極的に行うことにより，食道癌のさらなる治療成績の向上をめざしたい．また，救済手術の適切な時期，手術法などを含めた検討を行うことで，有害事象の軽減を図っていきたい．

当症例の治療方針

当症例にも CRT を行い，RT 終了後 1 ヵ月目の内視鏡下生検で腫瘍の消失を確認．同時期の FDG-PET 検査でも原発巣の SUV max（standardized uptake value の最大値）は治療前の 18.6 から 3.1 まで減少し，リンパ節への集積は消失していた．救済手術の必要はないと判断し，補助化学療法 2 サイクルを追加することになった．

参考：TNM 分類（表）

表　TNM 分類要約

TNM	食道（食道胃接合部を含む）
T1	粘膜固有層(T1a)，粘膜下層(T1b)
T2	固有筋層
T3	外膜
T4a	胸膜，心膜，横隔膜
T4b	大動脈，椎体，気管
N1	1〜2 個の所属リンパ節
N2	3〜6 個の所属リンパ節
N3	7 個以上の所属リンパ節
M1	遠隔転移

東大プロトコール

- 全病期 CRT±救済手術（不要なことがほとんど）
  RT は局所照射野で 50.4 Gy/28 分割，CTx はネダプラチン＋5-FU を 2〜4 サイクル

文献

1) Murakami M, Kuroda Y, Nakajima T, et al：Comparison between chemoradiation protocol intended for organ preservation and conventional surgery for clinical T1-T2 esophageal carcinoma. Int J Radiat Oncol Biol Phys 45：277-284, 1999
2) Hironaka S, Ohtsu A, Boku N, et al：Nonrandomized comparison between definitive chemoradiotherapy and radical surgery in patients with T (2-3) N (any) M (0) squamous cell carcinoma of the esophagus. Int J Radiat Oncol Biol Phys 57：425-433, 2003
3) Chiu PW, Chan AC, Leung SF, et al：Multicenter prospective randomized trial comparing standard esophagectomy with chemoradiotherapy for treatment of squamous esophageal cancer：early results from the Chinese University Research Group for Esophageal Cancer (CURE). J Gastrointest Surg 9：794-802, 2005
4) Herskovic A, Martz K, al-Sarraf M, et al：Combined chemotherapy and radiotherapy compared with radiotherapy alone in patients with cancer of the esophagus. New Engl J Med 326：1593-1598, 1992
5) al-Sarraf M, Martz K, Herskovic A, et al：Progress report of combined chemoradiotherapy versus radiotherapy alone in patients with esophageal cancer：an intergroup study. J Clin Oncol 15：277-284, 1997
6) Smith TJ, Ryan LM, Douglass HO Jr, et al：Combined chemoradiotherapy vs. radiotherapy alone for early stage squamous cell carcinoma of the esophagus：a study of the Eastern Cooperative Oncology Group. Int J Radiat Oncol Biol Phys 42：269-276, 1998
7) Minsky BD, Pajak TF, Ginsberg RJ, et al：INT 0123 (Radiation Therapy Oncology Group 94-05) phase III trial of combined-modality therapy for esophageal cancer：high-dose versus standard-dose radiation therapy. J Clin Oncol 20：1167-1174, 2002
8) Akiyama H, Tsurumaru M, Kawamura T, et al：Principles of surgical treatment for carcinoma of the esophagus：analysis of lymph node involvement. Ann Surg 194：438-446, 1981
9) Di Fiore F, Lecleire S, Galais MP, et al：Impact of radiation schedule and chemotherapy duration in definitive chemoradiotherapy regimen for esophageal cancer. Gastroenterol Clin Biol 30：845-851, 2006
10) Ishikura S, Nihei K, Ohtsu A, et al：Long-term toxicity after definitive chemoradiotherapy for squamous cell carcinoma of the thoracic esophagus. J Clin Oncol 21：2697-2702, 2003
11) Hennequin C, Gayet B, Sauvanet A, et al：Impact on survival of surgery after concomitant chemoradiotherapy for locally advanced cancers of the esophagus. Int J Radiat Oncol Biol Phys 49：657-664, 2001
12) Liao Z, Zhang Z, Jin J, et al：Esophagectomy after concurrent chemoradiotherapy improves locoregional control in clinical stage II or III esophageal cancer patients. Int J Radiat Oncol Biol Phys 60：1484-1493, 2004

Case 3

早期末梢型非小細胞肺癌

症例

59歳，男性．K-PS：90％．非小細胞肺癌．右上葉S1原発．cT1N0M0．ⅠA期．

偶然施行した胸部CTで右肺上葉に1.9cm大のspiculation（スピキュラ）を伴う不整形腫瘤を認めた（図1）．内部にair bronchogram（気管支透亮像）を認めた．CTガイド下針生検でcarcinomaと診断された．

手術適応も検討され，手術可能と判断された．他の方法として定位照射などもあることを説明したところ，患者が放射線治療（RT：radiotherapy）を希望した．FDG-PET検査でも異常集積は原発巣のみでリンパ節転移は認めなかった．

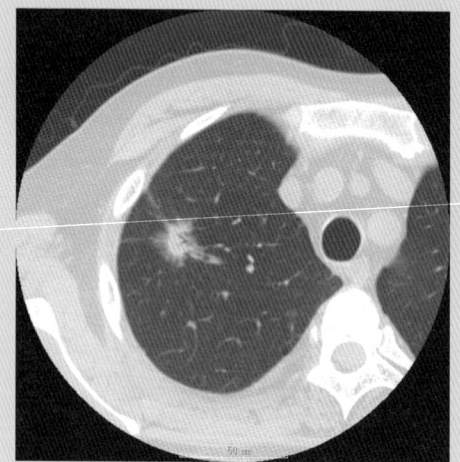

図1　胸部CT

肺癌の特徴

本邦における肺癌罹患率は男女とも増え続けており，死亡率も1950年以降増加の一途にある．2009年には男女ともに死亡数が悪性腫瘍中の第1位であった（結腸と直腸を合わせた大腸は女性で死亡数1位）．

全肺癌の80～85％を占める非小細胞肺癌の5年生存割合は，Ⅰ期で約60～70％，Ⅱ期で35～40％，Ⅲ期で10～20％，Ⅳ期では10％以下である．

限局期であるⅠ期，Ⅱ期では外科的切除が第1選択であり，局所進行期であるⅢ期では化学放射線療法（CRT：chemoradiotherapy）が行われる．悪性胸水を伴うⅢ期や転移性病変を伴うⅣ期では化学療法が標準的である．

ここではそのうち定位放射線治療（SRT：stereotactic radiotherapy）の適応であるⅠ期について解説する．ⅠA期のものは，進行期肺癌でみられる咳・血痰などの呼吸器症状を伴うことはまれで，多くは無症状であるため，ほとんどが検診発見である．

組織型別では，扁平上皮癌は切除断端再発の頻度が高く，腺癌はリンパ節転移や遠隔転移の頻度が高いと報告されている[1]．外科手術においては，

肺実質の切除範囲やリンパ節郭清範囲が小さいほど局所増悪/再発の頻度が高く，肺部分切除後18%，肺区域切除後12%，肺葉切除後6%と報告されている[2]．

非小細胞肺癌の予後因子には病期があるが，ⅠA期に限った場合，腫瘍径が予後に影響するとの報告があり[3]，また2cm以下のものについては野口分類[4]が予後に影響するとされている．

肺癌の手術療法

ⅠA期の非小細胞肺癌に対しては，40年以上も前から[5]，肺葉切除術以上の切除範囲をもつ手術が世界的に標準治療とされており，現在も手術例の1年生存率（OS：overall survival）は90%を上回り，5年OSも70%程度である．本邦においても日本肺癌学会『肺癌取り扱い規約第5版』(1997年）では，原発巣の存在する肺葉の切除と縦隔リンパ節を含む所属リンパ節の完全郭清を標準術式と規定しており，国立がんセンター中央病院（現・国立がん研究センター中央病院）は術後病期Ⅰ期の5年OSを73%[6]，日本肺癌学会と日本呼吸器外科学会はⅠA期2,618例の5年OSを71.5%と報告している．

肺の定位放射線治療（SRT）

"SRT"とは，高い位置精度で高線量の放射線を局所に集中させることによって，腫瘍の局所制御率の向上を図るとともに，合併症の軽減を図る治療法である．患者固定法の改良などにより，SRTは1990年代後半から，脳腫瘍だけでなく体幹部腫瘍に対しても精力的に応用されるようになってきた．対象となる疾患は，部分的にでも大線量が照射されると危険である正常組織（リスク臓器）とは近接しない部位にある腫瘍であり，早期の非小細胞肺癌や肝臓癌であった．

国内のSRTの報告には，13の拠点施設におけるⅠA～ⅠB期245例を対象とした調査研究報告がある[7]．総線量20～69Gy，1～3分割の照射が行われており，3年OS 63%（手術不能例50%，手術可能例88%），全治療例中局所増悪/再発が認められなかった割合である局所有効率は85%であった．国外では，60Gy/3回で照射を行ったTimmermanらの報告があり[8]，15.2ヵ月（観察期間中央値）の時点生存割合64%，局所有効率87%である．いずれの報告も治療後の観察期間が短く，生存に関する評価は十分ではないが，局所増悪/再発に関しては（肺SRTの局所制御率92～100%），標準手術に近い有効性が期待されている．

Onishiらの調査[7]ではグレード3（G3）以上の合併症は2.6%，Timmermanらの報告でもG3以上の合併症は37例中放射線性皮膚炎1例にとどまっており，安全性の点でも，重篤な有害事象を伴うことなく施行可能な治療として期待されている．重篤ではない有害事象には，照射部位周囲の放射線肺臓炎，放射線食道炎，放射線皮膚炎，胸水（一過性），肋骨骨折などがあり，Onishiらの報告では放射線肺臓炎66%（G1：60%，G2：4%，G3：1%，G4：1%），放射線食道炎65%（G1：60%，G2：4%，G3：1%）である．また，頻度は低かった（1.6%）が放射線皮膚炎は，腫瘍占拠部位が胸壁近傍の場合に注意を要する有害事象である．SRT後，通常1～2ヵ月経過した時点で腫瘍に近接した皮膚に発赤や紅斑を生じる．

治療の実際

当症例では，呼吸機能検査（DLCOを含む），FDG-PET検査，3mmスライスのCT検査，血清のKL-6・SP-Dともに正常範囲であることを確認のうえ，体幹部定位放射線治療（SBRT：stereotactic body radiotherapy）の適応ありと判断した（図2）．

JCOG0403（T1N0M0非小細胞肺癌に対する体幹部定位放射線治療第Ⅱ相試験）に登録．この臨床試験はT1N0M0非小細胞肺癌に対する標準手術可能例，標準手術不能例それぞれに対する体幹部定位放射線治療の有効性と安全性を評価するのが目的（第Ⅱ相試験）であった．標準手術可能群の3年OSの95%信頼区間上限は80%を超えていた．

適応疾患は，原発病巣の直径が5cm以内で転移病巣のない原発性肺癌，および3個以内で他病巣のない転移性肺癌となっている．

当施設でも，2003～2009年の3月までの期間

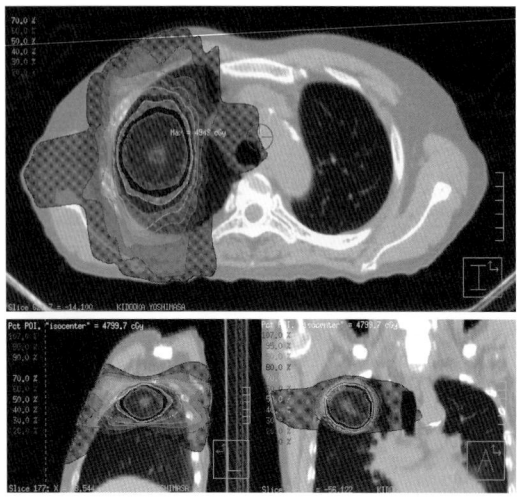

図2　線量分布

東大プロトコール

● 11門（平面5門, 3次元6門）

末梢病変

計画標的体積（PTV：planning target volume）95％に50～55 Gy/4分割.
肺のV20＜10％, 平均肺野線量（MLD）＜6 Gyを満たせば最大でPTV 95％に55 Gy/4分割まで線量増加している.

中枢病変

8 Gy×7回.

に原発性早期非小細胞肺癌に対して67症例, 転移性肺癌もしくは術後再発に対しては43症例に肺SRTを施行した. そのうちの101症例で局所制御されており, 局所制御率は86％である. やはり, 最も怖い亜急性期の治療合併症は放射線肺臓炎（間質性肺炎の急性増悪）であった[9,10].

最近の米国からの多施設共同研究[11]では, 転移性肺癌に対して60 Gy/3分割の処方線量で十分安全であったと報告している.

この症例は4日間連続で, 外来にてSBRT（アイソセンター線量で48 Gy/4分割）8門照射（平面2門, 3次元6門）を施行.

当科では, 回転型強度変調放射線治療（VMAT：volumetric modulated arc therapy）を施行している. この照射中に, キロ・ボルトのコーンビームCT（CBCT）を同時に撮影することで, 実際の治療中の腫瘍の動きを追跡することが可能である. 従来法よりも照射時間が短縮でき標的体積内の線量分布も改良できるというメリットがある. 逆に, 5 Gy以下の低線量領域は増えてしまうので2次発がんのリスクを上昇させてしまう可能性はある. 中枢病変には晩期毒性のリスクを減らすために1回線量を8 Gyに下げてBED(10)が100 Gyを超えるように7回施行している.

文　献

1) Cox JD, Scott CB, Byhardt RW, et al：Addition of chemotherapy to radiation therapy alters failure patterns by cell type within non-small cell carcinoma of lung（NSCCL）: analysis of radiation therapy oncology group（RTOG）trials. Int J Radiat Oncol Biol Phys 43：505-509, 1999

2) Ginsberg RJ, Rubinstein LV：Randomized trial of lobectomy versus limited resection for T1 N0 non-small cell lung cancer. Lung Cancer Study Group. Ann Thorac Surg 60：615-622, 1995

3) Gajra A, Newman N, Gamble GP, et al：Impact of tumor size on survival in stage ⅠA non-small cell lung cancer : a case for subdividing stage ⅠA disease. Lung Cancer 42：51-57, 2003

4) Noguchi M, Morikawa A, Kawasaki M, et al：Small adenocarcinoma of the lung. Histologic characteristics and prognosis. Cancer 75：2844-2852, 1995

5) Baettie EJ：The surgical treatment of lung tumors. Pneumonectomy or lobectomy. Surgery 42：1124-1128, 1957

6) 中山治彦：肺癌外科治療の現状. 診断と治療 83：2111-2116, 1995

7) Onishi H, Nagata Y, Shirato H, et al：Stereotactic hypofractionated irradiation for patients with stage Ⅰ non-small cell lung carcinoma : Clinical outcomes in 241 cases of a Japanese multi-institutional study. Proc of American Society for Therapeutic Radiology and Oncology 45th annual meeting, Salt Lake City, 2003（abstr）.

8) Timmerman R, Papiez L, McGarry R, et al：Extracranial stereotactic radioablation : results of a phase Ⅰ study in medically inoperable stage Ⅰ non-small cell lung cancer. Chest 124：1946-1955, 2003

9) Yamashita H, Nakagawa K, Nakamura N, et al：Exceptionally high incidence of symptomatic grade 2-5 radia-

tion pneumonitis after stereotactic radiation therapy for lung tumors. Radiat Oncol 2:21, 2007
10) Yamashita H, Kobayashi-Shibata S, Terahara A, et al：Prescreening based on the presence of CT-scan abnormalities and biomarkers（KL-6 and SP-D）may reduce severe radiation pneumonitis after stereotactic radiotherapy. Radiat Oncol 5:32, 2010
11) Rusthoven KE, Kavanagh BD, Burri SH, et al：Multi-institutional phase Ⅰ/Ⅱ trial of stereotactic body radiation therapy for lung metastases. J Clin Oncol 27：1579-1584, 2009

コラム ● 放射線の種類と単位

　放射線には，大きく分けて，電離放射線と非電離放射線があり，このうち電離放射線が医療における放射線である．

　電離放射線にはX線，γ線，電子線，陽子線などが含まれ，非電離放射線には電波，赤外線，可視光線，紫外線などが含まれる．ちなみに，法律上の定義は「空間および物質を通じてエネルギーを伝える能力を有するもの」を放射線という．

　放射能の単位は，Bq（ベクレル）で，吸収線量の単位はGy（gray，グレイ）＝J/kgである．1 radは1 cGyで0.01 Gyと等価である．照射線量の単位はC（キューリー）/kgで，実効線量・等価線量の単位がSv（シーベルト）である．X線，γ線，電子線，β線ではGy＝Svである．

表　用語解説

用語	解説
放射能	放射性同位元素が崩壊をしていってエネルギーのより低い別の元素に変化する能力のこと．
吸収線量	照射によって単位質量あたりの物質が吸収するエネルギー量のこと．
照射線量	空気との相互作用で電離を生ずる能力によって，X線（またはγ線）の放射能の量を計るための物理量のこと．
実効線量	放射線の種類と性質，人体の組織や臓器の種類によって，人体が放射線を受けたときの影響は異なるが，これらを考慮して算出する放射線量のこと．
等価線量	人体の各組織・臓器の局所被ばく線量を表すために用いられる放射線防護のための線量概念．放射線を被ばくした人体組織の吸収線量に放射線荷重係数を乗じたもの．

Case 4

限局型小細胞肺癌

症 例

74歳,男性.K-PS:90%.

病変存在部位は,気管前リンパ節腫大(右肺門部〜縦隔)ならびに右鎖骨上リンパ節転移(図1,2).

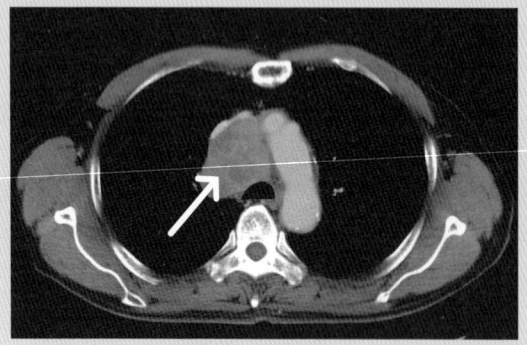

図1　CT画像

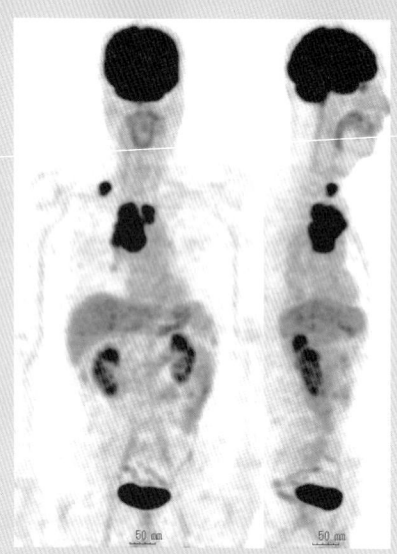

図2　FDG-PET画像

限局型小細胞肺癌(LD-SCLC)の治療法

限局型小細胞肺癌(LD-SCLC:limited disease small cell lung cancer)に対する化学療法併用胸部照射により,全生存率(OS:overall survival)が改善.加速過分割照射+早期からのプラチナベースの化学療法(CTx:chemotherapy)の併用,さらに予防的全脳照射(PCI:prophylactic cranial irradiation)を行うことが近年の治療法である.

1992年にLD-SCLCの化学療法とRTに関するメタ解析が2本発表され[1,2],LD-SCLCでは胸部照射により局所制御率が向上し,結果として約5%生存率が向上することが明らかにされた.現在では化学放射線療法(CRT:chemoradiotherapy)が全身状態の良好なLD-SCLCに対する標準治療となっている.

しかし,これらの最適な組み合わせはまだ明確

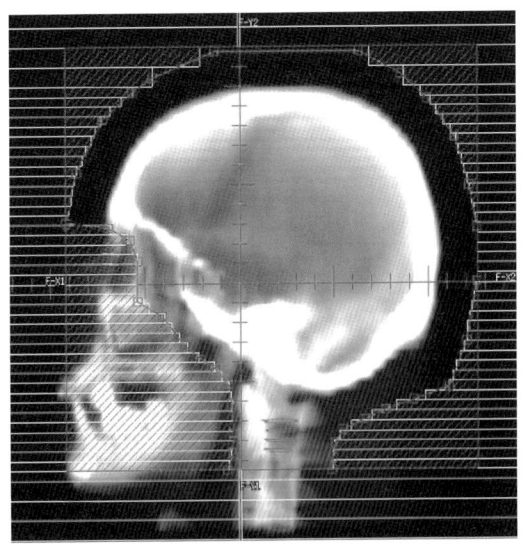
図3　PCIのBEV（beam's eye view）

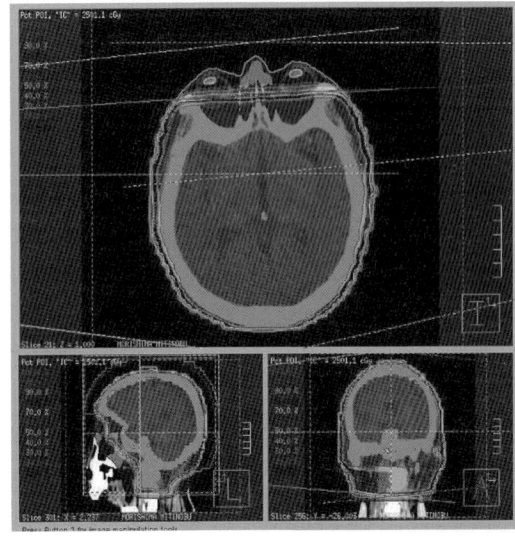
図4　PCIの線量分布

でない．CTxとRTのタイミング（早期併用 vs. 後期併用），腫瘍線量，分割法（conventional vs. accelerated），胸部照射での標的体積などについては意見が分かれている．これらを確立させるための研究は多くない[3]．

LDとEDの定義

SCLCは，LD-SCLCと遠隔転移を有する進展型小細胞肺癌（ED-SCLC：extensive disease small cell lung cancer）の2つに大きく分類され，LD-SCLCが根治的胸部照射の適応となる．ED-SCLCの場合も，遠隔転移が化学療法で消失した場合には胸部照射が行われることがある．

LD-SCLCとは，もともとVeterans Administration Lung Cancer Study Group（VALG）が小細胞肺癌に採用した分類で，病巣が片肺と縦隔に限局し，かつ1つの照射野に全病巣を含むことが可能な症例と定義した[4]．この分類は概念的にはわかりやすいが，細かな点では厳密さを欠いている．たとえば，同側悪性胸水を有する症例，対側鎖骨上リンパ節転移症例，あるいは対側肺門転移症例をLD-SCLCとするかに関しては必ずしもコンセンサスは得られていない．International Association of Lung Cancer（IASLC）はLD vs. EDの定義をTNM分類に従って改変した[5]．

I～ⅢB期のものをLDと定義した．

予防的全脳照射（PCI）

PCIについては2つの大規模試験[6,7]で脳転移率を下げるのみならず生存率を向上させることが示された．初期治療で完全寛解（CR：complete response）あるいはgood 部分寛解（PR：partial response）が得られた症例にはPCIが標準治療として推奨されている．PCIの晩期神経障害の増加が懸念されていたが，25 Gy/10分割程度のPCIは重篤な晩期神経障害をきたさないことが示されている．ただし，30 Gy/10分割のPCIで重篤な晩期神経障害が発生したとの報告もあり，1回線量を3 Gyとするのは危険である．当院でもPCIには25 Gy/10分割を採用している（図3, 4）．ED-SCLCが化学療法によりCRとなった場合，PCIを追加するべきか否かに関してはまだ十分なコンセンサスはないが，メタ解析の結果では，CR例ではPCIを追加することにより生存率はLD・ED合わせて上昇すると報告されている[7]．

化学放射線療法（CRT）

SCLCに対するCTxでは，シスプラチンの代わりにカルボプラチンを使用することもある．有害事象が異なるが，治療効果の差はエビデンスが

第1章 根治照射

表 LD-SCLC に対する CRT の最近の報告

著者	年	症例数	CTx のレジメン	1日の照射回数（回）	生存率（％）	生存期間中央値（月）	G3 以上の食道炎の頻度（％）
Spiro ら[9]	2006	166	CAV + EP	1	3年：22	15	3
		159	CAV + EP	1	3年：16	14	8
Jeong ら[10]	2006	40	IC	1	2年：35	20	15
Saito ら[11]	2006	49	EP + IP	2	3年：30	23	2
Sohn ら[12]	2007	33	IC	1	2年：55	26	18
Sorensen ら[13]	2008	40	TC + CaEV	2	5年：21	23	27

CAV ＝ シクロホスファミド ＋ ドキソルビシン ＋ ビンクリスチン
EP ＝ エトポシド ＋ シスプラチン
IP ＝ イリノテカン ＋ シスプラチン
TC ＝ トポテカン ＋ シスプラチン
CaEV ＝ カルボプラチン ＋ エトポシド ＋ ビンクリスチン

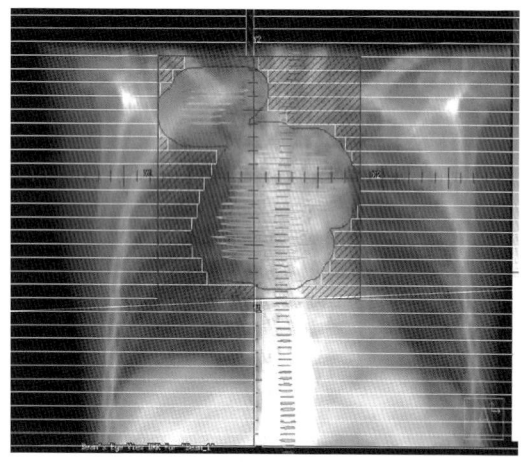

図5 前後門の BEV

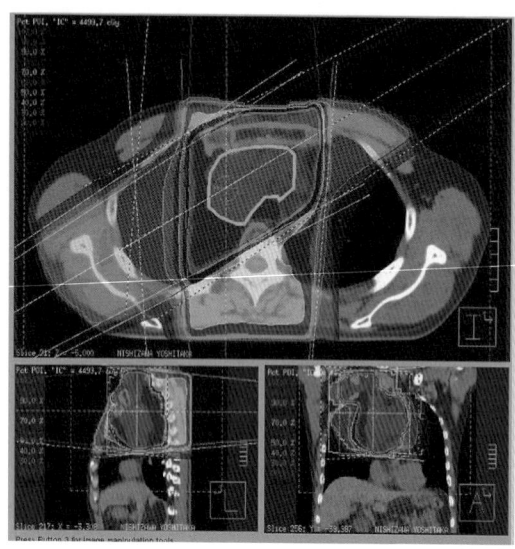

図6 線量分布

ない[8]．

生存期間中央値（MST：median survival time）は 17～27ヵ月，3年生存率は 33～54％である（表）[9～13]．約 3/4 の症例が遠隔転移（特に脳転移：30～40％）で死亡する．

CRT の代表的な急性有害反応は，骨髄抑制，放射線食道炎，放射線肺炎である．これらの急性有害反応は，同時化学放射線療法（CCRT：concurrent chemoradiotherapy）では増強される．グレード 3 以上の食道炎は 15％前後発生する．

放射線治療（RT）

放射線の線量に関しては，Coy らの報告[14]で，25 Gy と 37.5 Gy で比較したところ，高線量群のほうが，局所制御率が良好であった．もっとも，OS には差がつかなかったが，Papac らの報告[15]で，LD-SCLC に対する 60 Gy/30 分割（1 日 1 回）で局所制御率が上昇した．Bogart らによる第Ⅱ相試験[16]で，70 Gy/35 分割まで許容範囲であることが証明されている．スウェーデンの Hallqvist らによる後ろ向き調査[17]では，BID（1 日 2 回照射）で 45 Gy vs. 60 Gy で線量増加による生命予後の改善はみられなかった．現在，当院では放射線治療（RT：radiotherapy）を化学療法（EP 療法）1 サイクル目から同時に併用して，1 日 2 回，45 Gy/30 分割/3 週間のレジメンで行っている（図5，6）．Turrisi ら[18]のレジメン

と同じである.

照射野に関しては，最近では，導入化学療法後のCRTでは，計画標的体積（PTV：planning target volume）として，CTx後に残存する腫瘍（CTx後に縮小した腫瘍部分）に1.5～2.0cmのマージンをつけたものとしている施設が多い（予防的にリンパ節領域を照射野に含めない）[19,20]．また，CCRTの場合は，必ずしも広い照射野でなくても治療成績が下がらないことが明らかにされた[19,20]．CCRTでは，広範な照射野はむしろ合併症増加の原因となりうる．当院でも，FDG-PET検査での集積増加領域に一定のマージンをつけた照射野としている．

東大プロトコール

- LD-SCLCに対して化学療法（EP療法）と同時に開始し（early concurrent），肉眼的腫瘍体積（GTV：gross tumor volume）にマージンを付けた局所照射野で1日2回，1回1.5Gy，計45Gy，3週間．
- さらに，CR症例にはPCI 25Gy/10分割を施行．

文献

1) Pignon JP, Arriagada R, Ihde DC, et al : A meta-analysis of thoracic radiotherapy for small-cell lung cancer. N Engl J Med 327 : 1618-1624, 1992
2) Warde P, Payne D : Does thoracic irradiation improve survival and local control in limited-stage small-cell carcinoma of the lung? A meta-analysis. J Clin Oncol 10 : 890-895, 1992
3) Catane R, Lichter A, Lee YJ, Brereton HD, et al : Small cell lung cancer : Analyses of treatment factors contributing to long term survival. Cancer 1981 ; 48 : 1936
4) Zelen M : Keynote address on biostatistics and data retrieval. Cancer Chemother Rep 4 : 31-42, 1973
5) Mountain CF : A new international staging system for lung cancer. Chest 89 : 225-233S, 1986
6) Meert AP, Paesman M, Berghmans T, et al : Prophylactic cranial irradiation in small cell lung cancer : A systemic review of the literature with metaanalysis. BMC Cancer 1 : 5, 2001
7) Slotman B, Faivre-Finn C, Lramer GWPM, et al : Randomized trial on the use of prophylactic cranial irradiation in extensive disease small cell lung cancer (EORTC 08993-22993). [abstract no. 4]. J Clin Oncol 25 : 18s, 2007
8) Skarlos DV, Samantas E, Kosmidis P, et al : Randomised comparison of etoposide-cisplatin versus etoposid-carboplatin and irradiation in small-cell lung cancer. A Hellenic Co-operative Oncology Group Study. Ann Oncol 5 : 601-607, 1994
9) Spiro SG, James LE, Rudd RM, et al : Early compared with late radiotherapy in combined modality treatment for limited disease small-cell lung cancer : a London Lung Cancer Group multicenter randomized clinical trial and meta-analysis. J Clin Oncol 24 : 3823-3830, 2006
10) Jeong HC, Lee SY, Lee SY, et al : Phase II study of irinotecan plus cisplatin with concurrent radiotherapy for the patients with limited-disease small-cell lung cancer. Lung Cancer 53 : 361-366, 2006
11) Saito H, Takada Y, Ichinose Y, et al : Phase II study of etoposide and cisplatin with concurrent twice-daily thoracic radiotherapy followed by irinotecan and cisplatin in patients with limited-disease small-cell lung cancer : West Japan Thoracic Oncology Group 9902. J Clin Oncol 24 : 5247-5252, 2006
12) Sohn JH, Moon YW, Lee CG, et al : Phase II trial of irinotecan and cisplatin with early concurrent radiotherapy in limited-disease small-cell lung cancer. Cancer 109 : 1845-1950, 2007
13) Sorensen M, Lassen U, Palshof T, et al : Topotecan and cisplatin in combination with concurrent twice-daily chemoradiation in limited disease small cell lung cancer—a Danish Oncological Lung Cancer Group (DOLG) phase II trial. Lung Cancer 60 : 252-258, 2008
14) Coy P, Hodson I, Payne DG, et al : The effect of dose of thoracic irradiation on recurrence in patients with limited stage small cell lung cancer. Int J Radiat Oncol Biol Phys 14 : 219, 1988
15) Papac RJ, Son Y, Bien R, et al : Improved local control of thoracic disease in small cell lung cancer with higher dose thoracic irradiation and cycle chemotherapy. J Radiat Oncol 13 : 993-998, 1987
16) Bogart JA, Herndon II JE, Lyss AP, et al : 70 Gy thoracic radiotherapy is feasible concurrent with chemotherapy for limited-stage small-cell lung cancer : Analysis of cancer and leukaemia group B study 39808. Int J Rad Oncol Biol Phys 59 : 460-468, 2004
17) Hallqvist A, Rylander H, Björk-Eriksson T, et al : Accelerated hyperfractionated radiotherapy and concomitant chemotherapy in small cell lung cancer limited-disease. Dose response, feasibility and outcome for patients treated in western Sweden, 1998-2004. Acta Oncol 46 : 969-974, 2007
18) Turrisi AT, Kyungmann K, Blum R, et al : Twice-daily compared with once-daily thoracic radiotherapy in limited small cell lung cancer treated concurrently with

cisplatin and etoposide. N Engl J Med **340**:265-271, 1999
19) Komaki R: Management of limited small-cell lung cancer. Int J Clin Oncol **5**:205-216, 2000
20) Kies MS, Mira JG, Crowley JJ, et al: Multimodal therapy for limited small-cell lung cancer: a randomized study of induction combination chemotherapy with or without thoracic radiation in complete responders; and with wide-field versus reduced-field radiation in partial responders: a Southwest Oncology Group Study. J Clin Oncol **5**:592-600, 1987

コラム ● 放射線治療機器

放射線治療機器には，直線加速器（linear accelerator：LINAC，図a），テレコバルト，ガンマナイフ（図b，c），サイバーナイフ（図d），小線源治療装置（図e），陽子線治療装置，重粒子線治療装置などがある．

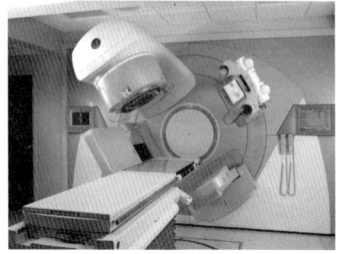

図a 直線加速器

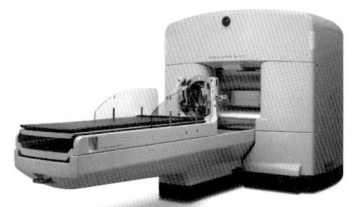

図b ガンマナイフ

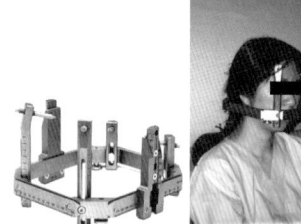

図c ガンマナイフの固定具

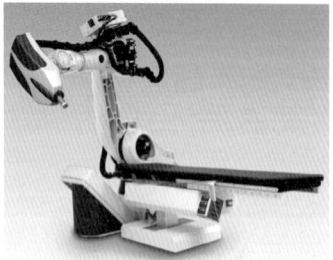

図d サイバーナイフ

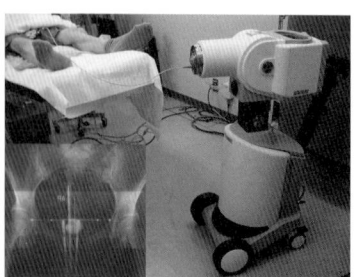

図e 小線源治療装置

Case 5

局所進行非小細胞肺癌

症例

62歳,男性.肺腺癌.左下葉原発,cT2N3M0,ⅢB期.
健康診断として施行した胸部CTにて肺癌＋縦隔リンパ節転移を疑う異常陰影を指摘された.精密検査ならびに治療目的で当院紹介受診となった.

当院でのCT上(**図1**),左肺下葉S6/10に4×2.5cm大の充実性腫瘤が胸膜に接して認められる.両側肺に気腫性変化あり.縦隔に複数の腫大リンパ節がある.最も大きいものは気管前で長径2.5cm大.当院での^{18}F FDG-PET検査(**図2**)では,左肺下葉肺癌を考える.縦隔リンパ節転移を伴うが,明らかな遠隔転移は指摘できない.

入院後に肺原発巣組織よりCTガイド下に経皮針生検を施行し,肺腺癌と診断され,同時化学放射線療法(CCRT：concurrent chemoradiotherapy)目的に当科入院となった.

K-PS：90％.喫煙歴：40年前より15本/日.2ヵ月前より禁煙.腫瘍マーカーは血清CEAのみが33.0ng/mLと上昇.

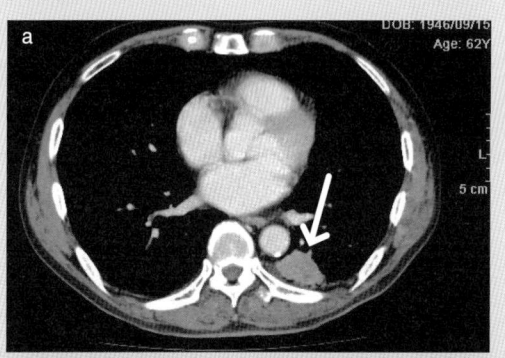
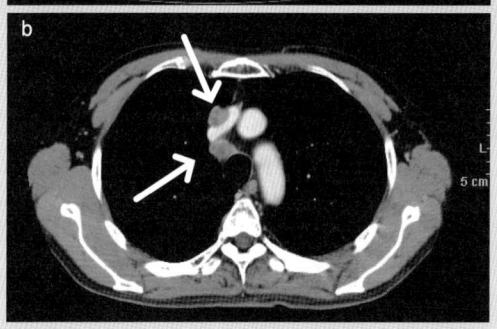

図1 造影CT　　a：原発巣,b：リンパ節転移

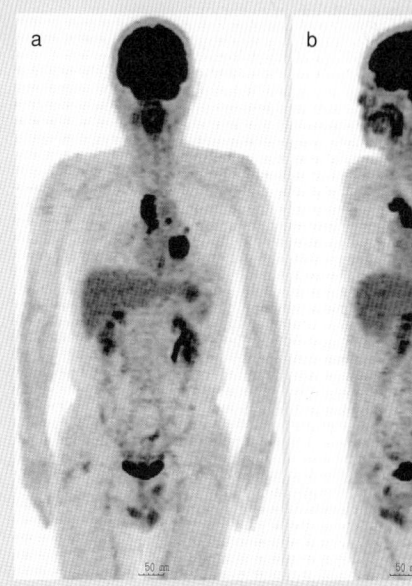

図2 FDG-PET　　a：正面像,b：斜め像

疫学

Ⅲ期で診断時手術不能な症例は非小細胞肺癌（NSCLC：non-small cell lung cancer）全体の約40％（ⅢA期は約15％）である．手術不能例の照射単独での治療成績は生存期間中央値（MST：median survival time）が1年未満，2年と5年生存率（OS：overall survival）はそれぞれ15％と5％である[1]．

治療方針

1990年代のメタ解析で化学放射線療法（CRT：chemoradiotherapy）の有用性が示された．化学療法の照射との併用タイミングは同時投与（concurrent）＞逐次投与（sequential）であることがWJCG（West Japan Cancer Group）[2]やRTOG（Radiation Therapy Oncology Group）9410[3]からの報告で示されている．RTOG 9410で，Ⅲ期切除不能局所進行NSCLCに対し，根治目的での導入化学療法とその後の放射線治療（RT：radiotherapy）単独療法というレジメンは否定された．ただし同時併用では有害事象も強くなる．Ⅲ期のNSCLC手術不能例に対しては，CCRTが標準治療法である．導入化学療法の意義は不明である．

同時化学放射線療法（CCRT）

ⅢA（N2）症例に対する，EORTC08941（導入化学療法→RT vs. 手術）[4]，INT0139（導入CRT→CRT継続 vs. 手術）[5]の比較試験の結果をみても，手術を加える意義は示されておらず，ⅢA（N2）期，ⅢB期NSCLCに対する標準治療はCCRTと考えてよい．

併用する化学療法は従来シスプラチン＋エトポシド併用が中心であったが，米国ではシスプラチン＋タキサン系薬剤の併用が中心となり，さらに放射線終了後も引き続き化学療法を行う地固め療法の意義について検証する試験が行われている．

NSCLCの局所進展例に対するCRTの詳細な投与方法に関してはコンセンサスがいまだにない．Ⅲ期NSCLCに対するCCRTでは，MSTは15ヵ月，Grade 3/4の食道炎が20％に起こり，5年目の生存率は16％[6]ほどである．

EORTC08941の結果が2007年に発表された[7]．NSCLC患者で，化学療法にすでに反応しているサブグループを対象にしてRTと手術を比較する第Ⅲ相試験において，この2つの治療戦略は生存にほとんど差が出なかった（MSTは手術群が16.4ヵ月でRT群が17.5ヵ月，5年OSは手術群が15.7％でRT群が14％）．無増悪生存率も両群で差がなかった．RTのほうが死亡率と合併症率が低かったことから，RTを好ましい治療法であろうと研究者らは結論づけている．この試験は，NSCLC患者のうちⅢA期の患者と術前にN2の患者群に適した治療戦略は依然としてCRTであることを示した点で，重要なものである．

CCRTの補助化学療法

CCRTの補助化学療法の投与法としてCCRT前の導入化学療法か，CCRT後の地固め化学療法のどちらがよいかを調べた小規模なベルギーからの報告がある[8]．RTの線量は66 Gyを使用．シスプラチン＋ゲムシタビン＋ビノレルビンの3剤併用化学療法は導入化学療法としても地固め化学療法としても有用であった．両群の比較では有意差は付かなかったが，CCRT前の導入化学療法は毒性が少なく，奏効率（57％ vs. 79％）や生存期間（17ヵ月 vs. 24ヵ月）も良好であった．

CCRT前に導入化学療法を加える群と加えない群を比較したランダム化比較試験CLGB39801でも導入化学療法を追加しても奏効率の上昇はみられなかった[9]．

シスプラチン＋エトポシドとRTを同時併用した後にドセタキセルを3サイクル投与する第Ⅱ相試験（SWOG9504）でMSTが26ヵ月，3年OS 37％となっていたことを受け，Hoosier Oncology Group（HOG）で同様の治療を用いてドセタキセルによる地固め療法の有無の2群を比較するランダム化第Ⅲ相試験が行われ，ASCO2007にて発表された．しかし中間解析の結果，経過観察群の良好な成績に伴い，試験群であるドセタキセルによる地固め療法群では，MST（21.7ヵ月），3年OS（30.2％）ともに経過観察群を凌駕することがなく，試験を継続しても優越性を証明する

ことはできないと判断され，症例集積は中止され，地固め療法の意義は証明されなかった[10]．この結果を踏まえ，現時点ではⅢ期 NSCLC に対するCRT においては，実地臨床での地固め療法は推奨されないが，さらに治療成績の向上を求めて，新たなランダム化第Ⅲ相試験が続けられている．

分子標的治療薬と放射線治療（RT）の併用

RT の感受性を向上させる radiation sensitizer として，分子標的治療薬と RT との併用が期待されている．シスプラチン＋エトポシド併用のCRT 後にドセタキセルによる地固め療法を行い，その後にランダム化を行い EGFR（上皮細胞増殖因子受容体：epidermal growth factor receptor）チロシンキナーゼ阻害薬のゲフィチニブによる維持療法の効果を評価した SWOG0023 試験が行われたが，中間解析の結果，ゲフィチニブ群とプラセボ群間で MST，Progression-Free Survival（PFS）に有意差を認めず，この試験は中止となった[11]．その後，カルボプラチン＋パクリタキセル併用の CRT と EGFR 抗体のセツキシマブとの併用を試みた RTOG0324 試験[12]や，シスプラチン＋エトポシド併用の CCRT 後の地固め療法にドセタキセルと併用して VEGF（血管内皮細胞増殖因子：vaslular endthelial growth factor）抗体のベバシズマブを投与する意義を検討する SWOG0533 試験なども行われている．

照射野設定

照射野に関しては，予防的リンパ節領域照射（ENI：elective nodal irradiation）を省いた限局照射放射線療法（IFRT：involved field radiotherapy）でもよいかどうか，意見が分かれるところである．ENI を省く根拠としては，局所への線量増加が比較的容易であり，有害事象も軽減できることが挙げられる．懸念される照射野外リンパ節再発も 10％未満であるという報告が多い[13,14]．

一方，ENI を行うべきとする根拠としては腫瘍径に比例して高率に領域リンパ節転移を認めることが挙げられる．Emami ら[15]は，1,705 例のRTOG 試験のレビューで，同側肺門が適切に照射野に含まれていた症例では，有意に照射野内リンパ節再発の頻度が低かったと報告している．また，実際に ENI を省いて照射したとする論文のなかには，N2 もしくは T4 症例では同側肺門を含んだ照射野で行っているものも含まれている[16]．

PET 検査の普及や合併症を有する高齢者の増加に伴い，米国を中心に IFRT の方向に流れが進んでいる．最近，治療計画に FDG-PET を用いた報告が多くなされている．短径 10 mm 未満のリンパ節転移の検出や無気肺を伴う症例での腫瘍部と非腫瘍部との明瞭化など，従来の CTベースのみでの治療計画では得られなかった情報が得られ有用である[17]．

Graham ら[18]は低リスク症例では肺の耐用線量は 1 回線量 2 Gy の標準分割照射で V20 が全肺の 25％までだと報告した．V20 の他に，平均肺線量（MLD：mean lung dose）の値も放射線肺臓炎のリスクの予測因子として重要である[19,20]．540 症例を調査した Kwa らの報告[19]では MLD が 0〜8 Gy ではグレード 2 以上の放射線肺臓炎の発生率は 5％，8〜16 Gy で 11％，16〜24 Gy で 18％，24〜36 Gy で 43％であった．MLD<20 Gy（可能ならば 15 Gy 未満）かつ V20<30％（可能ならば 25％未満）かつ V30<20％を満たすように CTベースの 3D 治療計画を行うことが大事である．最近では V5（や V10）などの低線量しか当たらない肺野の割合も放射線肺臓炎のリスク予測因子であるという報告もある．

放射線の線量

全身状態の良好なⅢ期の NSCLC には CCRTが標準治療法である．694 症例を登録したCALGB（Cancer and Leukemia Group B）試験で，ⅢA 期とⅢB 期で予後に違いはなかった[21]．

RTOG 73-01 で CCRT における標準的な放射線の線量としては 2D 治療計画で 60 Gy が確立していた[22]．

Socinski らはカルボプラチン＋パクリタキセルとの CCRT において，3D 治療計画で 60 Gy から 74 Gy まで放射線の線量を増やした．グレード 3以上の食道炎の発生頻度は 10％未満だった[23]．

CALGB 30105 の第Ⅱ相試験[24]や RTOG 0117（第Ⅰ相試験）[25]や NCCTG（第Ⅰ相試験）[26]で放

射線の最大線量は3D治療計画で74 Gyであると結論づけられている.

RTOG 0617, NCCTG N0628, CALGB 30609でCCRT＋補助化学療法での60 Gy vs. 74 Gyの第Ⅲ相試験を実施した結果，中間生存期間が21.7ヵ月（60 Gy群）vs. 20.7ヵ月（74 Gy群）（p＝0.02）と線量増加の意義はなかった.

手術の補助療法

なお，ⅢA期NSCLCにおける完全切除および術後補助化学療法後の補助術後照射は予後に関して否定的である[27].

術前化学療法は切除可能Ⅲ期NSCLC患者の生存率を改善するとされている．ドイツのGLCCG（German Lung Cancer Cooperative Group）の報告で，Ⅲ期NSCLCにおいて術前治療として導入化学療法に加えCCRTを行う意義について多施設共同でランダム化比較試験を行った[28]が，生存率の改善には寄与しなかった（無再発生存期間：試験群9.5ヵ月 vs. 対照群10.0ヵ月）．本試験によって術前CRTの意義が否定されたものではない.

参考：TNM分類（表）

表　TNM分類要約

TNM	肺
TX	細胞診陽性
T1	≦3 cm
T1a	≦2 cm
T1b	2 cm＜腫瘍≦3 cm
T2	主気管支≧2 cm気管分岐部より，臓側胸膜，部分的無気肺
T2a	3 cm＜腫瘍≦5 cm
T2b	5 cm＜腫瘍≦7 cm
T3	＞7 cm；胸壁，横隔膜，心膜，縦隔，胸膜，主気管支＜2 cm気管分岐部より，一側肺全野の無気肺，同肺葉に副腫瘍結節
T4	縦隔，心臓，大血管，気管分岐部，気管，食道，椎体；同側別肺葉に副腫瘍結節，悪性胸水
N1	同側気管支周囲，同側肺門
N2	同側縦隔，気管支分岐部下
N3	対側縦隔，対側肺門，前斜角筋，または鎖骨上
M1	遠隔転移
M1a	対側肺葉に副腫瘍結節；または胸膜結節または悪性胸水または心嚢液
M1b	遠隔転移

東大プロトコール

● 照射の総線量は66 Gy/33分割/6.6週，同時併用する化学療法はシスプラチン＋ビノレルビン．
シスプラチン：80 mg/m^2（初日に）＋ビノレルビン：20 mg/m^2（初日と8日目に）を1サイクルとして，4週おきに計4サイクル投与．
PET/CTで陽性の部分に一定のマージンを付けただけのIFRTで行う.

文献

1) Graham MV, Pajak TE, Herskovic AM, et al：Phase Ⅰ/Ⅱ study of treatment of locally advanced（T3/T4）non-oat cell lung cancer with concomitant boost radiotherapy by the Radiation Therapy Oncology Group（RTOG 83-12）：long-term results. Int J Radiat Oncol Biol Phys 31(4)：819-825, 1995

2) Furuse K, Fukuoka M, Kawahara M, et al：Phase Ⅲ study of concurrent versus sequential thoracic radiotherapy in combination with mitomycin, vindesine, and cisplatin in unresectable stage Ⅲ non-small-cell lung cancer. J Clin Oncol 17(9)：2692-2699, 1999

3) Curran WJ Jr, Scott C, Langer C, et al：Phase Ⅲ comparison of sequential vs concurrent chemoradiation for PTS with unresctable stage Ⅲ non-small cell lung cancer（NSCLC）：initial report of Radiation Therapy Oncology Group（RTOG）9410. Proc Am Soc Clin Oncol 19：484a, 2000

4) van Meerbeeck JP, Kramer GW, Van Schil PE, et al：Randomized controlled trial of resection versus radiotherapy after induction chemotherapy in stage ⅢA-N2 non-small-cell lung cancer. J Natl Cancer Inst 99：442-450, 2007

5) Albain KS, Swann RS, Rusch VR, et al：Phase Ⅲ study of concurrent chemotherapy and radiotherapy（CT/RT）vs CT/RT followed by surgical resection for stage ⅢA（pN2）non-small cell lung cancer（NSCLC）：Outcomes update of North American Intergroup 0139（RTOG 9309）. J Clin Oncol 23：624s, 2005（abstr 7014）

6) Bayman NA, Blackhall F, Jain P, et al：Management of unresectable stage Ⅲ non-small cell lung cancer with combined modality therapy：a review of the current literature and recommendations for treatment. Clin Lung Cancer 9：92-101, 2008

7) Johnson DH, Rusch VW, Turrisi AT：Scalpels, beams, drugs, and dreams：challenges of stage ⅢA-N2 non-

small-cell lung cancer. J Natl Cancer Inst **99**：415-418, 2007
8) Berghmans T, Van Houtte P, Paesmans M, et al：A phase III randomised study comparing concomitant radiochemotherapy as induction versus consolidation treatment in patients with locally advanced unresectable non-small cell lung cancer. Lung Cancer **64**(2)：187-193, 2009 [Epub 2008 Sep 19]
9) Vokes EE, Herndon JE 2nd, Kelley MJ, et al：Cancer and Leukemia Group B：Induction chemotherapy followed by chemoradiotherapy compared with chemoradiotherapy alone for regionally advanced unresectable stage III Non-small-cell lung cancer：Cancer and Leukemia Group B. J Clin Oncol **25**：1698-1704, 2007
10) Hanna N, Neubauer M, Yiannoutsos C, et al：Phase III study of cisplatin, etoposide, and concurrent chest radiation with or without consolidation docetaxel in patients with inoperable stage III non-small-cell lung cancer：the Hoosier Oncology Group and U. S. Oncology. J Clin Oncol **26**：5755-5760, 2008
11) Cufer, T：Results from a phase II, open-label, randomized study (SIGN) comparing gefitinib with docetaxel as second-line therapy in patients with advanced (stage IIIb or IV) non-small-cell lung cancer. Abs. no. 7035, ASCO 2005.
12) C. C. Olsen, R. Paulus, R. Komaki, et al：RTOG 0324：A phase II study of cetuximab (C225) in combination with chemoradiation (CRT) in patients with stage III A/B non-small cell lung cancer (NSCLC)—Association between EGFR gene copy number and patients' outcome. J Clin Oncol **26** (May 20 suppl；abstr 7607), 2008
13) Bradley J, Graham MV, Winter K, et al：Toxicity and outcome results of RTOG 9311：a phase I-II dose-escalation study using three-dimensional conformal radiotherapy in patients with inoperable non-small-cell lung carcinoma. Int J Radiat Oncol Biol Phys **61**：318-328, 2005
14) Rosenzweig KE, Sim SE, Mychalczak B, et al：Elective nodal irradiation in the treatment of non-small-cell lung cancer with three-dimensional conformal radiation therapy. Int J Radiat Oncol Biol Phys **50**：681-685, 2001
15) Emami B, Mirkovic N, Scott C, et al：The impact of regional nodal radiotherapy (dose/volume) on regional progression and survival in unresectable non-small cell lung cancer：an analysis of RTOG data. Lung Cancer **41**：207-214, 2003
16) Senan S, Burgers S, Samson MJ, et al：Can elective nodal irradiation be omitted in stage III non-small-cell lung cancer? Analysis of recurrences in a phase II study of induction chemotherapy and involved-field radiotherapy. Int J Radiat Oncol Biol Phys **54**：999-1006, 2002
17) Bradley J, Thorstad WL, Mutic S, et al：Impact of FDG-PET on radiation therapy volume delineation in non-small-cell lung cancer. Int J Radiat Oncol Biol Phys **59**：78-86, 2004
18) Graham MV：Predicting radiation response. Int J Radiat Oncol Biol Phys **39**：561-562, 1997
19) Kwa SL, Lebesque JV, Theuws JC, et al：Radiation pneumonitis as a function of mean lung dose：an analysis of pooled data of 540 patients. Int J Radiat Oncol Biol Phys **42**：1-9, 1998
20) Kim TH, Cho KH, Pyo HR, et al：Dose-volumetric parameters for predicting severe radiation pneumonitis after three-dimensional conformal radiation therapy for lung cancer. Radiology **235**：208-215, 2005
21) Socinski MA, Zhang C, Herndon J, et al：Combined modality trials of the Cancer and Leukemia Group B in stage III non-small lung cancer：Analysis of factors influencing survival and toxicity. Ann Oncol **15**：1033-1041, 2004
22) Perez CA, Pajak TF, Rubin P, et al：Long-term observations of the patterns of failure in patients with unresectable non-oat cell carcinoma of the lung treated with definitive radiotherapy：Report by the Radiation Therapy Oncology Group. Cancer **59**：1874-1881, 1987
23) Socinski MA, Halle JS, Morris DE, et al：Long-term results of aggressive combined modality therapy employing induction and concurrent carboplatin/paclitaxel with dose-escalated thoracic conformal radiation therapy. Lung Cancer **41**(suppl 2)：S239, 2003 (abstr P-585)
24) Blackstock AW, Ho C, Butler J, et al：Phase Ia/Ib chemo-radiation trial of gemcitabine and dose-escalated thoracic radiation in patients with stage IIIA/B non-small cell lung cancer. J Thorac Oncol **1**：434-440, 2006
25) Bradley JD, Graham M, Suzanne S, et al：Phase I results of RTOG L-0117：A phase I/II dose intensification study using 3DCRT and concurrent chemotherapy for patients with Inoperable NSCLC. J Clin Oncol **23**：636s, 2005 (abstr 7063)
26) Schild SE, McGinnis WL, Graham D, et al：Results of a phase I trial of concurrent chemotherapy and escalating doses of radiation for unresectable non-small-cell lung cancer. Int J Radiat Oncol Biol Phys **65**：1106-1111, 2006
27) Perry MC, Kohman LJ, Bonner JA, et al：A phase III study of surgical resection and paclitaxel/carboplatin chemotherapy with or without adjuvant radiation therapy for resected stage III non-small-cell lung cancer：Cancer and Leukemia Group B 9734. Clin Lung Cancer **8**：268-272, 2007
28) Thomas T, Rube C, Hoffknecht P, et al：Effect of preoperative chemoradiation in addition to preoperative chemotherapy：a randomized trial in stage III non-small-cell lung cancer. Lancet Oncology **9**：636-648, 2008

Case 6
前立腺癌強度変調放射線療法（IMRT）

症 例

70歳，男性．K-PS：90%．前立腺癌

夜間尿と射精時痛を主訴に来院．血尿や排尿時痛の訴えなし．前立腺肥大症あり．前立腺癌の家族歴はなし．

2年半前に頻尿で当院泌尿器科受診．PSA 2.9．4ヵ月前のPSA 4.43と上昇．

TURS（経直腸超音波）下生検を行い「前立腺癌．高分化から中分化型腺癌．Gleason score（GS）：4+3=7．左からは6本中1本が右からは6本中2本が陽性だった．cT1cN0M0（中リスク群）」と診断．CT・MRIで被膜外浸潤，リンパ節転移，遠隔転移は認めなかった．骨シンチで骨転移なし．

泌尿器科では手術（拡大前立腺全摘出術）を勧められたが，ご本人が強度変調放射線療法（IMRT：intensity-modulated radiation therapy）を希望．紹介時のPSAは6.06だった．

GS 4の成分があり，小線源治療の適応はないと判断した．

前立腺癌とは

前立腺癌は罹患率・死亡率で人種差が著明に認められ，アメリカの黒人に最も多く，次に欧米の白人であり，アジア人は少ない．しかしながら，本邦の前立腺癌は，高齢化や食生活の欧米化により急激に増加している．前立腺癌死亡増加比は，1990年を基準として2015年には約4倍になると推測され，ほかの癌に比べ最も高い増加率となる．本邦の死亡率の増加割合はメキシコに次いで世界第2位となっている．

前立腺癌の症状は前立腺肥大と差はなく，頻尿（特に夜間），排尿困難，尿閉などである．しかし，近年では，検診などにより症状がなくても血液検査による前立腺特異抗原（PSA：prostate specific antigen）の上昇でみつかる症例が多くなっている．前立腺に癌結節を触知せず，画像診断でも癌病巣が描出されず，PSAの上昇のみで発見されたもの（すなわち，検診などによるPSA検査で異常を指摘され，生検施行後癌と診断されるケース）はT1c期に分類される．

前立腺癌の予後因子には，臨床病期のみならず，治療前PSA，Gleason分類などがあり，被膜外浸潤，精嚢浸潤，リンパ節転移のリスクが推定できる[1]．前立腺癌の放射線治療（RT：radiotherapy）は，単に病期分類のみならず，これらのリスク因子を考慮に入れた治療戦略を立てる必要がある．リスク群は，低リスク群（T1c～T2bかつ

PSA＜10 ng/mL かつ GS：2～6），中等度リスク群（T2c，GS：7 または PSA 10～20 ng/mL），高リスク群（T3 以上または PSA＞20 ng/mL または GS：8～10）に分類されることが多い．この分類を用いた場合，局所療法，すなわち手術や 72 Gy 以上の RT での 10 年 PSA 非再発率は，低リスク群で約 80％，中等度リスク群で約 50％，高リスク群で約 30％となると考えられている[2]．

RT は，外照射と小線源療法に分類される．ここでは，根治目的での外照射 IMRT について述べる．

放射線治療（RT）

放射線治療の利点は，手術と比較して治療後の QOL が高いことである．手術では高率に性機能が障害され，性的活動期にある男性には大きな問題となる．また，手術後に尿失禁が認められることがある．一方，RT のおもな副作用は直腸障害であるが，総じて，RT のほうが QOL を高く保つことができる．

低リスク群では精嚢浸潤やリンパ節転移の可能性は少ないため，臨床標的体積（CTV：clinical target volume）は CT で認められる前立腺のみでよい．中等度，高リスク群では CTV を前立腺および精嚢とする．骨盤リンパ節領域を照射すべきかどうかに関しては以前から意見が分かれるが，結論は出ていない．

前立腺癌でも治療期間の延長は予後に影響を与える可能性があるという報告[3,4]がある．

照射 2 年後の前立腺生検で陽性以外（陰性もしくは判定不能）であれば，5 年 DFS（無病生存）は有意に良好である（27％→82％）という報告がカナダから出された[5]．

ホルモン併用療法

前立腺癌はアンドロゲン依存性であることが多く，内分泌療法が有効であり，しばしば放射線と併用される．特にリスク要因が多いほど，長期間の内分泌療法との併用が推奨される[6]．しかし，内分泌療法の種類，期間やタイミング，内分泌療法併用下での腫瘍制御線量などについてはっきりとわかっていない．また，内分泌療法には身体的・精神的副作用があるため安易な併用は慎むべきである．

D'Amico らからの報告で 6 ヵ月のアンドロゲン抑制療法（AST：androgen suppression therapy）を放射線照射に加えることによって，照射単独に比べ 5 年 PSA 再発が減少[7]，さらには粗生存率が改善[8]した．RT 前に投与する neoadjuvant ADT（アンドロゲン遮断療法：androgen deprivation therapy）の有用性を示した試験としては，RTOG 86-10 試験[9]ならびに RTOG 92-02 試験[10]がある．RTOG 86-10 試験[9]では，GS 2-6 症例を対象に，RT 前 neoadjuvant ADT 2 ヵ月＋同時併用 ADT を行い，全生存率の改善がみられた．RTOG 92-02 試験[10]では，T2c-T4 症例を対象に，2 年間の RT 前 neoadjuvant ADT で，GS 8-10 で全生存率が改善した．一方，RT 後の adjuvant ADT の有用性を示した試験には，RTOG 85-31 試験[11]（10 年 OS 39％→49％）や EORTC 22683 試験[12]（5 年 OS 62％→78％）や EORTC 22961 試験[13]（5 年 OS 81％→85％，5 年 DFS 69％→82％）がある．いずれも照射後にホルモン療法を追加する意義を証明した．

2007 年に公表された RTOG 9413 の結果[14]からは照射前ホルモン療法（NHT：neoadjuvant hormone therapy）併用では前立腺局所照射よりも WPRT（全骨盤照射）が良好な非再発生存を得た．NHT＋WPRT は WPRT＋AHT（照射後ホルモン療法：adjuvant hormone therapy）に比べ非再発生存が良好であった．WPRT＋NHT が推奨される結果であった．

前立腺癌に対する，AST＋放射線 vs. 放射線単独を比較したランダム化比較試験の報告がある[15]．放射線照射単独群において放射線＋AST 群と比較して全死因の危険度の有意な増加が観察された（44 人死亡 vs. 30 人死亡：p＝0.01）．併存疾患（心機能，呼吸器機能，腎機能，内分泌機能をはじめ，精神状態・体重などを指標にした全身状態の評価のスコアリング）が少ない群では AST の併用が必要だが，併存疾患のある群では AST の併用の必要性は少ないという結論であった．

高リスクの前立腺癌では，内分泌療法と RT の併用が有効なことを示唆する報告がいくつかあ

るが,その効果は確立されていなかった.進行前立腺癌の治療では,内分泌療法にRTを追加すると,内分泌療法単独に比べ前立腺癌による死亡率が半減(24%→12%)し,全死亡率も有意に低下する(39%→30%)ことが,北欧で実施されたランダム化第Ⅲ相試験(SPCG-7/SFUO-3試験)[16]で示された.

最近の報告では,短期のADTの実施でも,DM,心疾患の罹患率の上昇,発症期間の短縮の可能性が指摘されている[17~19].短期ADTでは可逆的と考えられている.カナダから4施設の共同研究で,前立腺癌における,RT前の導入ADT(フルタミド+ゴセレリン)の実施期間(3ヵ月vs. 8ヵ月)による長期成績の違いを検討し[20],通常分割照射66 Gyでも,低~中等度リスクの場合は,ADT実施期間は3ヵ月でも,8ヵ月と遜色ない結果が得られた.しかし高リスクの場合は,ADTを長期に行う価値があるという結論であった.

Beyerら[21]も小線源療法に短期のADTを併用するか否かで比較し,併用群のほうが,全生存率が不良(p=0.0065)だった.十分な線量が投与されている場合,低~中等度リスク群ではADTは不要なのかもしれない.

合併症

急性の有害事象として,下痢,肛門周囲の皮膚炎,直腸出血,頻尿などがあるが,可逆的である.晩期有害事象として最も問題となるものは直腸出血である(表1).手術を要するような出血や閉塞をきたす頻度は1%以下であるが,輸血を含めた内科的な処置の必要な出血の起こる頻度は数%~20%程度にみられるとされている.これは直腸線量に依存し,三次元治療計画を行えば頻度は低い.そのほか,放射線性膀胱炎,尿道狭窄などがある.性機能障害が起こる可能性もあるが,手術に比べ,頻度は低い.

AC(抗凝固)療法施行中の患者では,外照射療法による出血毒性のリスクが有意に増大する.これらの患者に対しては線量の増加やIMRTは慎重に行う必要がある.

当症例の治療方針

当症例は,ホルモン療法は併用せずに,IMRT単独で76 Gy/38分割/7.6週コースで治療した.前立腺の付属器である精囊への直接浸潤があるような症例(T3b症例)ではそこまで標的に含めて同じ総線量を用いて,ホルモン療法を併用して治療している.

強度変調放射線療法(IMRT)とは

図1のように腫瘍が正常組織を取り囲むように位置している場合,従来の照射方法ではピンポイント照射の技術をいかに駆使しても,正常組織を避けて腫瘍部分に照射することは不可能だった.これは,通常の照射方法では,各ビーム内の放射線の強度が均一であるため,照射野内の線量も基本的には均一になるためである.これに対し,IMRTでは,放射線治療装置に内蔵された多分割コリメーターを高速で動かすなどの手法により,各ビーム内の強度に変化をもたせ,凹型の線量分布を実現する.腫瘍細胞の周囲にある正常組織への不必要な被ばくが避けられている.これは放射線の強度分布を変化させることによって照射方法の可能性(自由度)が増えたためだが,その自由度の多さによって,一方では,最適な照射計画の

表1 グレード2以上の晩期合併症

研究者(年)	線量(Gy)	直腸	消化器毒性
Shipley (1995)	67.2		12%(10年)
	75.6		32%
Lee (1996)	74~76	遮蔽(+)	10%(18ヵ月)
	74~76	遮蔽(-)	19%
Boersma (1998)	70	≦30%	0%
	70	>30%	9%
Zelefsky (1999)	≦70.2		6%(5年)
	>75.6		16%
Pollack (2002)	78	V70 Gy ≦25%	16%(6年)
	78	V70 Gy >25%	46%
Kupelian (2002)	78	≦15 mL	5%(24ヵ月)
	78	>15 mL	22%
Fiorino (2003)	70~78	V50 Gy ≦66%	8%
	70~78	V50 Gy >66%	32%
	70~78	V70 Gy ≦30%	8%
	70~78	V70 Gy >30%	24%
De Meeleer (2007)	72	最大直腸線量	6%
	74	最大直腸線量	20%

道筋がより複雑になってしまうというデメリットも生じる．そこで腫瘍部分に照射したい線量を設定し，さらに近くにある正常組織には線量の制限を与えて，その予定線量を実現できるようにコンピュータの力を借りて何度も計算し，放射線の最適な強弱や照射方法を導き出すようにしている．当症例でも前立腺のすぐ近傍にある膀胱や直腸に対する不要な被ばくが避けられている．IMRTを用いることにより，総線量を増加させても前立腺癌では直腸出血といった副作用を大幅に低下・軽減させることが可能である．Step & Shoot 法のIMRTは小さな照射野をたくさん積み重ねるため通常照射よりもモニター・ユニット（MU）が増え，照射時間が長くなるという欠点がある．

当院では，回転原体照射を応用した連続回転型強度変調放射線治療（VMAT：volumetric modulated arc therapy）でIMRTを実施している（図2）．VMAT は Step & Shoot 法に比べて短時間で治療を行うことができ，臓器運動の抑制や線量率効果の上昇が期待されている．

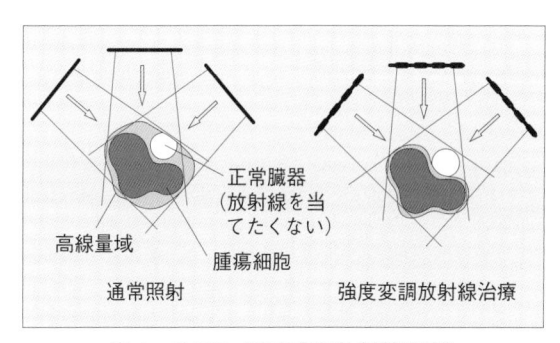

図1　IMRT（強度変調放射線治療）

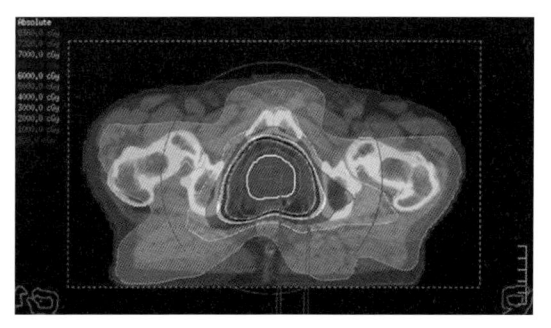

図2　VMATによるIMRT線量分布

前立腺癌に対する化学療法

これまでは前立腺癌には有効な抗癌剤がないとされていたが，近年の研究でドセタキセル（タキソテール®）の有効性が証明された．このドセタキセルの臨床試験では，約60％の症例で効果があった．なかでも，PSAが高い群，疼痛がない群，全身状態がよい群ではより高い生存率の改善効果が確認された．

参考：TNM分類（表2）

表2　TNM分類要約

TNM	前立腺
T1	触知不能，画像診断不能
T1a	≦5％
T1b	＞5％
T1c	針生検
T2	前立腺に限局
T2a	≦片葉の1/2
T2b	＞片葉の1/2
T2c	両葉
T3	前立腺被膜を越えて進展
T3a	被膜外
T3b	精嚢
T4	隣接組織に固定または浸潤（外括約筋，直腸，挙筋，骨盤壁）
N1	所属リンパ節
M1a	所属リンパ節以外のリンパ節
M1b	骨
M1c	リンパ節，骨以外の転移

東大プロトコール

- 合併症（DM，抗血小板薬内服中など）が
  なければ IMRT で 76 Gy
  あれば IMRT で 72 Gy
- 照射野は
  低リスク…前立腺のみ
  中間リスク…前立腺＋精嚢腺近位
  高リスク…前立腺＋精嚢全体
- CNI症例では骨盤照射

文 献

1) Partin AW, Mangold LA, Lamm DM, et al：Contemporary update of prostate cancer staging nomograms (Partin Tables) for the new millennium. Urology 58：843-848, 2001
2) D'Amico AV, Whittington R, Malkowicz SB, et al：Predicting prostate specific antigen outcome preoperatively in the prostate specific antigen era. J Urol 166：2185-2188, 2001
3) D'Ambrosio DJ, Li T, Horwitz EM, et al：Dose treatment duration affect outcome after radiotherapy for prostate cancer? Int J Radiat Oncol Biol Phys 72：1402-1407, 2008
4) Amdur RJ, Parsons JT, Fitzgerald LT, et al：The effect of overall treatment time on local control in patients with adenocarcinoma of the prostate treated with radiation therapy. Int J Radiat Oncol Biol Phys 19：1377-1382, 1990
5) Crook JM, Malone S, Perry G, et al：Twenty-four-month postradiation prostate biopsies are strongly predictive of 7-year disease-free survival：results from a Canadian randomized trial. Cancer 115：673-679, 2009
6) Roach M 3RD, Lu J, Pilepich MV, et al：Predicting long-term survival, and the need for hormonal therapy：a meta-analysis of RTOG prostate cancer trials. Int J Radiat Oncol Biol Phys 47：617-627, 2000
7) D'Amico AV, Schultz D, Loffredo M, et al：Biochemical outcome following external beam radiation therapy with or without androgen suppression therapy for clinically localized prostate cancer. JAMA 284：1280-1283, 2000
8) D'Amico AV, Manola J, Loffredo M, et al：6-month androgen suppression plus radiation therapy vs radiation therapy alone for patients with clinically localized prostate cancer：a randomized controlled trial. JAMA 292：821-827, 2004
9) Roach M Ⅲ, Bae K, Speight J, et al：Short-term neoadjuvant androgen deprivation therapy and external-beam radiotherapy for locally advanced prostate cancer：Long-term results of RTOG 8610. J Clin Oncol 26：585-591, 2008
10) Hanks GE, Pajak TF, Porter A, et al：Phase Ⅲ trial of long-term adjuvant androgen deprivation after neoadjuvant hormonal cytoreduction and radiotherapy in locally advanced carcinoma of the prostate：The Radiation Therapy Oncology Group protocol 92-02. J Clin Oncol 21：3972-3978, 2003
11) Pilepich MV, Winter K, Lawton CA, et al：Androgen suppression adjuvant to definitive radiotherapy in prostate carcinoma—Long-term results of phase Ⅲ RTOG 85-31. Int J Radiat Oncol Biol Phys 61：1285-1290, 2005
12) Bolla M, Collette L, Blank L, et al：Long-term results with immediate androgen suppression and external irradiation in patients with locally advanced prostate cancer (an EORTC study)：A phase Ⅲ randomised trial. Lancet 360：103-106, 2002
13) Bolla M, van Tienhoven G, de Reijke TM, et al：Concomitant and adjuvant androgen deprivation (ADT) with external beam irradiation (RT) for locally advanced prostate cancer：6 months versus 3 years ADT—Results of the randomized EORTC Phase Ⅲ trial 22961. J Clin Oncol 25：5014, 2007
14) Lawton CA, DeSilvio M, Roach M 3rd, et al.：An update of the phase Ⅲ trial comparing whole pelvic to prostate only radiotherapy and neoadjuvant to adjuvant total androgen suppression：updated analysis of RTOG 94-13, with emphasis on unexpected hormone/radiation interactions. Int J Radiat Oncol Biol Phys. 69(3)：646-655, 2007 Epub 2007 May 24.
15) D'Amico AV, Chen MH, Renshaw AA, et al：Androgen suppression and radiation vs radiation alone for prostate cancer：a randomized trial. JAMA 299：289-295, 2008
16) Widmark A, Klepp O, Solberg A, et al：Endocrine treatment, with or without radiotherapy, in locally advanced prostate cancer (SPCG-7/SFUO-3)：an open randomized phase Ⅲ trial. Lancet 373：301-308, 2009
17) D'Amico AV, Denham JW, Crook J, et al：Influence of androgen suppression therapy for prostate cancer on the frequency and timing of fatal myocardial infarctions. J Clin Oncol 25：2420-2425, 2007
18) Keating NL, O'Malley AJ, Smith MR：Diabetes and cardiovascular disease during androgen deprivation therapy for prostate cancer. J Clin Oncol 24：4448-4456, 2006
19) Tsai HK, D'Amico AV, Sadetsky N, et al：Androgen deprivation therapy for localized prostate cancer and the risk of cardiovascular mortality. J Natl Cancer Inst 99：1516-1524, 2007
20) Crook DW, Knuesel PR, Froehlich JM, et al：Comparison of magnetic resonance enterography and video capsule endoscopy in evaluating small bowel disease. Eur J Gastroenterol Hepatol 21：54-65, 2009
21) Beyer DC, McKeough T, Thomas T：Impact of short course hormonal therapy on overall and cancer specific survival after permanent prostate brachytherapy. Int J Radiat Oncol Biol Phys 61：1299-1305, 2005

Case 7

早期前立腺癌小線源治療(BT)

症例

74歳, 男性. cT1cN0M0. Gleason score：3+3 左側2/4, 右側0/4.

4年前から血清PSA（prostate specific antigen）の軽度高値（6.7 ng/mL↑）を指摘されていたが, 2回の生検で陰性だった. 今回, PSA 9.83 ng/mL で生検の結果, 腺癌が確定した（中リスク群）. エコー上, 前立腺の容積は46.6 mL であった.

RI病室に入院し, 小線源治療（BT：brachytherapy）を施行した. ヨード125（13.1 MBq/個を75個使用）を経直腸超音波（TURS）ガイド下に経会陰刺入法で永久刺入した（図1〜4）.

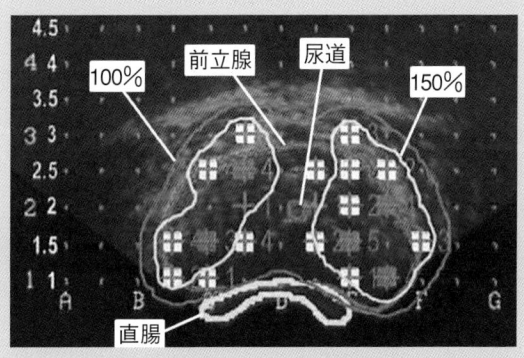

図1　エコー治療計画

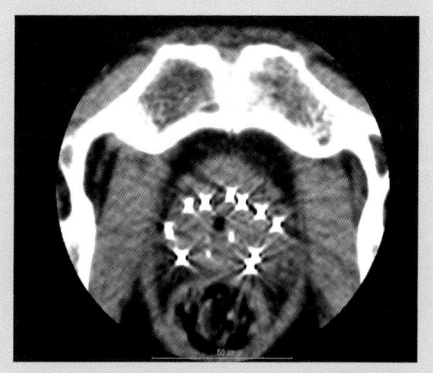

図2　線源挿入後のCT画像

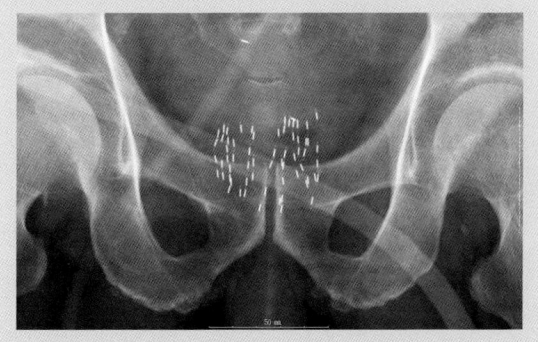

図3　線源挿入後のX線像

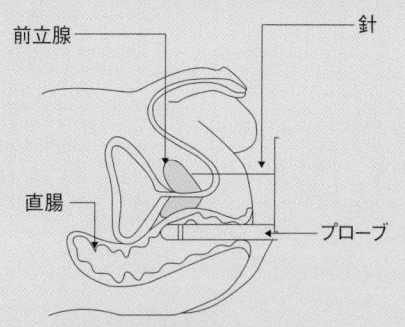

図4　組織内照射のシェーマ

小線源治療（BT）とは

わが国では近年，年間 14,000 人以上が新しく前立腺癌と診断されており，この 20 年間で 7 倍に増加している．

組織内 BT は，米国を中心に T1 および T2 腫瘍の患者に対していくつかの施設で行われている．低 Gleason スコア，低 PSA レベル，およびステージ T1〜T2 腫瘍といった好条件の患者（低リスク群）が，性機能温存など，副作用の軽減を目的に行われる傾向がある．米国では前立腺全摘出術または外照射療法と並ぶ限局性前立腺癌の標準的治療として定着しており，その有効性と安全性も明らかにされている．米国では，2003 年には 65,000 件以上が実施されている．

アスピリンやワルファリンなど出血傾向を招く薬剤を使用していて，その薬剤を治療前後の一定期間，中止できない場合は BT の適応とはならない．

この治療法の利点は，身体的侵襲が軽く外来（国内では短期入院）の手術として行われることや，放出される γ 線エネルギーが低く，挿入後の体外への漏洩線量が少なく周囲の人々に被ばくの危険性が低いことなどである．また，性交能力の維持率は，前立腺全摘出術の 10〜40％および外部ビーム照射療法の約 50％に対し，約 90％であることが報告されている[1]．

BT では線源を前立腺内および近傍に挿入するため前立腺へ十分な量の放射線を確実に照射することができる．外照射 70 Gy 程度に対して BT では 144 Gy 程度の照射が行われる（線量率やエネルギーの違いはあるが）．またヨード 125 はエネルギーが低い（平均エネルギー 28.5 keV）ため放射線の及ぶ範囲が限定され前立腺周囲の臓器への照射量を抑えることができる．ヨード 125 の半減期は 59.4 日である．放射線に弱い直腸や膀胱粘膜，皮膚などで放射線の障害が起こりにくくなる．

わが国では，2003 年 3 月厚生労働省より前立腺癌に対するヨード 125 シード線源による永久挿入患者の退出基準が定められ，同年 7 月文部科学省および厚生労働省より患者に挿入された線源の取扱いが医療法に一元化され，2003 年 9 月からヨード 125 シード線源を用いた永久挿入治療が開始された[2]．

中リスク群の BT

T2b〜T2c または一部の T3 症例では，組織内密封 BT と外部照射療法との併用療法を行う．ABS（米国小線源治療学会）の推奨では，ヨード 125 による組織内照射と外照射併用の場合 100〜110 Gy の組織内追加照射に加えて外照射 40〜50 Gy をその前後に追加することが推奨されている[3]．

高線量率（HDR）組織内照射

高線量率（HDR：high dose rate）のイリジウム 192 を利用した後充填式の一時刺入組織内照射（RALS：remote after roading system）による治療は国内でも以前より行われており，T3 が 25％，PSA＞20 ng/mL 以上を 30％含む研究でも，90％を超える 5 年無再発率が報告されている[4]．

Galalae らは，外照射と HDR による追加照射（2〜4 分割）を施行した 3 つの報告についてのレビューを報告した．5 年目の bPFS は，低リスクで 96％，中間リスクで 88％，高リスクで 69％であった[5]．

ウイリアム・バーモント病院からの報告で，イリジウム 192 を用いた 9.5 Gy bid×2 日間の HDR 単独治療で，3 年目の bPFS（ASTRO 定義）は 98％であった．HDR では，低線量率（LDR：low dose rate）よりも急性期も晩期も有害事象は低率であった[6]．

BT の成績

Grimm らは，ヨード 125 BT した T1〜T2b 期 125 症例をレビューした．10 年 bPFS（生物学的無進行生存率）は低リスクで 87％，全症例で 85％だった[7]．

2003 年に発表された，米国でのヨード 125 シード線源による BT の 10 年間の成績は，低リスク群（PSA 値が 10 ng/mL 以下でかつ GS が 6 以下）の場合で治療後 10 年間の非再発率が 76〜88％程度で，高リスク群（PSA 値が 10 ng/mL

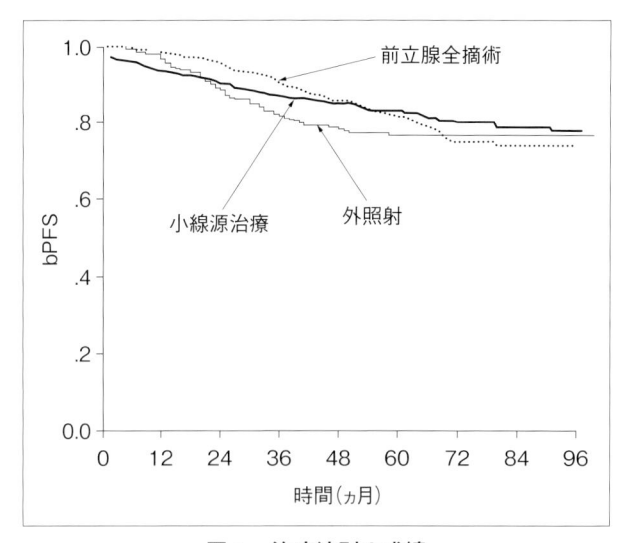

図5 治療法別の成績

以上か，GS が 7 以上）の場合，治療後 10 年間の非再発率 55% 程度だった[8]．

治療法の比較

図5 に治療方別の生存率を示す．Potters らは，T1〜T2 の限局性前立腺癌に対して，前立腺全摘術，放射線外照射，組織内照射を施行された 1,503 例を検討したが，それぞれの治療成績に差を認めなかった[9]．

単一施設で治療された T1〜2 期約 2,200 症例のレビューで，外照射と BT を比較した．5 年目の無再発生存率は，GS7 未満，PSA 10 未満のT1〜2 症例では同等であったが，GS 8〜10 もしくは 10＜PSA＜20 の症例では，外照射群で良好な結果であった[10]．

BT の合併症

1．急性期合併症

① 直腸障害（頻度 5% 未満）

直腸粘膜のびらんが生じることによる，肛門部違和感，排便時の痛みや出血，下痢などが認められる．ひどい場合には直腸の潰瘍や膿瘍が形成されることもある．一時的に人工肛門を設置する場合もある．

② 前立腺・膀胱・尿道・会陰部への障害

刺入により会陰部の皮層に炎症をきたしたり，前立腺が腫れるため一時的に発熱したり，尿閉と

なることがある．膀胱粘膜が放射線により炎症を起こし，頻尿，尿意切迫感，尿失禁（頻度 3% 未満），血尿などのさまざまな排尿症状を起こすことがある．また，尿道の炎症が強い場合には排尿時痛が認められる（頻度 5% 未満）．後に尿道狭窄が起こることもある（頻度 3% 未満）．尿道前面に癌が存在した場合，治療効果が不十分になることもあり得る．

前立腺の腫れ具合や，治療効果により前立腺が縮小していく際に，埋め込んでいた線源の一部が尿と一緒に出てきてしまうことがある．

2．晩期合併症

欧米からの報告では治療後 5 年目の評価でシルデナフィル（バイアグラ®）などの性機能改善薬を併用して，70〜80% で性機能が維持される．

治療後尿失禁が認められることがある．前立腺全摘手術においては術後に短期間の尿失禁がみられる場合が多くなる．BT では治療直後に起こることはほとんどなく，長期間で生じることもあるが発症率は低い．

約 2 時間の手術操作や麻酔が必要で，治療後早期の合併症がみられない場合でも，放射線管理区域に指定された個室で短期間の入院が必要となる．米国では日帰りで治療が行われているが，本邦では法律（退出基準）により最低，治療当日の入院が義務づけられている．早期の社会復帰が望める．

治療後 1 年以内にお亡くなりになった場合には，ご遺体を解剖して前立腺を摘出する必要がある．

> **東大プロトコール**
> ● T1c〜T2a 期，かつ GS（3＋4）以下，かつ PSA 10 ng/mL 以下の比較的リスクの低い症例に対して BT 単独で施行している．
> ● 中〜高リスク群には，外照射と併用での小線源治療を施行することがある．

文献

1) D'Amico AV, Whittington R, Malkowicz B, et al: Biochemical outcome after radical prostatectomy, external beam radiation therapy, or interstitial radiation

therapy for clinically localized prostate cancer. JAMA **280**：969-974, 1998
2) 日本泌尿器科学会，日本放射線腫瘍学会，日本医学放射線学会，他：シード線源による前立腺永久挿入密封小線源治療の安全管理に関するガイドライン第5版．平成23年2月
3) Nag S, Beyer D, Friedland J, et al：American Brachytherapy Society（ABS）recommendations for transperineal permanent brachytherapy of prostate cancer. Int J Radiat Oncol Biol Phys **44**：789-799, 1999
4) Hiratsuka J, Jo Y, Yoshida K, et al：Clinical results of combined treatment conformal high-dose-rate iridium-192 brachytherapy and external beam radiotherapy using staging lymphadenectomy for localized prostate cancer. Int J Radiat Oncol Biol Phys **59**：684-690, 2004
5) Galalae RM, Martinez A, Mate T, et al：Long-term outcome by risk factors using conformal high-dose-rate brachytherapy（HDR-BT）boost with or without neoadjuvant androgen suppression for localized prostate cancer. Int J Radiat Oncol Biol Phys **58**：1048-1055, 2004
6) Grills IS, Martinez AA, Hollander M, et al：High dose rate brachytherapy as prostate cancer monotherapy reduces toxicity compared to low dose rate palladium seeds. J Urol **171**：1098-1104, 2004
7) Grimm PD, Blasko JC, Sylvester JE, et al：10-year biochemical（prostate-specific antigen）control of prostate cancer with ^{125}I brachytherapy. Int J Radiat Oncol Biol Phys **51**：31-40, 2001
8) Sylvester JE, Blasko JC, Grimm PD, et al：Ten-year biochemical relapse-free survival after external beam radiation and brachytherapy for localized prostate cancer：the Seattle experience. Int J Radiat Oncol Biol Phys **57**：944-952, 2003
9) Potters L, Klein EA, Kattan MW, et al：Monotherapy for stage T1-T2 prostate cancer：radical prostatectomy, external beam radiotherapy, or permanent seed implantation. Radiother Oncol **71**：29-33, 2004
10) Beyer DC, Brachman DG：Failure free survival following brachytherapy alone for prostate cancer：comparison with external beam radiotherapy. Radiother Oncol **57**：263-267, 2000

Case 8

MALTリンパ腫

症　例

43歳，女性．血液内科からの紹介．健康診断での内視鏡にて胃病変を認め，病理にて胃MALTと診断された．

内視鏡上の病変の主体は胃体中部大弯領域であった（**図1**）．内視鏡下生検の結果は，小型から中型で軽度の異型を伴う異型リンパ球浸潤を比較的密に認めた．LEL（lymphoepithelial lesion）様の像もみられた．浸潤する異型リンパ球はCD20（＋），CD79a（＋），CD3（－），CD5（－），CD10（－）のB-cell形質を示した．「Malignant lymphoma, extra-nodal marginal zone B-cell lymphoma, of mucosa-associated lymphoid tissue」と診断された．標本上，*H. pylori*（ピロリ）菌感染はなかった．CT・FDG-PET上はともにリンパ腫の病変を指摘できなかった．以上より，胃原発のMALTリンパ腫IE期と診断され，根治目的に放射線単独療法を依頼された．

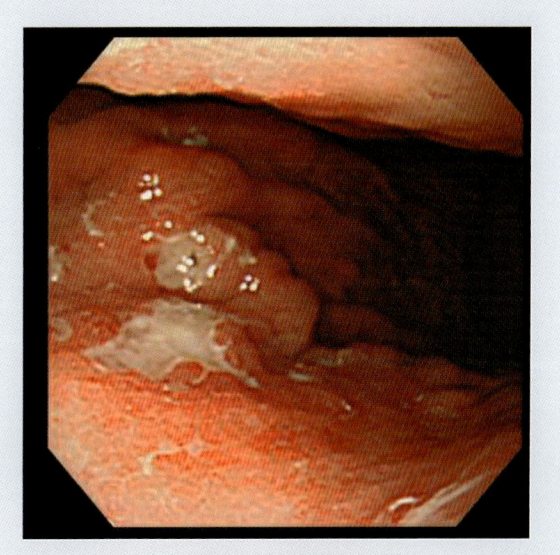

図1　内視鏡像

MALTリンパ腫とは

胃MALT（Mucosa-associated lymphoid tissue）リンパ腫（MALToma）の頻度については，MALTomaの診断学的範囲をめぐる議論もあり，明確な統計学的数値はないが，本邦では全悪性リンパ腫の5～16％と推定される．MALTomaは，がん患者の4～13％に及ぶ．MALTomaに遭遇することは，眼瞼や唾液腺の非ホジキンリンパ腫（NHL：non-Hodgkin lymphoma）を除けばそれほど多くはない．Waldeyer輪や胃においても，びまん性大細胞型B細胞リンパ腫（DLBC：diffuse large B-cell lymphoma）が大部分を占めている．本邦での最近の報告では，胃原発のリンパ腫のうち，約35～47％がMALTomaであった．

胃MALTomaは，かつては反応性のリンパ組織の増生と考えられていたように，発育が遅く，長く胃組織内にとどまり，リンパ節浸潤は胃周囲

のリンパ節を含めても多くない．胃MALToma症例の60～70%は局在性病変（Ⅰ～Ⅱ期）である．胃MALTomaではⅠ期またはⅡ1期に属するものが圧倒的であり，Ⅱ2期に属するのはほとんどがびまん性大細胞型である．

　MALTomaは組織学的には，リンパ球が粘膜内の腺管に浸潤することで形成されるLELが特徴的である．

　一方，2000年Thieblemontら[1]により，MALToma症例の約1/3（54/158例）が他臓器に浸潤することが報告された．胃のMALTomaに限っても，診断時に，全61例中47例（77%）がⅠ～Ⅱ期の限局型で，14例（23%）がⅢ～Ⅳ期の全身型であった．

胃NHLの病期分類

　胃をはじめとする消化管のNHLの病期分類には，1993年のLuganoの国際リンパ腫学会で採用された分類を用いることが多い[2]．その特徴は，①単一臓器内の多発病変のⅠ期への分類，②Ⅱ1期とⅡ2期の区別，③穿孔や穿通のⅡE期への分類，④Ⅲ期とⅣ期を一緒にⅣ期とするなどにあり，消化管NHLの特性を盛り込んでいる．

治療方針

　以前は，胃原発悪性リンパ腫に対する治療は外科的切除先行が標準的治療とされてきたが，その一方で胃切除に伴うQOL（quality of life）低下が問題となっていた．近年，欧米ではQOLを考慮した非外科的治療として，放射線治療（RT：radiotherapy）に注目が集まっている．手術療法を選択した場合，胃悪性リンパ腫の粘膜下をはうように浸潤するという特徴から，胃部分切除術では不十分であり，胃全摘術が必要であるが，胃全摘術では死亡例もみられ，また胃全摘後のダンピング症候群など患者のQOLを大幅に損なう可能性もある．MALTomaに対する除菌療法±RTが標準的治療として定着しつつある．ピロリ菌感染の証拠がない症例に除菌治療を施行しても，奏功する可能性はきわめて低い[3,4]．

　北イタリアと南スイスからの胃MALToma症例の報告で，異なった初回治療（化学療法単独，手術単独，手術＋化学療法，手術＋RT，ピロリ除菌）を受けた患者間で生存率は同等であった[5]．全93症例の5年全生存率は82%であった．このように，胃MALToma症例の予後は治療法にかかわらず良好である．

　German Multicenter Study Groupは，切除または非切除で化学療法，RTにて治療された胃原発悪性リンパ腫（MALTomaだけでなくDLBCLなど他のNHLも含まれている）において切除群と非切除群間の治療成績を前向きに比較検討した[6]．MALTomaの切除群Ⅰ～Ⅱ期，非切除群Ⅰ期に対しては拡大照射野放射線療法（EFRT：extended field radiotherapy）で40Gy単独，非切除群Ⅱ期ではCOP療法×6サイクル＋EFRT 40Gyを行った．切除群と非切除群間の生存率は同等であった．外科的治療は不要としており，さらに治療による有害反応の発現頻度も低かったと述べている．

　以前の報告から[7〜9]，化学療法単独では再発率が50%以上と非常に高く，Ⅰ～Ⅱ期の局所進行胃MALToma症例に対する標準療法にはなりえていない．最近の前向き試験の報告では[10]，胃MALTomaに対する，化学療法は10年目の無再発生存率でRTや手術療法よりも勝っていた．

　最近の報告[11〜16]でも，ピロリ除菌失敗後もしくはピロリ菌陰性症例に対する25～30Gy程度の放射線単独療法で完全寛解（CR：complete response）率が約95%と非常によい成績である．現在のところ，化学療法の併用は必要ない．

　早期の胃原発DLBCLも化学療法（R-CHOP療法）後の限局照射野放射線療法（IFRT：involved field radiotherapy．全胃に30～36Gy）で，ほとんどの症例が完治する．

照射の適応症例

　日本放射線腫瘍学会（JASTRO）Malignant Lymphoma Study Groupと，Japan Lymphoma Treatment Study Groupが作成したガイドライン[17]では，MALTリンパ腫ではピロリの除菌治療後，その効果がないか，または不十分な場合，あるいはピロリが陰性の場合に，放射線単独で治療を行うこととしている．

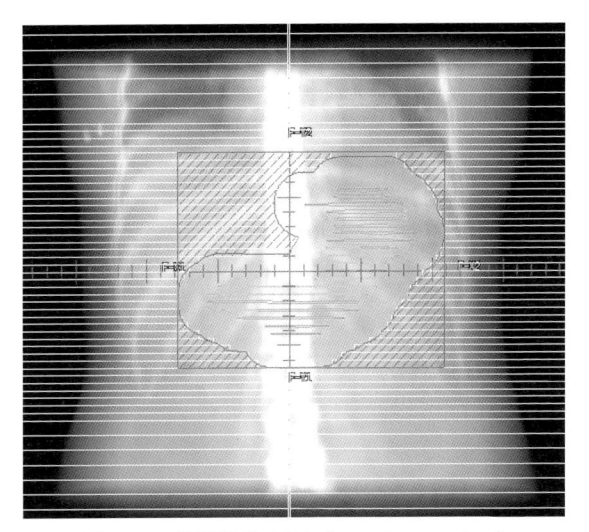

図2-1 前後門のBEV（beam's eye view）

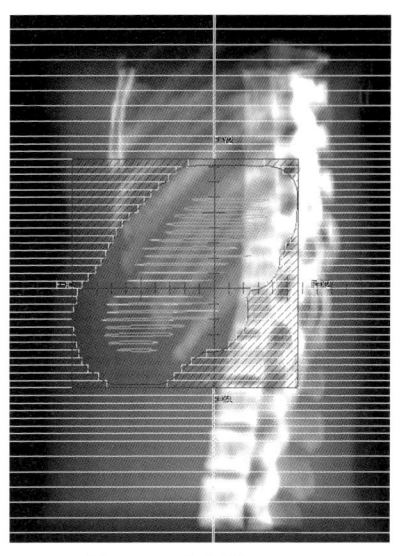

図2-2 左右門のBEV

　上記ガイドライン[17]では，登録適格例は，①胃初発のリンパ腫で初回治療例であり根治治療可能と考えられる，②病理学的にMALTomaという診断が確認されている，③全身状態（PS：performance status）が0～3，④年齢が15歳以上75歳まで，⑤主要臓器の機能が保たれている（特に右腎がなく左腎のみの場合は，たとえ腎機能が保たれていても除外する）のすべてを満たすことを条件としている．また，「深い潰瘍を有する場合や大量出血がある場合は非適格とはしないが，まれではあるが胃穿孔など生命に直接影響するような合併症があり得ることを本人が十分納得してから治療を開始する」としている．

照射野

　RTのタイミングは胃が小さくなっている食事前がよいと考えられる．そうすればRTの照射野は胃とその周囲のリンパ節を含む程度でよいので比較的小さくてすむ（図2）．上記ガイドライン[17]では，RTの照射野は胃とその周辺の領域リンパ節を含むものとしている．また，Massachusetts General Hospital[8]では，照射野にはCTとバリウム検査で決定される胃の腫瘍容積を含め，II期のものには，腹腔と上腹部大動脈周囲のリンパ節も照射野に含めている．

　一般に，前後対向2門照射あるいは可能な限り腎臓を照射体積から外すように多門照射法を用いる．照射野の設定は胃を造影して施行し，全胃を確実に含むEFRT（全胃＋胃周囲リンパ節を含めた領域を照射範囲）とする．II1期では，腹腔リンパ節までを十分に含むようにする．

　MSKCCから2005年に発表された報告では[18]，I～II期の胃悪性リンパ腫（14例がMALToma，1例のみDLBCL）の照射野設定として，臨床標的体積（CTV：clinical target volume）＝全胃＋疑わしい胃周囲リンパ節とした．計画標的体積（PTV：planning target volume）と腎に重なりがない症例では前後対向2門照射でも十分で，片腎の一部がPTVと重なるような症例では4門box照射が，さらに重なりが強い症例では強度変調放射線療法（IMRT：intensity-modulated radiation therapy）まで考慮するべきだと結論づけた．胃原発のMALTomaに対して根治目的での放射線単独療法を最初に報告した（1998年）のもMSKCCであった[19]．

照射線量

　Princess Margaret HospitalのTsangら[20]は，無病生存率が良好で，副作用の発生率も低かったため，I～II期のMALTomaには25～30Gyと中等量の総線量で十分であると結論づけている．一方，総線量17.5Gyと25Gyでそれぞれ1例ずつ局所再発したので，総線量が30Gy未満の場合，

まれに局所再発がみられることがあるとも述べている．さらに最近の報告[11〜16]から，胃MALTリンパ腫では総線量30 GyのRTでほぼ100%のCRが得られることはわかってきた．25 Gyまでなど，さらに線量を下げられないかが検討されている．30 Gy程度の総線量と，胃とその周囲リンパ節をカバーするだけの照射野であれば，1回線量2 Gyでも照射中の副作用は悪心や食欲低下以外ほとんどなく治療可能であり，また照射後の合併症もほぼ問題とならない．ただ，左腎が照射野に含まれるため，左片腎である場合や，腎機能が不良である場合は，RTの選択を慎重に行うことが望ましい．なお，上記ガイドライン[17]では，1回線量は1.5 Gyもしくは2 Gyを，総線量は30 Gyを原則としている．

照射による合併症

急性期合併症としては，宿酔（乗り物酔いのような症状）と胃部不快感がみられることがある．晩期合併症としては，頻度はきわめて低いが，放射線性の胃穿孔や腎機能障害，照射野内の2次発がんなどが起こりえる．

胃穿孔に関しては，消化管の悪性リンパ腫では上皮性腫瘍と異なり線維化が起こり難いことから，化学療法やRTを行うと，穿孔や大量出血を起こし致死的になるため，外科的切除のほうが安全ではないかという考えが，現在でも外科医だけでなく，血液内科医や放射線治療医にすらある．しかし，実際はRTによる穿孔の危険性は低い．胃悪性リンパ腫に関する，最近の報告[7,21]でも，放射線性胃穿孔の危険性は2〜4%にすぎない．

総線量を少なくできれば，2次発がんのリスクも減らせるだろう．

抗CD20療法

MALToma細胞の大多数がCD20を発現していることを考慮して，リツキシマブ（リツキサン®）に有意な臨床効果があるとIELSGの第Ⅱ相試験[22]などで報告されている．

東大プロトコール

病期決定目的に全身CT，FDG-PET検査ならびに骨髄生検を行う．
● Ⅰ期かつピロリ陽性の場合には，まず除菌療法を施行する．
● Ⅰ期でピロリ陰性あるいは，除菌無効の場合，RTを施行する．
● Ⅱ1期（胃周囲のみ），Ⅱ2期（傍大動脈）の場合，根治RTを施行する．
※いずれの場合も，線量は30 Gy/15〜20分割とする．

文献

1) Thieblemont C, Berger F, Dumontet C, et al：Mucosa-associated lymphoid tissue lymphoma is a disseminated disease in one third of 158 patients analyzed. Blood 95：802-806, 2000

2) Rohatiner A, d'Amore F, Coiffier B, et al：Report on a workshop convened to discuss the pathological and staging classifications of gastrointestinal tract lymphoma. Ann Oncol 5：397-400, 1994

3) Steinbach G, Ford R, Glober G, et al：Antibiotic treatment of gastric lymphoma of mucosa-associated lymphoid tissue：an uncontrolled trial. Ann Intern Med 131：88-95, 1999

4) Ruskone FA, Lavergne A, Aegerter PH, et al：Predictive factors for regression of gastric MALT lymphoma after anti-Helicobacter pylori treatment. Gut. 48：297-303, 2001

5) Pinotti G, Zucca E, Roggero E, et al：Clinical features, treatment and outcome in a series of 93 patients with low-grade gastric MALT lymphoma. Leuk Lymphoma 26：527-537, 1997

6) Willich NA, Reinartz G, Horst EJ, et al：Operative and conservative management of primary gastric lymphoma；interim results of a German Multicenter Study. Int J Radiat Oncol Biol Phys 46：895-901, 2000

7) Taal BG, Burgers JMV, van Heerde P, et al：The clinical spectrum and treatment of primary non-Hodgkin's lymphoma of the stomach. Ann Oncol 4：839-846, 1993

8) Ruskoné-Fourmestraux A, Aegerter P, Delmer A, et al：Primary digestive tract lymphoma：a prospective multicentric study of 91 patients. Gastroenterology 105：1662-1671, 1993

9) Hammel P, Haioun C, Chaumette MT, et al：Efficacy of single-agent chemotherapy in low-grade B-cell mucosa-associated lymphoid tissue lymphoma with promi-

nent gastric expression. J Clin Oncol **13**：2524-2529, 1995
10) Raderer M, Paul de Boer J：Role of chemotherapy in gastric MALT lymphoma, diffuse large B-cell lymphoma and other lymphomas. Best Pract Res Clin Gastroenterol **24**：19-26, 2010
11) Vrieling C, de Jong D, Boot H, et al：Long-term results of stomach-conserving therapy in gastric MALT lymphoma. Radiother Oncol **87**：405-411, 2008
12) Yamashita H, Nakagawa K, Asari T, et al：Radiotherapy for 41 patients with stages Ⅰ and Ⅱ MALT lymphoma：a retrospective study. Radiother Oncol **87**：412-417, 2008
13) Tomita N, Kodaira T, Tachibana H, et al：ble outcomes of radiotherapy for early-stage mucosa-associated lymphoid tissue lymphoma. Radiother Oncol **90**：231-235, 2009
14) Goda JS, Gospodarowicz M, Pintilie M, et al：Long-term outcome in localized extranodal mucosa-associated lymphoid tissue lymphomas treated with radiotherapy. Cancer **116**：3815-3824, 2010
15) Tsang RW, Gospodarowicz MK, Pintilie M, et al：Stage Ⅰ and Ⅱ MALT lymphoma：results of treatment with radiotherapy. Int J Radiat Oncol Biol Phys **50**：1258-1264, 2001
16) Son SH, Choi BO, Kim GW, et al：Primary radiation therapy in patients with localized orbital marginal zone B-cell lymphoma of mucosa-associated lymphoid tissue (MALT Lymphoma). Int J Radiat Oncol Biol Phys **77**：86-91, 2010
17) 早渕尚文, 戸田幸博, 池田 恢, 他：胃悪性リンパ腫に対する非切除放射線治療の試み―日本放射線腫瘍学会調査研究グループと悪性リンパ腫治療研究会の共用ガイドラインによる治療結果の検討―. 日放腫会誌 **14**：61-67, 2002
18) Della Biancia C, Hunt M, Furhang E, et al：Radiation treatment planning techniques for lymphoma of the stomach. Int J Radiat Oncol Biol Phys **62**：745-751, 2005
19) Schechter NR, Portlock CS, Yahalom J：Treatment of mucosaassociated lymphoid tissue lymphoma of the stomach with radiation alone. J Clin Oncol **16**：1916-1921, 1998
20) Tsang RW, Gospodarowicz MK, Pintilie M, et al：Localized mucosa-associated lymphoid tissue lymphoma treated with radiation therapy has excellent clinical outcome. J Clin Oncol **21**：4157-4164, 2003
21) Bozzetti F, Audisio RA, Giardini R, et al：Role of surgery in patients with primary non-Hodgkin's lymphoma of the stomach：an old problem revisited. Br J Surg **80**：1101-1106, 1993
22) Conconi A, Martinelli G, Thiéblemont C, et al：Clinical activity of rituximab in extranodal marginal zone B-cell lymphoma of MALT type. Blood **102**：2741-2745, 2003

Case 9

上顎癌

症例1

右上顎洞の扁平上皮癌術後. pT4aN0M0（図1）. IVA 期.

初めは外鼻やや右側に隆起を自覚した. その後徐々に増大し, 右眼球突出, 視力低下（霧視）を自覚するようになった. 食思不振もあり, 体重減少を認めた. 上顎癌が疑われ, 生検の病理にて扁平上皮癌（SqCC：squamous carcinoma）と確定した.

眼球温存を期待して, 術前に導入化学療法を行う方針となった. DCF療法を2サイクル施行するも, 化学療法後の治療効果は"不変～軽度縮小"であり, skull base surgery を行う方針となった. 拡大上顎全摘, 前頭・側頭開頭, 遊離腹直筋皮弁・側頭筋弁による頭蓋底再建, 大腿筋膜による硬膜移植を施行した. 病理報告で断端陽性との診断のため, 術後補助放射線療法（PORT：post-operative radiotherapy）（図2）の依頼.

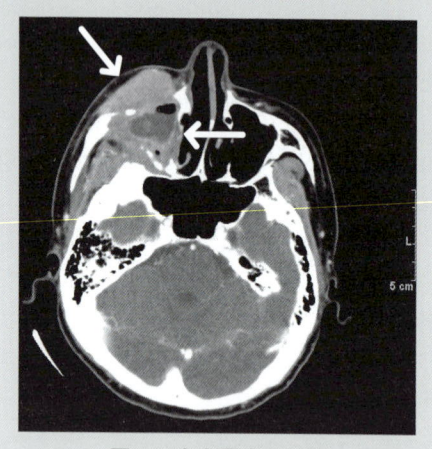

図1　右上顎癌 CT 像

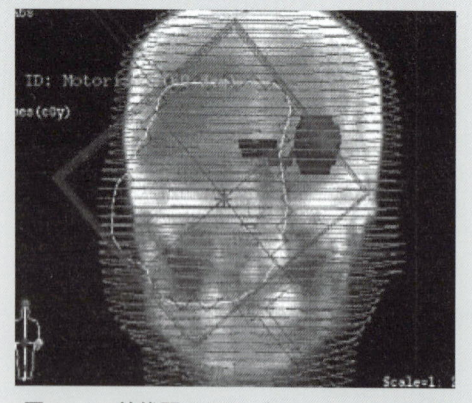

図2-1　前後門の BEV（beam's eye view）

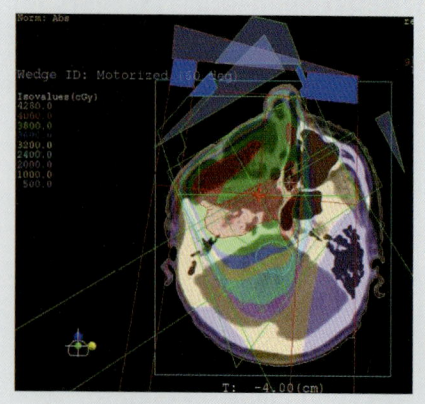

図2-2　線量分布

症例 2

右上顎の扁平上皮癌未治療．cT4bN2cM0．ⅣB 期．

顔面全体，特に右眼周囲から頬部，口腔内の疼痛で発症した．徐々に痛みは増強．開口障害あり，口蓋部にびらん性病変を認めた．口蓋からの生検にて扁平上皮癌と診断された．CT 上（図 3），上顎を主座とし，上顎骨，篩骨，頬骨，蝶形骨，後頭骨（斜台），側頭骨に浸潤する腫瘍を認め，口蓋，両側上顎洞，右側頭下窩や右眼窩内にも進展しており，右眼球突出がみられた．両側内深頸リンパ節，顎下リンパ節の腫脹も認めた．MRI 上，眼窩部および上顎洞に広がる腫瘍を認めた．FDG-PET 検査でも，上顎癌および両側頸部多発リンパ節転移を認めた．以上からcT4bN2cM0（ⅣB 期）の上顎洞癌と診断された．上顎洞癌に対する根治的化学放射線療法（CRT：chemoradiotherapy）（図 4）の方針となった．

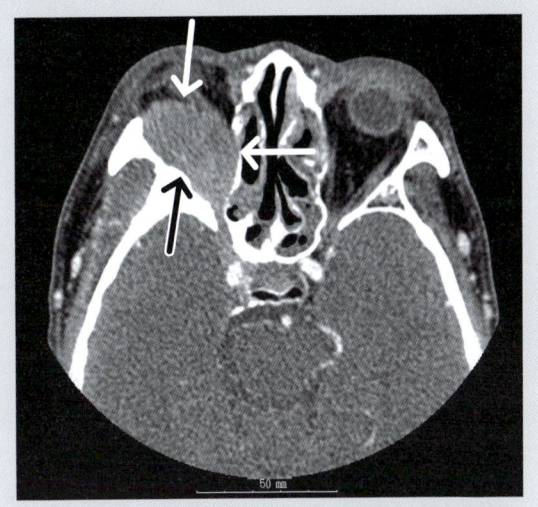

図 3　右上顎癌 CT 像

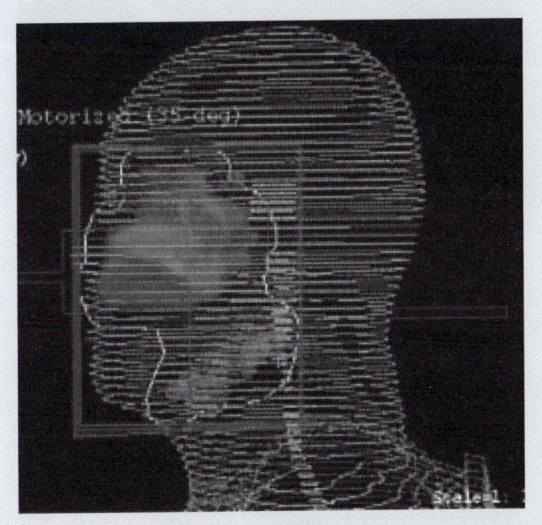

図 4-1　左右門の BEV

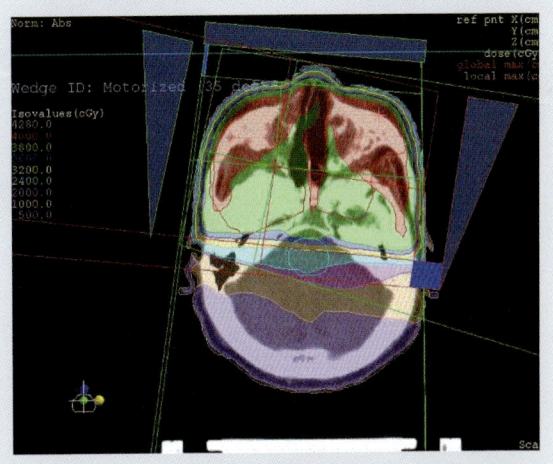

図 4-2　線量分布

症例3

右上顎扁平上皮癌未治療．cT3N0M0．Ⅲ期．K-PS：90%．

5～6年前から週に何度か右鼻出血があった．右頬部腫脹，右鼻漏，右鼻閉の症状が出てきた．上顎洞癌と診断された．CT上（図5），原発巣は右上顎洞で，右鼻腔と右篩骨洞にも浸潤を認めた．後壁で骨破壊もあり，頬部皮下組織や口腔内浸潤も認めた．前頭洞，蝶形骨洞，眼窩，翼突窩，翼状突起，側頭下窩への浸潤は認めなかった．動注化学療法併用のCRT目的で紹介された．動注化学療法と併用して上顎洞に70 Gy/35分割のCRT（図6）を施行した．

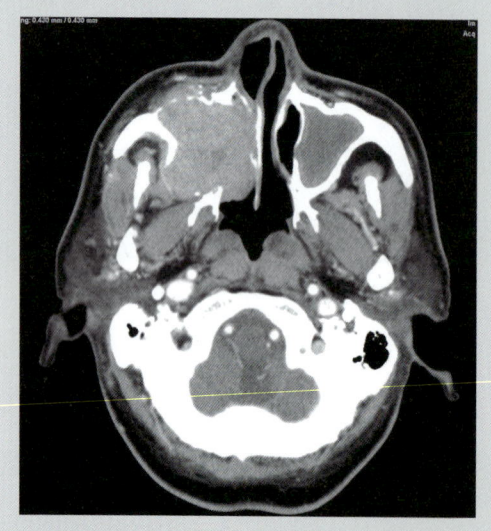

図5　CT像

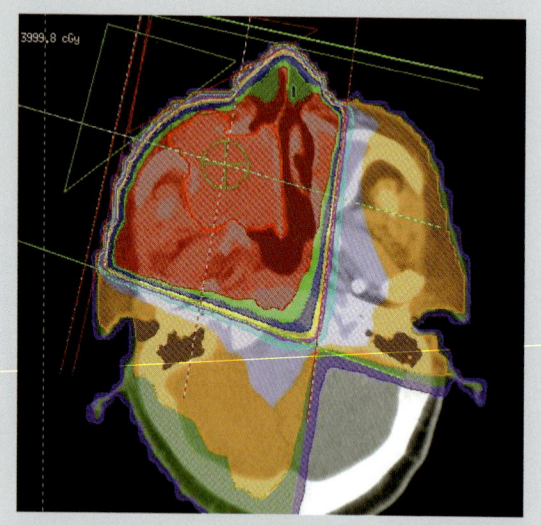

図6　線量分布

上顎癌とは

副鼻腔（PNS：paranasal sinus）癌と鼻腔癌はまれで，頭頸部癌のたった5%，全悪性腫瘍の1%未満である．鼻・副鼻腔癌のなかでは70%と上顎癌が最も多い．鼻・副鼻腔癌は本邦と南アフリカで発生頻度が高い．組織型はSqCCが最多である．他には，腺様嚢胞癌，嗅神経芽腫，形質細胞腫，リンパ腫，メラノーマなどがみられる．

治療方針

このようにまれな疾患なため，治療法に関する臨床データは主に単施設からの小さな後ろ向き調査しかない．これらの調査では，早期の上顎癌では断端陰性の外科的切除が治癒の大きなチャンスをもたらすことが示されている．しかしながら，より進行期では断端陰性を達成するのは多くの場合困難で，それゆえ術後の補助放射線治療（RT：radiotherapy）が必要である．

Memorial Sloan-Kettering癌センター（MSKCC）では，手術適応のPNS癌症例は術後RTで治療している．硬膜や脳や眼窩や上咽頭への浸潤のため完全切除できなかった腫瘍はRT，多くの場合，CRTで治療している．こうした切除不能で術後RTまたは術後CRTで治療した症例の成績はこれまでのところ惨憺たるものである．主な原因は脳幹や視神経といった隣接する正常組織を傷害することなく安全にかけられる照射線量

が限られるためである．

RTOG9501試験[1]は1995～2000年にかけて高リスク頭頸部SqCCの459症例を術後60～66GyのRT単独と同時にシスプラチン（100 mg/m^2×3サイクル）を併用したCRTに無作為割り付けした．グレード3以上の重篤な合併症は併用群で増えたものの，局所制御率と無病生存率はCRT群で有意に改善した．同様の試験の結果は，EORTC22931試験[2]でも報告されている．Ⅲ～Ⅳ期の頭頸部癌術後167症例を，66GyのRT単独とCRT（シスプラチン100 mg/m^2×3サイクル）に無作為割り付けした．5年無進行生存率（36%→47%）や5年全生存率（40%→53%）や局所制御率（31%→18%）も併用群で有意に良好な結果であった．やはり，グレード3以上の重篤な合併症は併用群（21%→41%）で有意に多く発生した．この2本の報告を応用して，副鼻腔のSqCCにおいても術後CRTを推奨する意見もある．

別の考えとして，他の頭頸部上皮癌で有効性が示されてきているセツキシマブ（アービタックス®）などの全身の分子標的療法も有効であろう[3,4]．

最新の照射法

照射の技法はここ20年間で進歩している．従来照射法から3D治療計画や陽子線治療や強度変調放射線療法（IMRT：intensity-modulated radiation therapy）などへと変化している．このような新しい技法により線量分布を改善させることが可能であり，標的体積への線量を増加させられ，従来法よりも周囲の正常組織への線量を減じられる．こうしたRT技法の進歩から利益を得られる部位の1つがPNSに浸潤している癌である．

従来RT技法を用いたPNS癌の治療の古い報告では，RTの合併症として重度の視覚障害が発生する症例が35%もいると報告された[5]．最新のRT技法を用いた最近の報告[6~8]では視覚障害はほとんど発生していない．RTによる視覚障害と局所再発は治療後数年経ってから起こることが多いため，十分に経過観察したもののみが結果と重篤な副作用を有効に評価できる．

PNSと鼻腔癌症例に対する治療法を評価したランダム化比較試験は1つもない．治療法の推奨はいくつかのさまざまな治療法かつより古いRT技法で治療した不均一な背景症例群を用いた多施設の小さな後ろ向き調査のレビューに基づいている．

標的の設定に関して，より詳細な画像診断法であるMRI検査やFDG-PET検査を用いた最新のRT技法により網膜や視交叉や水晶体などの危険領域周囲でより急峻に線量を落とせるようになった．理論的には長期のリスクや合併症がほとんどなくなるであろう．これまでに，3D治療計画とIMRTを用いた研究の結果は以前の報告と比べて眼合併症をより少なくしてきた．

Roaら[7]は39症例（40%が切除不能）に3D治療計画を用い，54ヵ月観察し，1症例でのみわずかな視神経障害がみられ，失明はゼロだった．局所制御と全生存率（OS：overall survival）はそれまでの報告と同等だった．Pommierら[9]は40症例（25%が切除不能）に3D治療計画を用い，観察期間中央値は19ヵ月で1例でのみ血管性緑内障のため片側の失明が起こった．2年局所制御率は66%，OSは73%だった．Padovaniら[8]は25症例（12%が切除不能）を3D-CRTで治療した．観察期間は25ヵ月．局所制御率は54%，OSは24%だった．2症例でブドウ膜炎と網膜症が発生した．米スタンフォード大学のLeらの報告[10]では，上顎癌97症例で，頸部再発は5年目で12%だった．頸部リンパ節の予防RTを施行したSqCCのN0症例では頸部再発は起こらなかった．Duthoyら[6]は術後IMRTで治療したPNS癌39症例を評価した．観察期間は31ヵ月だった．2症例でのみRT後に視力が低下した．失明はゼロだった．4年局所制御は68%，OSは59%だった．

陽子線を用いればさらなる正常組織への線量減少が可能であろう．3D-CRT，IMRTと陽子線を比較した研究がなされ，危険構造への線量をより減らせられ，計画標的体積（PTV：planning target volume）の線量カバーがかなり良好であることが示されている[11~13]．

Tsienら[14]は，PNS癌に対するIMRT計画において，両側の視覚経路を避けた場合，PTVの線量が有意に低下することを報告した．しかしな

がら，健側の視覚経路のみを避けた場合はPTV内のカバーははるかに良好だった．それゆえ，篩板に浸潤したPNS癌を治療する場合，治療計画の危機的な評価が必要で，十分にPTVをカバーするのと引き換えに片側の視力を犠牲にすることも考える必要があるだろう．

予後因子

内眼角と下顎角を結んだ線であるOhngren's lineより後上方の腫瘍は予後不良である．

組織型がSqCCであることは局所再発とOSが不良であることの重要な予測因子である．副鼻腔の未分化癌とSqCC症例は他の組織型と比べて局所，所属，遠隔の再発がより高頻度に進行する[15]．

リンパ節浸潤の存在も予後不良因子である[15〜18]．頸部再発のある症例も局所再発と遠隔再発の高リスクである．それゆえ，所属再発のリスクが高い症例（T3〜4症例など）では予防的に頸部リンパ節も照射することにより利益が得られる可能性がある．さらに，リンパ節浸潤もしくは頸部再発がある症例は主にレベルⅠ〜Ⅱ領域に起こった[10,19]．

標準的な治療成績

本邦で主に施行されている三者併用療法（CRT＋手術療法）での5年生存率は，40〜70％とされている．1997年のAJCC TNM分類を用いたYoshimuraらの三者併用療法の成績は5年局所制御率でT1〜2：80％，T3：64％，T4：52％，また5年原病生存率でT1〜2：94％，T3：73％，T4：46％である[20]．

上顎洞癌は初期に症状が出現しにくく，約80％は初診時にT3，T4の局所進行癌となっている．欧米の標準治療は外科的切除後にRTを行うことであり，5年生存率は36〜51％と報告されている．

わが国で汎用されている上顎洞癌に対する動注化学療法は，単施設による臨床試験では良好な治療成績が報告されるも，これまで多施設共同臨床試験が行われてこなかったために，いまだエビデンスの乏しい治療法であると認識されている．

JCOG（Japan Clinical Oncology Group：日本臨床腫瘍研究グループ）頭頸部がんグループでは上顎洞癌に対する動注化学療法の多施設共同臨床試験も計画中である．

照射の合併症

代表的な急性有害反応は放射線皮膚炎と粘膜炎である．特に化学療法併用により重篤となることがあるので注意を要する．晩期有害反応としては白内障，緑内障，放射線網膜症，角膜炎，視神経障害，脳壊死，ドライアイなどがある．脳，水晶体，涙腺は極力照射野から外し，また視神経（特に健側）の照射線量には常に注意が必要である．1回線量1.8〜2.0 Gyで照射した場合の閾値線量は脳壊死60 Gy，白内障5〜6 Gy程度，放射線網膜症45〜50 Gy程度と考えられている．視神経障害に関しては60 Gyが閾値線量とされている．

参考：TNM分類（表）

表 TNM分類要約

TNM	鼻腔および副鼻腔
	上顎洞
T1	上顎洞粘膜に限局
T2	骨吸収または骨破壊あり，硬口蓋および/または中鼻道に進展
T3	上顎洞後壁の骨，皮下組織，眼窩底または眼窩内側壁，翼突窩，篩骨洞
T4a	眼窩内容前部，頬部皮膚，翼状突起，側頭下窩，篩板，蝶形洞，前頭洞
T4b	眼窩尖端，硬膜，脳，中頭蓋窩，三叉神経第二枝以外の脳神経，上咽頭，斜台
	鼻腔・篩骨洞
T1	1亜部位に限局
T2	2つの亜部位，または鼻腔・篩骨洞の両方に浸潤
T3	眼窩内側壁または眼窩底，上顎洞，口蓋，篩板
T4a	眼窩内容前部，外鼻の皮膚，頬部皮膚，前頭蓋窩（軽度進展），翼状突起，蝶形洞，前頭洞
T4b	眼窩尖端，硬膜，脳，中頭蓋窩，三叉神経第二枝以外の脳神経，上咽頭，斜台
	すべての部位
N1	同側単発≦3 cm
N2	(a) 3 cm＜同側単発≦6 cm (b) 同側多発≦6 cm (c) 両側または対側≦6 cm
N3	＞6 cm

東大プロトコル

- 切除可能症例
  → 術後断端陽性症例に術後 RT
  総線量は 66 Gy/33 分割
- 手術不能症例
  → 根治的 CRT
  RT の総線量は 70 Gy/35 分割

文献

1) Cooper JS, Pajak TF, Forastiere AA, et al：Radiation Therapy Oncology Group 9501/Intergroup：Postoperative concurrent radiotherapy and chemotherapy for high-risk squamous-cell carcinoma of the head and neck. N Engl J Med **350**：1937-1944, 2004
2) Bernier J, Domenge C, Ozsahin M, et al：European Organization for Research and Treatment of Cancer Trial 22931：Postoperative irradiation with or without concomitant chemotherapy for locally advanced head and neck cancer. N Engl J Med **350**：1945-1952, 2004
3) Bonner JA, Harari PM, Giralt J, et al：Radiotherapy plus cetuximab for squamous-cell carcinoma of the head and neck. N Engl J Med **354**：567-578, 2006
4) Pfister DG, Su YB, Kraus DH, et al：Concurrent cetuximab, cisplatin, and concomitant boost radiotherapy for locoregionally advanced, squamous cell head and neck cancer：A pilot phase II study of a new combined-modality paradigm. J Clin Oncol **24**：1072-1078, 2006
5) Katz TS, Mendenhall WM, Morris CG, et al：Malignant tumors of the nasal cavity and paranasal sinuses. Head Neck **24**：821-829, 2002
6) Duthoy W, Boterberg T, Claus F, et al：Postoperative intensity-modulated radiotherapy in sinonasal carcinoma：Clinical results in 39 patients. Cancer **104**：71-82, 2005
7) Roa W, Hazuka M, Sandler H, et al：Results of primary and adjuvant CT-based 3-dimensional radiotherapy for malignant tumors of the paranasal sinuses. Int J Radiat Oncol Biol Phys **28**：857-865, 1994
8) Padovani L, Pommier P, Clippe S, et al：Three-dimensional conformal radiotherapy for paranasal sinus carcinoma：clinical results for 25 patients. Int J Radiat Oncol Biol Phys **56**：169-176, 2003
9) Pommier P, Ginestet C, Sunyach M, et al：Conformal radiotherapy for paranasal sinus and nasal cavity tumors：Three-dimensional treatment planning and preliminary results in 40 patients. Int J Radiat Oncol Biol Phys **48**：485-493, 2000
10) Le QT, Fu KK, Kaplan MJ, et al：Lymph node metastasis in maxillary sinus carcinoma. Int J Radiat Oncol Biol Phys. **46**(3)：541-549, 2000
11) Mock U, Georg D, Bogner J, et al：Treatment planning comparison of conventional, 3D conformal, and intensity-modulated photon (IMRT) and proton therapy for paranasal sinus carcinoma. Int J Radiat Oncol Biol Phys **58**：147-154, 2004
12) Lomax AJ, Goitein M, Adams J：Intensity modulation in radiotherapy：Photons versus protons in the paranasal sinus. Radiother Oncol **66**：11-18, 2003
13) Miralbell R, Crowell C, Suit HD：Potential improvement of three dimension treatment planning and proton therapy in the outcome of maxillary sinus cancer. Int J Radiat Oncol Biol Phys **22**：305-310, 1992
14) Tsien C, Eisbruch A, McShan D, et al：Intensity-modulated radiation therapy (IMRT) for locally advanced paranasal sinus tumors：Incorporating clinical decisions in the optimization process. Int J Radiat Oncol Biol Phys **55**：776-784, 2003
15) Bhattacharyya N：Cancer of the nasal cavity：Survival and factors influencing prognosis. Arch Otolaryngol Head Neck Surg **128**：1079-1083, 2002
16) Jansen EP, Keus RB, Hilgers FJ, et al：Does the combination of radiotherapy and debulking surgery favor survival in paranasal sinus carcinoma? Int J Radiat Oncol Biol Phys **48**：27-35, 2000
17) Blanco AI, Chao KS, Ozyigit G, et al：Carcinoma of paranasal sinuses：Long-term outcomes with radiotherapy. Int J Radiat Oncol Biol Phys **59**：51-58, 2004
18) Myers LL, Nussenbaum B, Bradford CR, et al：Paranasal sinus malignancies：An 18-year single institution experience. Laryngoscope **112**：1964-1969, 2002
19) Le QT, Fu KK, Kaplan MJ, et al：Lymph node metastasis in maxillary sinus carcinoma. Int J Radiat Oncol Biol Phys **46**：541-549, 2000
20) Yoshimura R, Shibuya H, Ogura I, et al：Trimodal combination therapy for maxillary sinus carcinoma. Int J Radiat Oncol Biol Phys **53**：656-663, 2002

Case 10

喉頭癌

症例1

声門部喉頭癌．扁平上皮癌．cT1aN0M0．Ⅰ期．

1ヵ月前から声を出しにくい感じを自覚．左声帯の発赤・肥厚を認めたため，喉頭鏡下に生検術を施行．その結果，扁平上皮癌との診断．根治目的での放射線治療（RT：radiotherapy）を依頼された．喫煙歴は20本/日×約40年であった．

症例2

声門上部喉頭癌．扁平上皮癌．cT3N1M0．Ⅲ期（図1）．

気道狭窄あり，気管切開術を施行．患者の希望で，根治目的の同時化学放射線療法（CCRT：concurrent chemoradiotherapy）を依頼された．

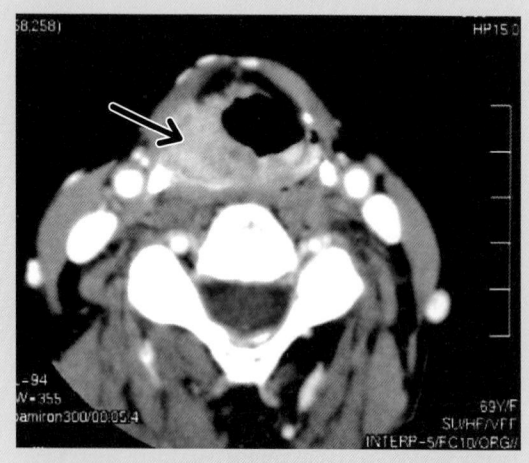

図1　声門上部喉頭癌の原発巣 CT 像

喉頭癌とは

　喉頭は甲状軟骨レベルに位置する器官で食道と気道が分離する箇所にあり，この部分にできる癌を総称して喉頭癌とよぶ．食べ物が気管に入ることを防ぐ誤嚥防止の機能と，声帯を振動させて声を出すための発声の機能をもつ．喉頭は声門上部，声門部，声門下部の3領域からなっており，喉頭癌もそれぞれ，声門上部癌，声門癌，声門下部癌に分類して扱われる．喉頭癌のうち，声門癌がもっとも多く60～65％程度，次いで声門上癌が30～35％程度，声門下癌はほとんどなく1～2％程度となる．

　喉頭癌の発生原因は飲酒・喫煙といわれている．圧倒的に男性に多く発生（4～10倍）する癌で，60～70歳代に多く発生する．米国におけるがん死亡についての調査によれば，男性の喫煙者が咽頭癌や口腔癌になる率は非喫煙者と比較して30倍近くとなっている．喉頭癌では明らかに喫煙は危険因子となる．喉頭癌症例での喫煙率は9割以上になる．

　T1～T2喉頭癌は温存手術かRTで治療する．治療の目標は治癒ならびに声門機能温存である．

放射線療法（RT）

　早期声門癌に対する現在の標準的な治療法は，6～7週間かけて1日1回，週5回，計33～35回の照射を行う「標準分割照射法」である．これによる5年無再発生存率は80～90％であるといわれている[1]．

　最近では1回に照射する放射線の量を多くして，治療期間を短くした「加速照射法」が同等の効果が得られそうな治療法として期待されている．「加速照射法」では約5週間かけて1日1回，週5回，計25～27回の照射を行う．「標準分割照射法」と比べると「加速照射法」では治療期間が短くなり（治療中の来院回数が少なくなる），医療費の負担が軽くなるというメリットがある．「加速照射法」が本当に「標準分割照射法」と治療効果や安全性が同じくらいであるかどうかをJCOG放射治療グループで調査中である（JCOG0701）．

　早期声門癌はさらにより早期のT1（声門に限局するもの）とやや進行したT2（声門上部や声門下部に広がるもの）に分けられ，T1かT2かによって照射する回数や総照射線量が若干異なる．1回の照射にかかる時間は照射の準備などを含めて5～10分である．

　RT後の5年局所制御率はさまざまで，T1症例では85～94％，T2症例では70～80％である．喉頭温存での局所制御率は喉頭温存なしのものより若干良好である．このことは，局所再発した少数の症例で従来の手術切除法で救済治療が成功していることを示唆している．救済手術も含めた最終的な局所制御率は90～95％である．

　声門部癌の照射野設定に関しては，cT1N0症例は声帯に限局しているため，肉眼的腫瘍体積（GTV：gross tumor volume）は声帯を越えることはない．cT2N0症例は声帯の運動制限のある例と，声門上部あるいは下部に浸潤した症例でGTVが異なる．声帯の運動制限があり，声帯外への浸潤がないT2症例ではGTVはT1症例と同じである．一方，声門上部あるいは声門下部に浸潤するT2症例ではGTVが頭尾方向に拡大する．さらに，T1症例では腫瘍がCT検査では描出できない場合も多いので，声帯全体を臨床標的体積（CTV：clinical target volume）とする．T2症例ではGTVにあわせて声門上部あるいは下部までをCTVとする．リンパ節転移はまれであるためCTVにリンパ節領域を含める必要はない．cT3N0症例で頸部の予防照射を行う必要性については議論が分かれる．

　声門上部癌の照射野設定に関しては，声門上部の腫瘍をGTVとするが，CT検査で描出できない腫瘍の場合は喉頭鏡所見を参考にGTVを決定する．甲状軟骨への浸潤あるいは喉頭蓋前面への浸潤の有無を確認する．GTVに加え声帯全体もCTVとする．また，cN0症例でも約20％にリンパ節転移が出現するため，上・中頸部リンパ節をCTVに含める．

合併症

　起こりやすい副作用としては，①皮膚炎，②粘膜炎・喉頭浮腫（軽度）がある．皮膚炎に関しては，RTを受けてから10日くらい後に，放射

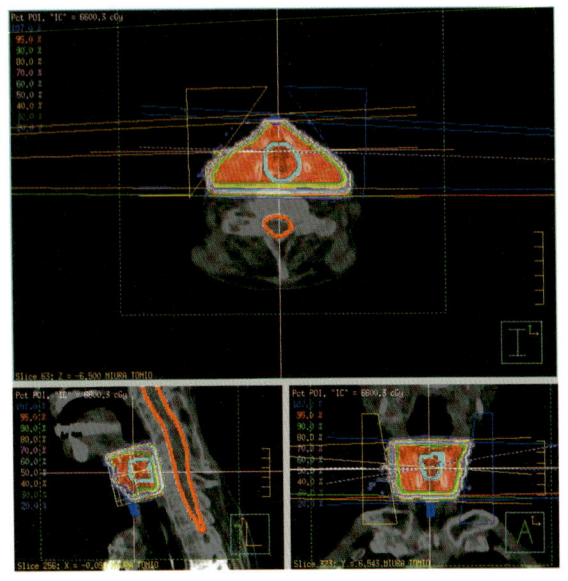

図2　線量分布（症例1）

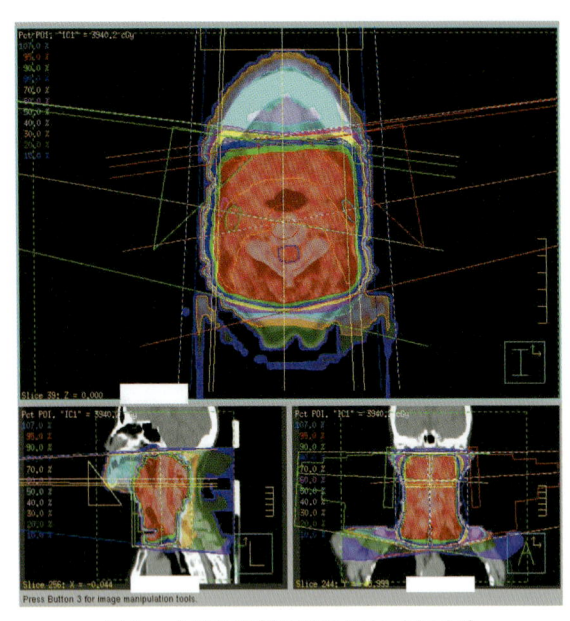

図3　全頸部照射の線量分布（症例2）

線が当たった皮膚が赤くなったり，かゆくなったりすることがある．約40〜90%の患者に現れるとされているが，軽いものを含めるとほとんどの患者にみられる．ほとんどの場合，治療終了後2〜4週間のうちに症状は落ち着いてくる．粘膜炎・喉頭浮腫に関しては，放射線を照射した部位の粘膜が炎症や浮腫を起こすことがある．軽度の炎症はほとんどの患者にみられるが，炎症が治れば症状は回復する．

時として起こる副作用には，甲状腺機能低下がある．甲状腺に放射線が当たることによって，甲状腺ホルモンの産生が低下して，疲れやすい・寒がりになる・目や顔が腫れる・皮膚があれるといった症状が起こることがある．甲状腺ホルモンを補充するため内服薬の治療を必要とすることがある．

まれにしか起こらないが，重い副作用としては，重度の喉頭浮腫や軟骨壊死がある．

外科手術

代替治療法としては，外科手術がある．外科手術にはいくつかの方法があるが，最もよく行われる「喉頭部分切除術」では，癌の部分とその周囲を含めて部分的に切除し，その他の部分は残す．

一般に外科手術の経過は良好であるが，声の質はRTを行った場合に比べ，かなり悪くなる．施設によってはレーザーによる切除を取り入れている場合もある．

レーザー切除術・喉頭部分切除術・RT後の生存率はどの治療法でも大体同等である[2]．治療法別のほんの少しの生存率の違いは治療法による効果の違いというよりもむしろ症例の選択バイアスを反映している可能性が高い．

治療方針

症例1に対しては，JCOG0701への登録も検討したが，Bowen's diseaseと診断された皮膚病変あり，除外条件に相当すると考え，断念した．通常の根治的RT（66 Gy/33分割/6.6週間）を施行した（図2）．

症例2に対しては，化学療法としてDCF療法（ドセタキセル60 mg/m^2＋シスプラチン60 mg/m^2＋5-FU 600 mg/m^2）を同時併用した．放射線の総線量は70 Gy/35分割/7週間とした．最初は全頸部に40 Gy/20分割（図3），脊髄を外して20 Gy/10分割，腫瘍巣および右頸部リンパ節転移部に絞って10 Gy/5分割を追加した．

参考：TNM 分類（表）

表　TNM 分類要約

TNM	喉　頭
	声門上部
T1	1 亜部位，声帯運動正常
T2	2 亜部位以上の声門上部または声門部または声門上部の外側域の粘膜；喉頭の固定なし
T3	声帯固定，および/または輪状後部，喉頭蓋前方の組織，傍声帯間隙への浸潤，または甲状軟骨のびらん
T4a	甲状軟骨を破って浸潤，および/または気管，頸部軟部組織（舌深層の筋肉，外舌筋），前頸筋群，甲状腺，食道への浸潤
T4b	椎前間隙，縦隔への浸潤，または頸動脈を全周性に取り囲む
	声　門
T1	声帯に限局，声帯運動正常 （a）一側声帯 （b）両側声帯
T2	声門上部，声門下部に進展，および/または声帯運動制限
T3	声帯固定，および/または傍声帯間隙への浸潤，および/または甲状軟骨のびらん
T4a	甲状軟骨を破って浸潤，または気管，頸部軟部組織（舌深層の筋肉/外舌筋），前頸筋群，甲状腺，食道への浸潤
T4b	椎前間隙，縦隔への浸潤，または頸動脈を全周性に取り囲む
	声門下部
T1	声門下部に限局
T2	声帯への進展，声帯運動正常または制限を伴う
T3	声帯固定
T4a	輪状軟骨あるいは甲状軟骨を破って浸潤，および/または気管，頸部軟部組織（舌深層の筋肉/外舌筋），前頸筋群，甲状腺，食道への浸潤
T4b	椎前間隙，縦隔への浸潤，または頸動脈を全周性に取り囲む
	すべての部位
N1	同側単発≦3 cm
N2	（a）3 cm＜同側単発≦6 cm （b）同側多発≦6 cm （c）両側または対側≦6 cm
N3	＞6 cm

東大プロトコール

● **早期声門癌**

　RT 単独で局所のみの 5×5 cm から 6×6 cm の四角い照射野．

　T1N0M0：66 Gy/33 分割/6.6 週間．

　T2N0M0：70 Gy/35 分割/7 週間．

● **進行期喉頭癌**

　化学療法（DCF 療法もしくはシスプラチン単剤）と同時併用．

　全頸部照射から開始し，総線量 70 Gy/35 分割/7 週間まで．

文　献

1) Mendenhall WM, Amdur RJ, Morris CG, et al：T1-T2N0 squamous cell carcinoma of the glottic larynx treated with radiation therapy. J Clin Oncol **19**：4029-4036, 2001
2) Cmelak AJ, Li S, Goldwasser MA, et al：Phase II trial of chemoradiation for organ preservation in resectable stage III or IV squamous cell carcinomas of the larynx or oropharynx：results of Eastern Cooperative Oncology Group Study E2399. J Clin Oncol **25**：3971-3977, 2007

Case 11

上咽頭癌

症例

50歳，男性．上咽頭癌．

数ヵ月前から右目の奥の疼痛と後頭部痛を自覚していた．右顔面のしびれや複視，右眼球外転障害も出現してきた．造影MRI検査で上咽頭癌が疑われた（**図1**）．内視鏡下の上咽頭腫瘍からの生検で，"Non-keratinizing carcinoma, undifferentiated subtype" と診断された．FDG-PET検査でも原発巣に取り込みを認めた（**図2**）．右頸部後部に明らかなリンパ節腫脹を認めた．cT4N1M0のIVA期と診断された．

根治目的の化学放射線療法（CRT：chemoradiotherapy）を施行．放射線治療（RT：radiotherapy）は強度変調放射線治療（IMRT：intensity-modulated radiation therapy）（**図3, 4**）で，総線量70 Gy/35分割/7週間コースで，同時併用の化学療法としてはDCF療法（ドセタキセル＋シスプラチン＋5-FU）を選択した．

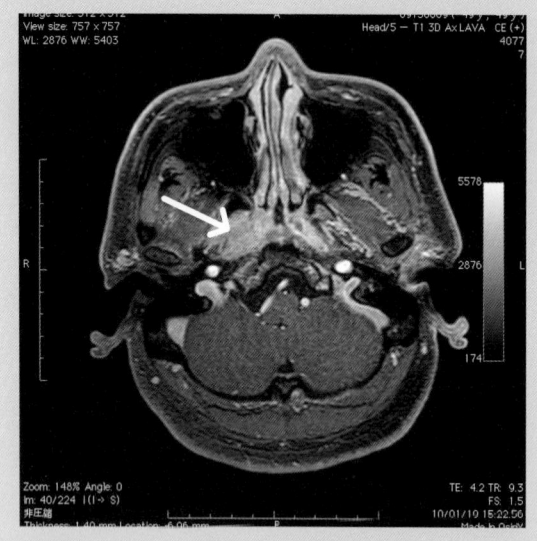

図1　MRI検査

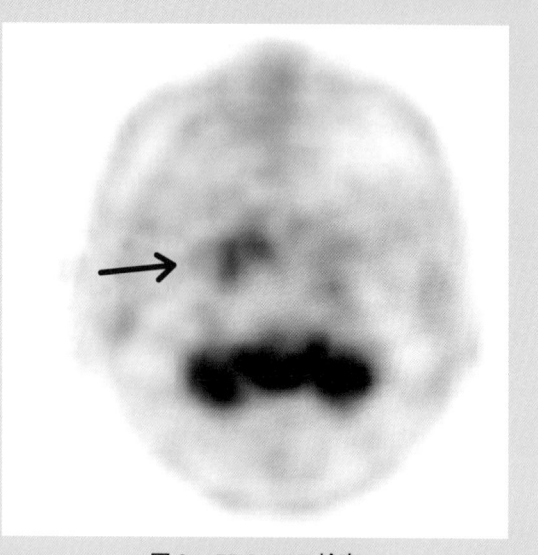

図2　FDG-PET検査

図3　IMRTの線量分布

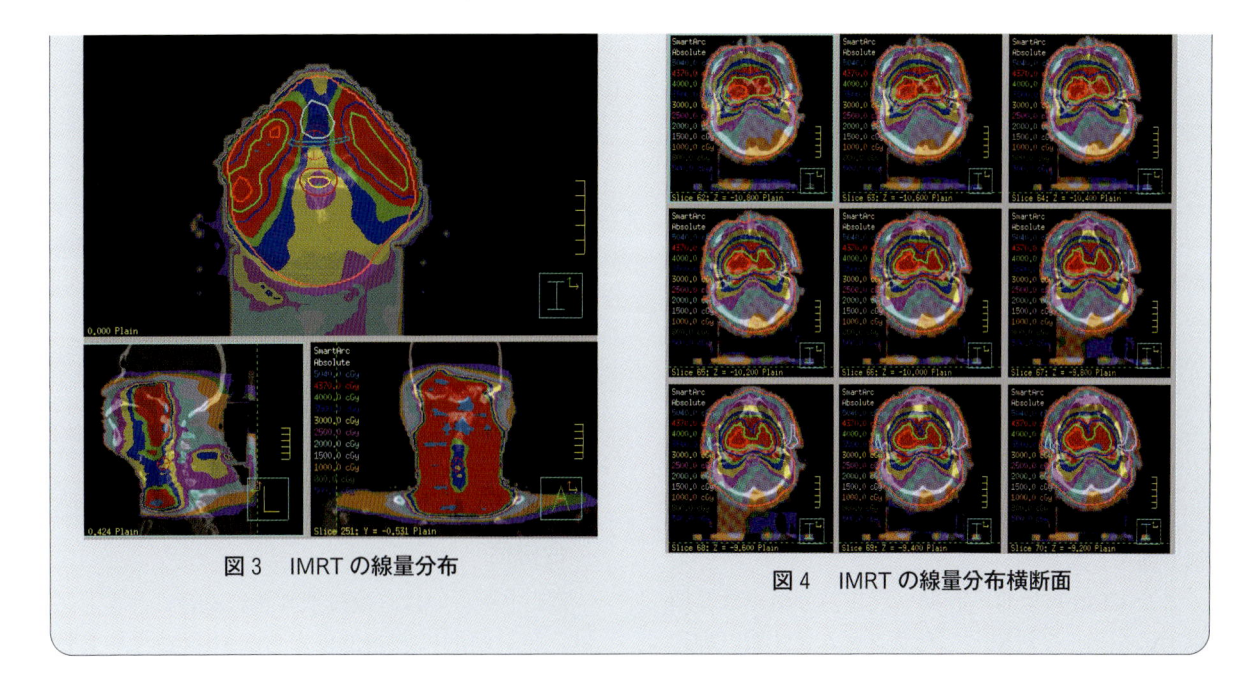

図4　IMRTの線量分布横断面

上咽頭癌とは

上咽頭癌は他の頭頸部扁平上皮癌と異なり，タバコやアルコールとの因果関係はあまりなく，EBウイルスとの関係（70％の症例で高抗体価）や，中国（アジア）人に多いことが知られている．頸部リンパ節転移が75％程度にみられ，両側にあることや，後頸部まで及んでいることも多い．同時性2次癌の発生は他の頭頸部腫瘍に比較してその頻度は低く，RTOG（Radiation Therapy Oncology Group）のデータでは4％程度との報告がある[1]．

組織型は90％が扁平上皮癌（SqCC：squamous carcinoma）で，WHOのⅠ型からⅢ型に分類される．WHOのⅠ型は角化型SqCC，Ⅱ型は非角化型SqCC，Ⅲ型は未分化癌である．Ⅲ型は中国南部・香港に多発している．

上咽頭癌は，RTが第1選択の治療であり，M1以外のすべての病期（T1〜4N0〜3M0）が根治的RTの対象となりうる．原発巣および頸部リンパ節領域に対しても第1選択の治療法となる．手術は通常，照射後の残存あるいは再発リンパ節に対して行われる程度である．Ⅰ期症例に対するCRTの有効性は証明されていないが，Ⅱ期以上の症例においてはRTに化学療法を併用することが標準治療と考えられる．照射後局所再発に対して再RTが適応となる場合もある．

放射線治療（RT）

通常，頭蓋底から鎖骨窩まで頸部のリンパ節領域を含めた広い照射野で始め，途中で照射野を縮小し，原発巣およびリンパ節転移部に対しては60〜70Gyまでの照射が行われる．

化学放射線療法（CRT）

局所制御率の向上や遠隔転移の減少を目指して全身化学療法の併用が試みられてきた．ほぼすべての報告で局所制御率の向上が得られている．

生存率の改善を認めたランダム化比較試験（第Ⅲ相試験）としては，Intergroup study 0099（SWOG/RTOG/ECOG）の同時併用＋補助化学療法が有名である．

Ⅲ〜Ⅳ期（現在の分類ではⅡ期以上に相当）147症例を対象とした総線量70GyのRT単独群と，化学療法併用群とのランダム化比較試験．化学療法はシスプラチン100 mg/m^{2}の放射線との同時併用（1，22，43日目）＋補助FP療法（シスプラチン80 mg/m^2＋5-FU 1,000 mg/m^2/日）

を4週ごとに3コース，RT後に併用する（同時CRT＋補助化学療法）．無増悪生存期間（PFS：progression-free survival，3年で24→69％）および全生存率（OS：overall survival，3年で47→78％）ともにCRT群で有意に良好であった．OSの明らかな向上により試験は早期に終了した．ただし，RT単独群のOSや局所制御率が不良なことや，WHOのI型が高率に含まれていたことが批判されている[2]．

このレジメンを用いた治療結果（n＝35）が，その後 New York Medical Center から報告されており，3年のOSが93％，無病生存率（DFS：disease-free survival）が65％と同様の良好な成績であった[3]．

また，LinらはIII〜IV期（現在の分類ではII期以上に相当）を対象としたランダム化比較試験にて，70〜74 Gyの照射と同時併用でシスプラチン20 mg/m^2/日（1〜4日目）＋5-FU 1,000 mg/m^2/日（1〜4日目）を2コース施行したCRT群にて，RT単独群よりも局所制御率および生存率に有意な改善を得た（5年粗生存率72.3％ vs. 54.2％）と報告している[4]．

WeeらはInt 0099の追試を実施し，III〜IV期のシンガポール221症例を同様に割り付けた．化学療法の併用により2年OSは75％から85％に，DFSは57％から75％に向上した．遠隔転移は30％から13％に減少した[5]．

Chanらの報告では，Ho分類によるN2〜3あるいはN1＞4 cmの香港350症例を，RT単独とCRT（化学療法は weekly のシスプラチンを40 mg/m^2）に割り付けた．化学療法の併用により，5年OSは59％から70％に，PFSは52％から60％に向上した[6]．

これらの結果よりシスプラチンを含んだ化学療法との同時化学放射線療法（CCRT：concurrent chemoradiotherapy）が局所進行上咽頭癌における現時点での標準治療と考えられる．

治療成績

これまでにIMRTを用いた治療成績は，3年非再発生存率65〜90％，3年生存率70〜90％程度である．病気の進行程度や，併用する治療によっても異なる．

主な悪い予後因子としては，腫瘍容積が大きいこと，T病期が高いこと，頸部リンパ節転移がある（N病期が高い，下頸部まで転移がある）ことが挙げられる．末梢血液細胞中にEBウイルスDNAが検出された症例で有意に予後不良であり，遠隔転移出現に関しては，N病期よりも強い予後因子であったという報告もある[7]．

局所進行病変や，特に頸部リンパ節転移がある場合，脳神経浸潤や骨破壊がある場合はRTによる制御率は低くなり，局所制御ができた場合でもしばしば遠隔転移をきたす．

合併症

RT中あるいは直後に予測される合併症としては，照射範囲に該当部位が含まれる場合，①口腔や咽頭の粘膜炎，②照射部位の皮膚炎，③味覚障害，④嚥下障害，⑤唾液分泌障害の合併症は程度の差はあるが，ほぼ必発である．一過性で回復する場合が多いが，回復が難しい場合もある．

RT後に時間をおいて起こりうる合併症は，①慢性唾液分泌低下，②慢性中耳炎・聴力低下，③咽頭/喉頭部浮腫・皮下組織の浮腫性変化，④頸部軟部組織硬化・皮膚線維化，⑤下垂体機能障害・甲状腺機能低下，⑥白内障，網膜症・視神経障害，⑦脳神経症状・脳壊死，⑧歯牙齲蝕・顎骨壊死・軟骨壊死，⑨開口障害，⑩脊髄症がある．その他にも2次性発がんなど非常にまれな副作用が起こる可能性もある．照射部位，範囲，線量によって発生頻度や程度は異なる．重篤な障害の発生率は2〜10％程度である．

強度変調放射線治療（IMRT）の方法

放射線照射技術の進歩に伴い，周囲の正常組織への線量を増やすことなく，ターゲットに十分な線量を与えて，治療成績向上を目指す試みや，唾液腺への線量を減少させて，唾液分泌能の低下を減らそうという試みがなされている．

IMRTを用いることによって，通常の照射方法では十分な線量を与えることが難しい局所進行腫瘍の治療においても，ターゲットを十分にカバーしつつ，脳幹部や視神経，耳下腺といった危

険臓器に障害を与えずに治療することが可能となった．耳下腺の平均線量の低いほうが，RT後の唾液の分泌能が保たれていたとの報告もあり，このような照射技法が患者のQOL向上に役立つことが期待されている．

IMRTの臨床標的体積（CTV：clinical target volume）としては，上咽頭全体，蝶形骨洞，海綿静脈洞，頭蓋底，鼻腔の後方1/2，上顎洞の後方1/3，篩骨洞後方，翼口蓋窩，扁桃窩の真ん中の高さまでの咽頭側壁・後壁，咽頭後・レベルV・鎖骨上窩を含めた両側頸部リンパ節とする．線量制限は，部分脳60 Gy，脳幹54 Gy，脊髄45 Gy，視交叉50 Gy，網膜45 Gy，耳下腺 V24が50％以下とするなどである．

UCSFのLeeらの報告では，IMRT 70 Gyで治療した67症例の4年OSは88％，局所制御率は97％ときわめて良好なものであった[8,9]．

参考：TNM分類（表）

表　TNM分類要約

TNM	上咽頭
T1	上咽頭，中咽頭，鼻腔
T2	傍咽頭間隙への進展
T3	頭蓋底骨組織，副鼻腔
T4	頭蓋内，脳神経，下咽頭，眼窩，側頭下窩，咀嚼筋間隙
N1	鎖骨上窩より上方，片側頸部，片側または両側咽頭後リンパ節≦6 cm
N2	鎖骨上窩より上方，両側頸部≦6 cm
N3a	>6 cm
N3b	鎖骨上窩

東大プロトコール

● I期
RT単独（70 Gy/35分割）．

● II期以上
CCRT（IMRTで70 Gy/35分割/7週間）＋補助化学療法．

文献

1) Cooper JS, Scott C, Marcial V, et al：The relationship of nasopharyngeal carcinomas and second independent malignancies based on the Radiation Therapy Oncology Group experience. Cancer 67：1673-1677, 1991
2) Al-Sarraf M, LeBlanc M, Giri PG, et al：Chemoradiotherapy versus radiotherapy in patients with advanced nasopharyngeal cancer：phase III randomized Intergroup study 0099. J Clin Oncol 16：1310-1317, 1998
3) Cooper JS, Lee H, Torrey M, et al：Improved outcome secondary to concurrent chemoradiotherapy for advanced carcinoma of the nasopharynx：preliminary corroboration of the intergroup experience. Int J Radiat Oncol Biol Phys 47：861-866, 2000
4) Lin J, Jan J, Hsu C, et al：Phase III study of concurrent chemoradiotherapy versus radiotherapy alone for advanced nasopharyngeal carcinoma：Positive effect on overall and progression-free survival. J Clin Oncol 21：631-637, 2003
5) Wee J, Tan EH, Tai BC, et al：Randomized trial of radiotherapy versus concurrent chemoradiotherapy followed by adjuvant chemotherapy in patients with American Joint Committee on Cancer/International Union against cancer stage III and IV nasopharyngeal cancer of the endemic variety. J Clin Oncol 23：6730-6738, 2005
6) Chan AT, Leung SF, Ngan RK, et al：Overall survival after concurrent cisplatin-radiotherapy compared with radiotherapy alone in locoregionally advanced nasopharyngeal carcinoma. J Natl Cancer Inst 97：536-539, 2005
7) Bailet JW, Mark RJ, Abemayor E, et al：Nasopharyngeal carcinoma：treatment results with primary radiation therapy. Laryngoscope 102：965-972, 1992
8) Lee N, Xia P, Fischbein NJ, et al：Intensity-modulated radiation therapy for head-and-neck cancer：the UCSF experience focusing on target volume delineation. Int J Radiat Oncol Biol Phys 57：49-60, 2003
9) Lee N, Xia P, Quivey JM, et al：Intensity-modulated radiotherapy in the treatment of nasopharyngeal carcinoma：an update of the UCSF experience. Int J Radiat Oncol Biol Phys 53：12-22, 2002

Case 12

中咽頭癌

症例

42歳 男性. 左中咽頭側壁癌.

5ヵ月前から，左頸部の腫瘤を自覚していた.
内視鏡（**図1**），FDG-PET（**図2**），造影MRI検査（**図3**）で，左中咽頭側壁癌，cT1N2bM0 ⅣA期，左頸部（ルビエール，上内深頸）リンパ節転移あり（レベルⅡ）と判断された．内視鏡下の口蓋扁桃付近からの生検で低分化扁平上皮癌と確定した．

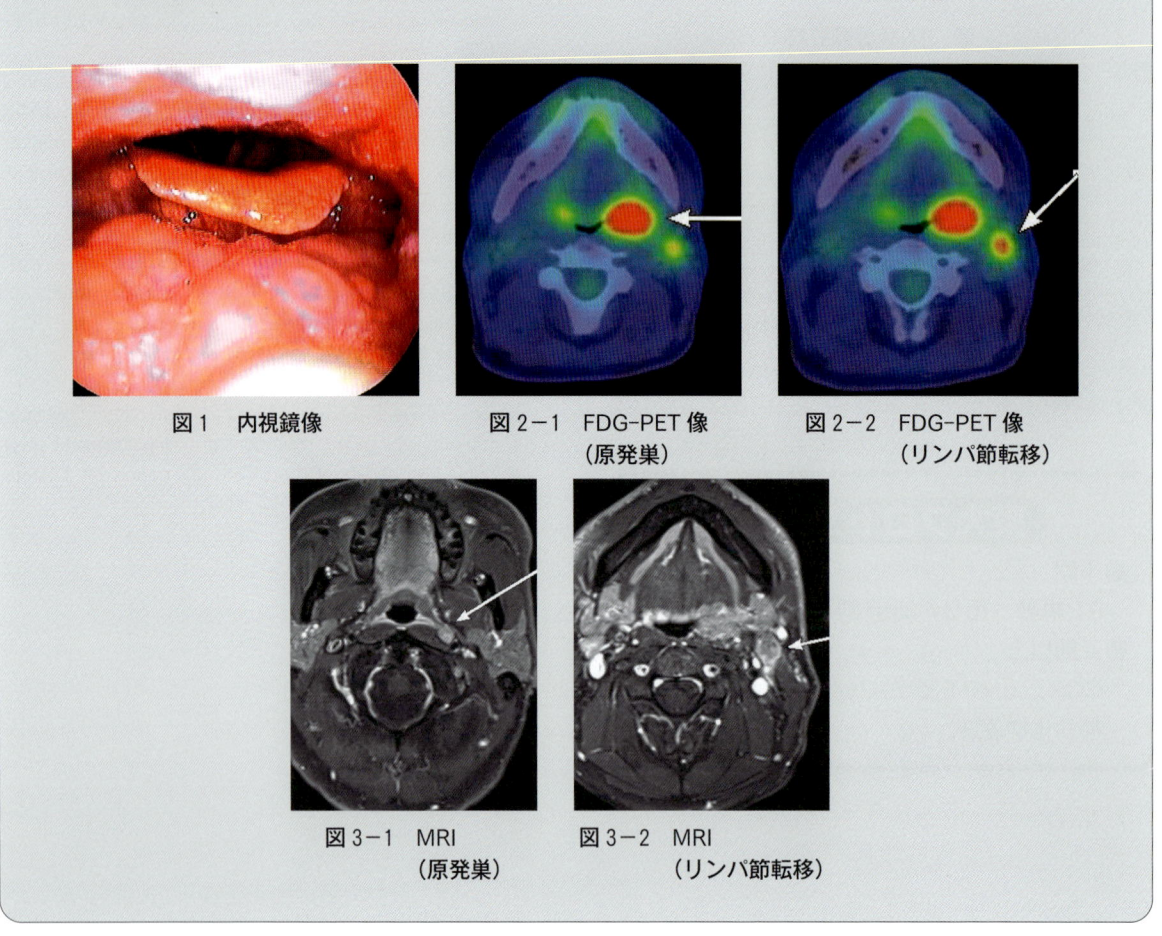

図1 内視鏡像

図2-1 FDG-PET像
（原発巣）

図2-2 FDG-PET像
（リンパ節転移）

図3-1 MRI
（原発巣）

図3-2 MRI
（リンパ節転移）

中咽頭癌に対する放射線治療（RT）の目的・対象

中咽頭癌の治療においては生命予後とともに機能予後が重視される。中咽頭癌を根治する目的で有用な選択肢としては手術と放射線治療（RT：radiotherapy）とがある。一般的にRTは手術に比べ機能温存に優れるとされるが、両者のどちらを選択するかは症例ごとに厳密な検討が必要となる。

2002年に報告された北米治療施設の成績に基づく扁桃・舌根癌に関するメタ解析[1]では、RT（+/-頸部郭清）と外科的治療（+/-NARTないしPORT）が同等の局所領域制御率・生存率を示すことに加え、外科的治療に比べRTに伴う合併症は重篤なものが有意に少なく、機能損失の程度も軽いことを示した。

I～II期の早期症例ではRT単独療法が第1選択となる場合が多いが、軟口蓋・口蓋弓癌などの疾患では手術のほうが機能温存に優れる場合もあり、そのような場合には手術の適応になる。

III～IV期では手術が第1選択となる場合が多いが、術後機能欠損が大きい場合にはRTの適応になる場合もある。特に、III期の扁桃癌はRT単独療法のよい適応である。また手術後に再発の危険が高いと予想される場合（①原発巣が大きい場合、②3個以上の転移リンパ節を認める場合、③病理組織所見で断端陽性、④神経浸潤、⑤転移リンパ節に被膜外進展を認める場合など）にはPORTの適応になる場合もある[2]。過分割照射（HF：hyperfractionation）・加速過分割照射（AHF：accerated hyperfractionation）あるいは同時化学放射線療法（CCRT：concurrent chemoradiotherapy）による治療成績向上が期待できることから、これらの適用を積極的に検討する意義があるが、大部分に急性障害の増強があることには十分留意する（晩期障害の増強は認められないことが多い）。

治療成績

5年原病生存率は中咽頭癌全体で58％、I期：70％、II期：60％、III期：50％、IV期：35％程度である。前壁（舌根）および後壁原発例の予後が不良である。

放射線治療（RT）の方法

序盤は予防的に頸部全体（頭側は頭蓋底から尾側は鎖骨の高さまで）に照射する。終盤は病変存在部のみに絞って照射する。

①照射法，X線エネルギー

頭頸部の外照射には4～6MVのX線および電子線が適している。脊髄線量は、分割や化学療法を同時に併用するかどうかに応じて総計で40～45Gy程度に留める。通常分割では、大照射野で40～45Gy程度照射したあと追加照射を行い、総線量（治療前の肉眼的腫瘍体積（GTV：gross tumor volume）に対する）は65～70Gy程度とすることが多い。頸部～鎖骨上窩リンパ節への予防照射の目的には45～50Gyが必要である。通常分割による術前照射での総線量は40～50Gy程度、術後照射では治癒切除の場合に55～60Gy、非治癒切除の場合には65～70Gy程度を照射する。

I～II期例では、前縁は原発巣から2cm以上、上縁は1.5cm以上のマージンを取る。III～IV期例では下頸部・鎖骨上窩も照射する。

②併用化学療法（表）

局所進行（III～IV期）症例において、RT単独よりも化学放射線療法（CRT：chemoradiotherapy）の治療成績が全般に良好とされる[3]が、これは主に同時併用ないし交代療法によるもので、照射前ないし照射後併用化学療法の有用性に関しては明らかなエビデンスがない。化学療法の標準的レジメンは確立されていないが、プラチナ製剤をベースとすることが多い。

③線量分割

通常分割照射（CF：conventional fractionation）が標準的である。しかし、T3N0～1例での局所領域制御率が、CFに比してHFで優れることを示したEORTC（European Organization for Research and Treatment of Cancer）のランダム化比較試験[4]はよく知られている。また、中咽頭癌が主体の局所進行頭頸部癌を対象としたRTOG（Radiation Therapy Oncology Group）のランダム化比較試験[5]は、HFないし同時追加

表　進行頭頸部癌に対するシスプラチンベースあるいはドセタキセルベースのCRTの成績

筆頭研究者	症例数	照射線量 (Gy)	化学療法	成績 (%)	副作用 (グレード≧3) (%)
Adelstein	87	70 Gy/35分割	シスプラチン100 mg/m² 1, 22, 43日目	3年OS：37 3年CS：51	急性期：all 89；粘膜炎 45；白血球減少 42
Denis	109	70 Gy/35分割	カルボプラチン70 mg/m² 5-FU 600 mg/m² (4d) 1, 22, 43日目	5年OS：22 5年CS：27 5年LRC：48	晩期：all 56；味覚障害 19；口腔乾燥 15；粘膜炎 15
Calais	109	70 Gy/35分割	カルボプラチン70 mg/m² 5-FU 600 mg/m² (4d) 1, 22, 43日目	3年OS：51 3年DFS：42 3年LRC：66	急性期：all 14；頸部線維化 11；口腔乾燥 9 晩期：粘膜炎 71；血小板減少 6
Tishler	21	68～72 Gy/34～36分割	ドセタキセル20～30 mg/m² 毎週 (最大6回)	2年EFS：65	急性期：粘膜炎 95；皮膚炎 24；好中球減少 5 晩期：胃ろう抜去の遅延 43；長期気管切開 24
Calais	63	70 Gy/35分割	ドセタキセル20 mg/m² 毎週	3年OS：47 3年DFS：39 3年LRC：64	急性期：粘膜炎 84；皮膚炎 53；好中球減少 5
Tishler	30	72.3 Gy	ドセタキセル25 or 20 mg/m² 毎週	3年OS：70 3年DFS：63 3年LRC：73	急性期：粘膜炎 100 晩期：嚥下障害 20；咽頭浮腫 7

注）OS＝overall survival；CS＝cause-specific survival；DFS＝disease-free survival；LRC＝locoregional control；EFS＝event-free survival

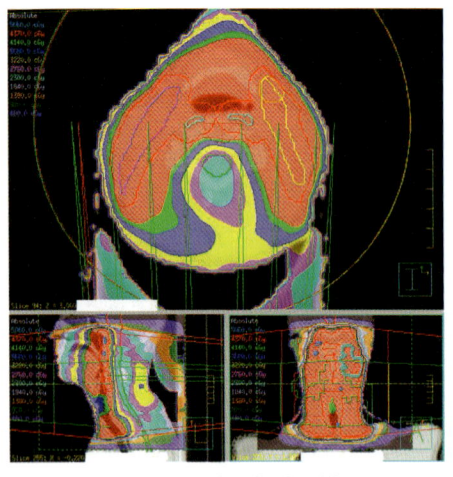

図4-1　全頸部外照射

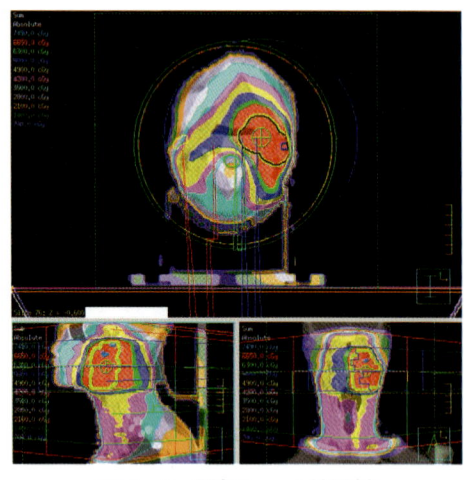

図4-2　頸部boost外照射

照射を用いたAHFがCFに比して局所領域制御で優れることを示した．

放射線治療（RT）に伴う副作用

① 治療期間中および治療終了直後に出現する副作用

口腔内や咽頭の粘膜炎・嚥下障害（治療終盤には経口摂取困難になる可能性が高い），唾液分泌障害，味覚障害，照射野内の皮膚炎，照射野内の脱毛といった副作用は程度の差はあるがほぼ必発である．グレード3以上の粘膜炎の発生率は，RT単独で25～40％ほど，CCRTで70％ほどである．

その他に声がかれたり，耳の奥がツーンとしたり（トンネルの中に入ったときのような症状），鼻がつまったりという症状も高確率に起こりうる．

唾液の低下を除いてはこれらの症状は一時的であり，治療終了後緩徐に改善する．

② 治療後期間をおいて出現する副作用（晩発性障害）

前述したように唾液分泌量の低下はほぼ必発であり，永続的であることが多い．これに関しては水分を頻回に口に含んだり，水分の多い食事形態にしたりするなどで対処する以外に有効な対処法はない．

RT後に抜歯をする際には，歯肉の血流が悪くなっているため膿んでしまう危険があり注意が必要．RT後に歯科受診する際には必ずRTを受けたことを歯科医に伝える必要がある．

その他の副作用で頻度の高いもの（発生率20％以上）としては慢性中耳炎，下顎部のむくみがある．頻度の低い副作用（発生率2％未満）としては下垂体機能の低下，脳や脊髄の障害（視力障害など），開口障害，頸部前屈時に電流が走るような異常感覚，甲状腺機能低下，2次がんの発生などが挙げられる．

ヒトパピローマウイルス（HPV）関連癌は，本邦では，中咽頭癌の約半数を占める．HPVによって引き起こされる中咽頭扁平上皮癌は予後が良好であることと関連している．子宮頸癌のみならず頭頸部癌においてもHPV陽性例が14～68％と高く（特に中咽頭原発例は高い），HPV陽性例では放射線高感受性で予後良好であるとの報告が近年相次いでいる．

臨床応用として頭頸部癌の治療法選択にHPVを用いる際に，PCR法によるHPV-DNAで判定すべきか，より簡便な方法として免疫染色でのp16過剰発現で判定してよいのかは悩ましい．HPV-DNA陽性とp16陽性の一致率は級内相関係数（ICC：interclass correlation coefficient）が0.80で，1割程度で偽陰性・偽陽性が存在する．HPV陽性と断言はできないもののp16陽性のみをもってRTのよい適応と判断しても差し支えないと考えられている．HPV-16-DNAの他に，18・31・33・35・39・45・51・52・56・58・59・68などの遺伝子型いずれかの陽性でHPV陽性と定義してよいかどうかも意見が分かれている．

当症例に対しては，導入化学療法（DCF療法）後，原発巣はほぼ完全寛解の状態．全頸部に外照射6MV，ライナック（直線加速器），IMRT（強度変調放射線療法，intensity-modulated radiation therapy．Step & Shoot法）46Gy/23分割（図4-1）＋頸部boost外照射6MV，IMRT（VMAT（連続回転型強度変調放射線療法，volumetric modulated arc therapy））24Gy/12分割（図4-2）で治療した．急性期有害事象として，皮膚炎グレード2，唾液腺障害グレード2，咽頭粘膜炎グレード3，味覚障害グレード1がみられた．2年経つ現時点でも再発は認めていない．

東大プロトコール

中咽頭癌に対するRTでは，口腔照射後の味覚障害などでQOLを損ないやすいところである．

①原発巣が手術切除可能な早期癌
特に扁桃原発などでは手術切除．
患者さんが手術を希望されなければRT．

②原発巣が広範囲で，手術でとるのが難しいor合併症で手術が困難なとき
CRT単独．
導入化学療法（FP療法orDCF療法）で切除可能になれば手術を検討．
切除可能にならない，もしくはその時点で手術を希望されないときはRT or CRT．

③腎機能が悪くシスプラチンベースの化学療法が困難なとき
進行癌でも手術可能なら手術＋術後照射（術後セツキシマブの併用も検討）．

④N2c以上
計画的頸部郭清後にRT or CRT単独．

⑤リンパ節転移もしくは原発巣が頸動脈を全周性に取り囲んでいる場合
手術困難なのでCRT（椎前筋浸潤も手術不能）．

文献

1) Parsons JT, Mendenhall WM, Stringer SP, et al：Squamous cell carcinoma of the oropharynx. Surgery, radiation therapy, or both. Cancer 94：2967-2980, 2002
2) Licitra L, Bernier J, Grandi C, et al：Cancer of the oropharynx. Crit Rev Oncol Hematol 41：107-122, 2002
3) Pignon JP, Bourhis J, Domenge C, et al：Chemotherapy added to locoregional treatment for head and neck squamous-cell carcinoma：three meta-analyses of updated individual data. Lancet 355：949-955, 2000
4) Horiot JC, Fur RL, N'Guyn T, et al：Hyperfractionation versus conventional fractionation in oropharyngeal carcinoma：final analysis of a randomized trial of the EORTC cooperative group of radiotherapy. Radiother Oncol 25：231-241, 1992
5) Fu KK, Pajak TF, Trotti A, et al：A radiation therapy oncology group（RTOG）phase Ⅲ randomized study to compare hyperfractionation and two variants of accelerated fractionation to standard fractionation radiotherapy for head and neck squamous cell carcinomas：first report of RTOG 9003. Int J Radiat Oncol Biol Phys 48：7-16, 2000

コラム ● 治療計画① 照射部位（標的体積）

治療計画では，①照射部位，②照射方法，③投与線量を決定する．治療計画にはシミュレータを用いる方法と治療計画用 CT/MRI を用いる方法がある．

標的体積には**表**のような種類があり，それぞれの関係を表すと**図**のようになる．

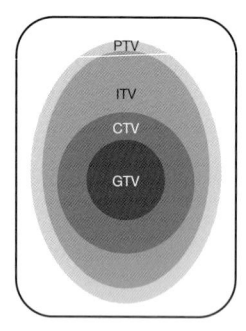

図　標的の種類

表　標的体積の種類

用語	解説	備考
肉眼的腫瘍体積 （GTV：gross tumor volume）	画像などで癌細胞があることが証明されている領域．	
臨床標的体積 （CTV：clinical target volume）	画像上はとらえられないが癌細胞が存在している可能性が高い領域．	
体内標的体積 （ITV：internal target volume）	呼吸や腸蠕動による移動（IM：internal margin）などを考慮したCTVのこと．	CTV＋IM
計画標的体積 （PTV：plannning target volume）	ITVに加えセットアップエラー（日々の位置合わせの誤差＝SM：set-up margin）までも含めた領域．	ITV＋SM
リスク臓器 （OAR：organ at risk）	照射により障害を受ける可能性のある臓器．	
計画リスク臓器体積 （PRV：planning organ at risk volume）	リスク臓器にIMとSMを考慮してマージンを付加した領域のこと．	OAR＋IM＋SM

Case 13

下咽頭癌

症例

65歳の男性．下咽頭癌．

5ヵ月前から左顎下のしこりを自覚．3ヵ月前には嗄声を自覚し，針生検を行うも診断がつかなかった．それから3ヵ月後の造影CT検査で下咽頭後壁に約4cm×3cm大の腫瘤ならびに，頸部リンパ節腫大（27mm大）を認めた．再度の内視鏡下の針生検（図1）でクラス5（扁平上皮癌）と確定した．造影MRI検査（図2）と合わせて，披裂軟骨への骨浸潤ありと考え，左梨状陥凹原発の下咽頭癌 cT3N2aM0 のⅣA期と診断した．

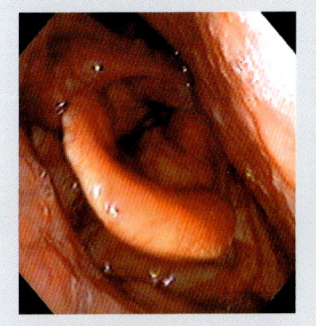

図1 内視鏡下での針生検

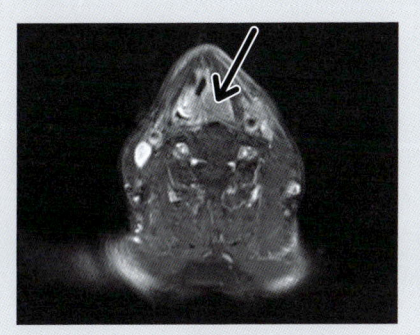

図2-1 造影MRI検査像（原発巣）

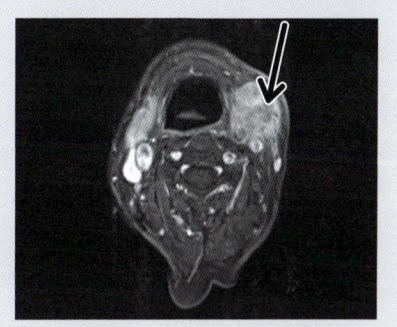

図2-2 造影MRI検査像（リンパ節転移）

下咽頭癌とは

下咽頭は，上方は喉頭蓋谷底部の高さ，下方は輪状軟骨下縁までの高さまでの範囲である．前方には喉頭が位置している．下咽頭の下には食道が続く．梨状陥凹型・後壁型・輪状後部型の3つの亜部位に分類される．

初期には症状はほとんどないが，のどの異物感や，つばを飲み込むときのひっかかり感で発症する場合が多い．進行すると，嗄声や，飲み込みの障害や，場合によっては呼吸困難をきたすこともある．頸部リンパ節転移が初発症状となることもある．

下咽頭癌も口腔癌・喉頭癌・中咽頭癌と同様に過度の喫煙と飲酒による慢性刺激が関与している．下咽頭癌は，症状発現までに時間がかかること，受診時すでに周囲組織への浸潤が高度でかつリンパ節転移を広範に起こしていることから頭頸部癌のなかでも最も予後不良といわれている．

下咽頭癌では一般的に15%程度の重複癌があ

るとされている．下咽頭癌に食道癌が合併する頻度が30％という高率な報告もある．

治療法

初診時約80％をしめるⅢ～Ⅳ期の進行癌に対して，咽喉頭食道摘出術を中心とした集学的治療がなされることが多い．これは術前照射（NART：neoadjuvant radiotherapy）後に根治的手術を施行された場合の5年生存率が20～65％に対し，根治的放射線治療（RT：radiotherapy）での5年生存率が20％前後と低いことに起因していて，このため根治的RTの対象となるのはⅡ期までの早期症例に限られていた．

亜部位別では梨状陥凹原発のT1～2症例は後壁や輪状後部原発に比べ照射への反応が比較的良好であり根治照射の適応となりやすい．

喉頭温存を目的として，化学療法を先行させる治療が1990年代より増えている[1]．

① 照射法

RTは，4MVおよび6MVのX線を用いる．照射野は全頸部照射野で開始し，N0ないしN1症例に対して，原発巣および上中深頸部リンパ節を十分含める．N2～3症例には後頸部・下深頸部リンパ節・傍咽頭領域も含める．傍咽頭領域照射の上縁は第一頸椎上縁までとする．鎖骨リンパ節腫大を有する症例には鎖骨部の前方一門照射を加える．45Gy以降は脊髄を照射野から外し，腫大したリンパ節を含めた斜入・多門照射とする．CTによる線量分布図を作成し，必要時はウェッジを使用する．1回線量は2Gy，週5回照射を原則とし，総線量は70Gyとしている．

臨床標的体積（CTV：clinical target volume）としては，頭蓋底から頸部食道縦隔入口部までの咽頭粘膜，および咽頭後リンパ節（ルビエールリンパ節），上中下内深頸リンパ節，鎖骨上リンパ節を含める．治療前のリンパ節転移の病期がN2c症例では，副神経リンパ節，顎下リンパ節を加える．

進行癌に対する術後照射の結果から，予防的に広範な頸部照射（鎖骨窩・頭蓋底を十分に含める）を勧める報告は多い．一方，T1～2N0～1に対しては，上中深頸部領域までの照射でよいとす

る考えもある[2]．

② 救済手術療法

頸部リンパ節の後発再発に対しては救済術が有用と考えられる．

RT後局所再発に対する救済手術の成績は，重症合併症が42％と報告されている[3]．救済手術の適応は，患者の全身状態や再発形式により判断しなければならない．

③ 過分割照射

RT単独の場合，過分割照射の局所制御率に関する有用性がRTOG（Radiation Therapy Onclogy Group）など複数のランダム化比較試験で報告されていて，治療期間の延長を避ける必要性が支持されている[4]．生存の有益性までは証明されていない．

④ 術後照射

El Badawiらは手術単独群と術後放射線療法（PORT：postoperative radiotherapy）併用群における生存率・局所制御率を比較し後者が有意に優れていたと報告している[5]．

治療成績

5年原病生存率にてⅠ～Ⅱ期：75％，Ⅲ期：40％，Ⅳ期：15％程度である．

下咽頭癌に対する手術主体の治療成績は30～45％の5年生存率が報告されている．多くの報告では，RT単独治療の成績が手術群ないしPORT群に比べ不良である．一方，初期癌を対象としたRT単独の良好な成績が1990年代に報告された．リバプールでは，T3以下，リンパ節が2cm以下の患者にRT単独で治療し，41％の5年生存率が得られている[6]．MD AndersonではT1～2を対象として，RT単独により52％の5年生存率を報告している[7]．

RTに伴う副作用

RTに伴う副作用は中咽頭癌の場合と同じである．

治療方針

当症例に対しては，術前化学療法として，DCF療法を計2サイクル施行（用量はシスプラ

チン 60 mg/m²＋5-FU 600 mg/m²＋ドセタキセル 60 mg/m²）．化学療法後の CT 検査で good-PR（ほぼ CR）得られていたため，喉頭温存の方針となり，根治目的の放射線単独療法（70 Gy/35 分割）（**図 3**）を施行した．

> ## 東大プロトコール
>
> ● T4 any N, T3N＋の進行例
>
> 基本的に手術（咽喉食摘）の方針．
>
> 切除困難な場合は，術前 DCF 療法を施行．病理で断端陽性，節外浸潤＋，pLN≧2 個などの場合は，PORT を追加．
>
> 患者さんの喉頭温存の希望が強い場合は，導入 DCF 療法を 2 コース施行して，RT（前頸部照射→部分照射）になる．
>
> ここで，化学療法の効果が悪い場合は，その時点で手術切除術を勧めるが，ほとんどの患者さんは手術を希望されないので結局 RT に回ってくることが多い．
>
> ● リンパ節転移陽性症例（ほとんどが N2 以上の進行例）
>
> 当院では同時化学放射線療法（CCRT：concurrent chemoradiotherapy）はほとんど施行しておらず，導入 DCF 療法×2 サイクル→RT がほとんど．腫瘍や N がかなり大きい進行例では，CCRT を施行することはあるが，必ず PEG を造設してから施行している．
>
> ● 化学療法や RT 後の再発例
>
> 咽喉食摘を行う．
>
> ● 早期例（T1N0/T2N0）
>
> 経口法で部分切除（partial laryngo-pharyngectomy）を試みる．結果，粘膜下層（sm：submucosa）浸潤が陽性ならば PORT．
>
> RT 単独でも OK．どちらにするかは患者さんの希望次第．

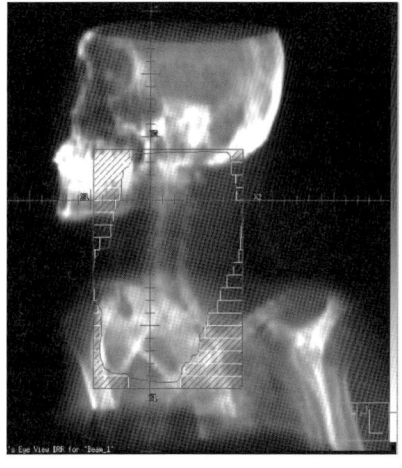

図 3-1 BEV（beam's eye view）

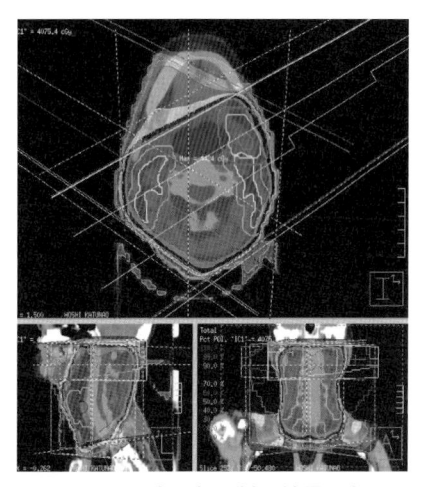

図 3-2 全頸部照射の線量分布

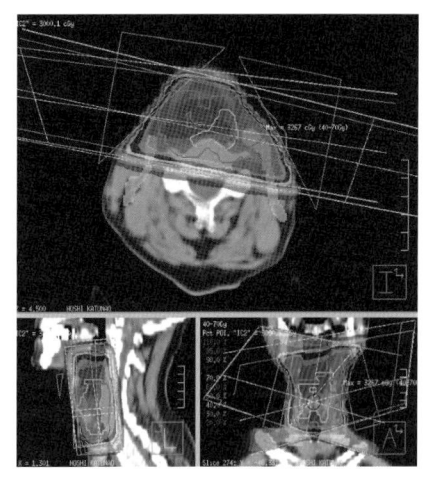

図 3-3 照射野縮小後の線量分布

文献

1) Kim KH, Sung MW, Rhee CS, et al：Neoadjuvant chemotherapy and radiotherapy for the treatment of advanced hypopharygeal carcinoma. Am J Otolaryngol 19：40-44, 1998
2) Dobbs J：Hypopharynx. In：Dobbs M, Barrett A, Ash D eds：Practical radiotherapy planning. Arnold, London：86-93, 1999
3) Stell PM, Missotten F, Singh SD, et al：Mortality after surgery for hypopharyngeal cancer. Br J Surg 70：713-718, 1983
4) Fu KK, Pajak TF, Trotti A, et al：A Radiation Therapy Oncology Group (RTOG) phase III randomized study to compare hyperfractionation and two variants of accerlerated fractionation to standard fractionation radiation therapy for head and neck squamous cell carcinoma；first report of RTOG 9003. Int J Radiat Oncol Biol Phys 48：7-16, 2000
5) El Badawi SA, Goepfert H, Fletcher GH, et al：Squamous cell carcinoma of the pyriform sinus. Laryngoscope 92：357-364, 1982
6) Jones AS：The management of early hypopharyngeal cancer；primary radiotherapy and salvage surgery. Clin Otolaryngol 17：545-549, 1992
7) Garden AS, Morrison WH, Clayman GL, et al：Early squamous cell carcinoma of the hypopharynx：outcomes of treatment with radiation alone to the primary disease. Head Neck 18：317-322, 1996

コラム ● 治療計画② 照射方法—その1：外部照射—

照射方法は，外部照射，小線源治療，その他に分けられる．外部照射には固定照射（一門照射，対向二門照射，直交二門照射，多門照射．図a），運動照射（回転照射，原体照射など．図b），その他（定位放射線照射，強度変調放射線治療）がある．

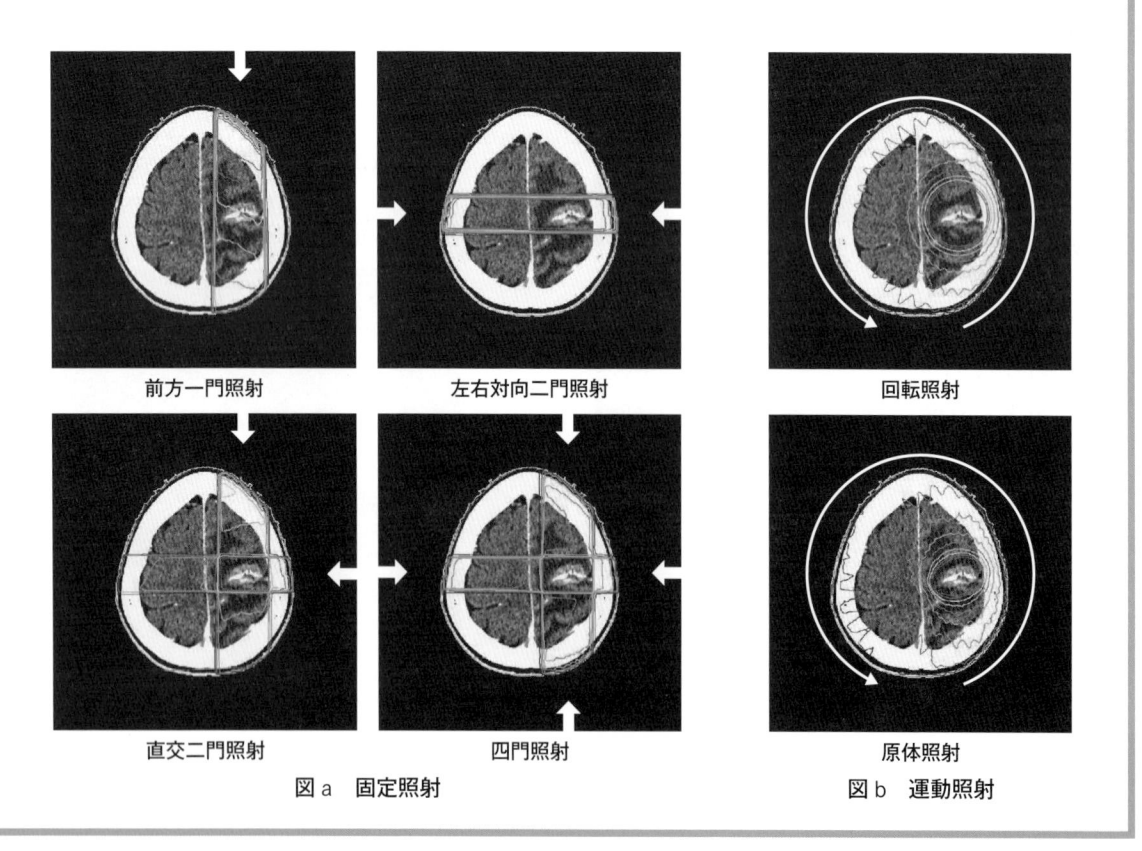

図a 固定照射（前方一門照射／左右対向二門照射／直交二門照射／四門照射）

図b 運動照射（回転照射／原体照射）

Case 14

膵臓癌

症例

80歳，男性．膵体部に径2.2cmの腫瘍を認めた（図1）．生検で腺癌と確定した．病期はcT2N0M0のⅡB期と診断された．年齢から手術不能と判断されゲムシタビン（ジェムザール®）併用による化学放射線療法（CRT：chemoradiotherapy）の方針で当院紹介．

膵臓全体ならびに周囲リンパ節領域に40 Gy/20分割後（図2），照射野を局所の病巣部に絞ってさらに20 Gy/10分割追加照射した（図3）．

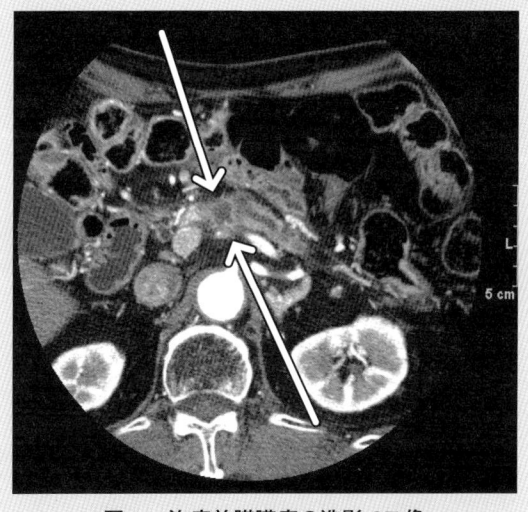

図1　治療前膵臓癌の造影CT像

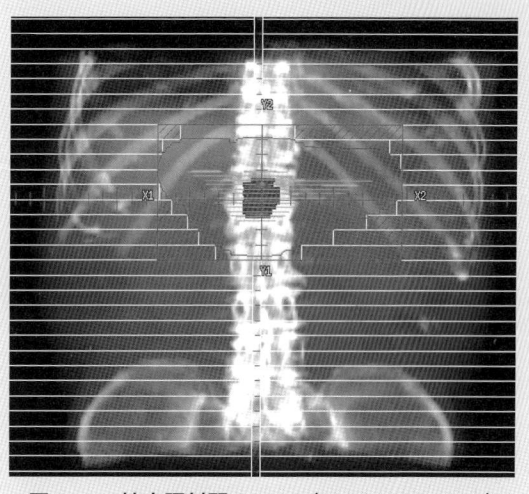

図2-1　拡大照射野のBEV（beam's eye view）

第1章　根治照射

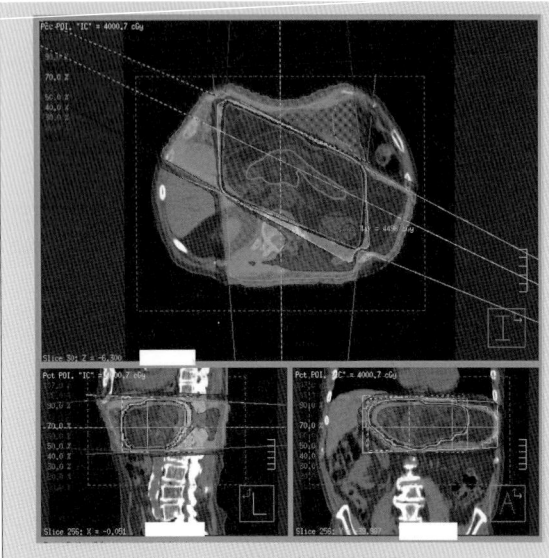

図2-2　拡大照射野の線量分布

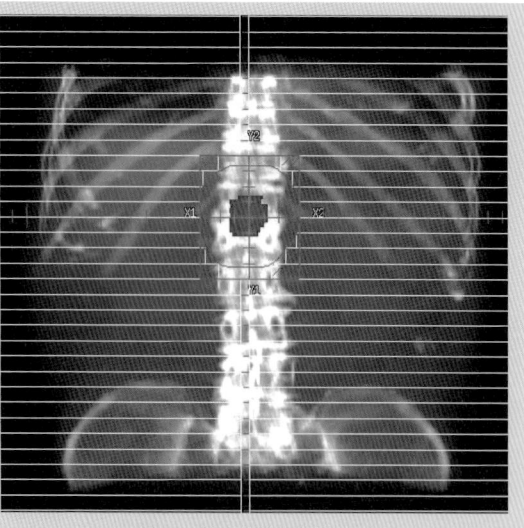

図3　縮小照射野のBEV

膵臓癌とは

膵臓癌はあらゆる臓器の癌のなかで食道癌と並んで治療成績の悪いものの1つである．膵蔵癌全体の5年生存率は2%以下とされている．唯一の根治治療である手術療法の適応となる症例は全体のわずか10%にとどまり，しかも，それらの5年生存率も20～30%程度である．緩和的な手術での生存期間は中央値でおおよそ6ヵ月未満である．局所進行例ではCRTが行われることになる．近年，ゲムシタビンによる治療で良好な成績が相次いで発表され，長らく膵蔵癌に対する化学療法のgold standardの地位にあった5-FUがその座を明け渡しつつある．しかし，ゲムシタビンを用いたCRTでは消化管の有害事象が多くなる．

術中照射

術中照射は疼痛緩和のための手段として主に用いられており，疼痛改善率は75～90%と良好な成績が報告されている．一方，切除症例に対し，局所制御と生存期間の延長を目的としていくつかの報告がみられるが，その有効性を確かめるランダム化比較試験の報告はほとんどない．

National Cancer Instituteが行ったランダム化比較試験[1]では，II～IV期の膵臓腺癌24症例を対象に術中照射20Gyあるいは45～55Gyの術後外照射のいずれかに割り付けた．両群とも化学療法は施行していないが，術中照射群の中間生存期間は18ヵ月で，外照射群の12ヵ月よりも長い傾向がみられたが，症例数が少なく，有意差は認められなかった．

Zerbiら[2]は，膵癌切除患者で術中照射を行った43人と，術中照射を行っていない47人との結果を比較する報告をしている．これらの患者も放射線や化学療法の術後補助療法は行っていない．局所再発は術中照射を行ったグループで有意に少なかった（27.0% vs. 56.4%，$p<0.01$）が，術中照射グループの生存率は1年，2年，3年でそれぞれ71%，24%，7%で，非施行グループの49%，16%，10%と有意な差を認めなかった．

術中照射はもともと本邦で開発された方法に基づいており，本邦では海外に比べて積極的に行われてきた[3]が，その根拠はいまだに十分ではない．術中照射としては腫瘍床に6～15MeVの電子線を用いて総線量20～30Gyを照射することが多い．

切除不能症例に対する根治的治療

1．CRT vs. RT 単独

膵臓癌のなかでⅢ期は35％を占めるが，この切除不能局所進行癌をいかに制御するかということが根治的放射線治療（RT：radiotherapy）の大きな役割の1つである．切除不能は主に上腸間膜動脈，腹腔動脈への癌の浸潤により判断されるが，門脈本幹への浸潤における切除適応に関しては施設間に差がみられる．

1980年代にGITSG（Gastrointestinal Tumor Study Group）は局所進行膵臓癌194症例を対象に，①RT単独60 Gy，②RT 40 Gy＋5-FU化学療法，③RT 60 Gy＋5-FU化学療法の3群に分けて行ったランダム化比較試験の報告をしている．中間解析で放射線単独治療群の成績が明らかに悪かったため，以降は放射線単独群の割り付けを中止して研究を継続している．60 Gy＋5-FU群の生存率がわずかに40 Gy＋5-FU群よりも高かったが，有意差は認められなかった（生存期間中央値（MST：median survival time）49.4週 vs. 36.5週，p＝0.19）[4]．5-FUのCRTで治療した患者のMSTは10ヵ月である．

Cohenら[5]が行ったECOG 8282試験では，108症例をCRT群（5-FU＋マイトマイシンC）とRT単独群に割り付けた．放射線の総線量は両群とも59.4 Gyであった．グレード3〜4の合併症はCRT群で有意に多かった（25％ vs. 33％，p＝0.049）が，MST（7.1ヵ月 vs. 8.4ヵ月，p＝0.16）と無進行期間（5.0ヵ月 vs. 5.1ヵ月，p＝0.19）は同等であった．

2007年に発表されたSultanaらのメタ解析[6]でも，全生存率はCRTのほうがRT単独よりも良好で，副作用はほぼ同等であった．

以上からRT単独よりもCRTのほうが優れていることはほぼ確定した．

2．化学療法単独 vs. CRT

1980年代にGITSGが行ったランダム化比較試験では，43人の患者を対象として，化学療法（SMF療法）と，CRT（54 Gy/30分割＋5-FU）＋SMF療法とを比較した．1年生存率はCRT群41％に対し，化学療法群19％で有意差を認めた（p＜0.02）．MSTはCRT群42週 vs. 化学療法群32週であった[7]．症例数は少ないが，化学療法よりもCRTのほうが勝っていることを示した．

GITSGとは別の結果の報告も2つほどある．1つ目は，同じ1980年代のECOG（Eastern Cooperative Oncology Group）のRCTでは191人の切除不能膵癌患者で，5-FU単独と，CRT（40 Gy＋5-FU）を比較した．MST 8.2ヵ月（5-FU単独群）vs. 8.3ヵ月（CRT群）で有意差を認めなかった．CRT群の放射線量は40 Gyで5-FUの併用も3日間のみであったという問題点も指摘されている[8]．

2つ目は，2000-01 FFCD/SFRO studyのRCTである．119症例を登録した．MSTはゲムシタビン群13ヵ月で，CRT（RT＋5-FU/シスプラチン）→ゲムシタビン群8.3ヵ月だった．GEMのほうが良好な成績だった．CRT群では，領域リンパ節を含めた照射で60 Gy入れていた．さらに5-FU/シスプラチンも同時併用していた[9]．

上記のように，化学療法単独はCRTと同等以上の可能性が示唆されている．上記のSultanaらのメタ解析では全生存率はCRTのほうが良好そうであるが有意差はつかなかった．CRTのほうが化学療法よりも勝っているとはいえない結果であった．

2008年の米国臨床腫瘍学会（ASCO）にてECOG4201試験のゲムシタビン単独療法 vs. CRT（ゲムシタビン併用，50.4 Gy）の第Ⅲ相ランダム化比較試験（E4201試験）の結果が報告された．MSTは9.2ヵ月 vs. 11.0ヵ月，1年生存率は32％ vs. 50％とCRT群（50.4 Gy/28分割）がゲムシタビン単独群を上回っていた．74例と少数例の検討ではあるが，両群の生存曲線は8ヵ月くらいまではほぼ重なり，8ヵ月以降からCRT群がゲムシタビン単独群を大きく上回っていた[10]．このことから，一部の集団ではあるが，局所進行膵臓癌患者に対するCRTにより，良好な長期成績が得られる可能性が考えられる．

ゲムシタビン（GEM：gemcitabine）

ヌクレオシド類似物質であるゲムシタビンは膵癌細胞株を用いた基礎的検討において強力な放射

線増感作用をもつことが報告されており，ゲムシタビン併用 CRT に対する期待が高まった[11]．ゲムシタビンも放射線も，腸管障害が dose-limiting factor となっており，しかも，それらの maximum-tolerated dose (MTD) も報告によって大きくばらついている．臨床標的体積 (CTV：clinical target volume) マージンの大きさが研究によって大きく異なり，MTD はこれに大きく依存していると思われる．

しかし，現在までに行われた第Ⅰ相試験では標準的放射線量である 50〜56 Gy におけるゲムシタビンの最大耐用量は，週1回投与で 250 mg/m^2 から 440 mg/m^2，また週2回投与では 50 mg/m^2 は 60 mg/m^2 と報告された．これらの用量はゲムシタビンの標準投与量 (1,000 mg/m^2/週) と比較し，はるかに低く，全身化学療法としての役割はほとんど期待できない．ちなみに Okusaka らの第Ⅱ相試験では MST 9.5ヵ月，1年生存率 28% と報告されている[12]．Li らは局所進行膵癌患者を対象としてゲムシタビン併用 CRT と 5-FU 併用 CRT のランダム化比較試験を行い，MST はそれぞれ 14.5ヵ月および 7.1ヵ月 (p=0.027) と，ゲムシタビン併用 CRT の優位性を報告しているが，エントリー症例数が両群あわせて 34 例と極端に少なく[13]，信頼性のやや乏しい試験である．一方，ゲムシタビン併用 CRT は時に重篤な有害事象が経験されたことからその臨床的有効性に否定的な見解も少なくない[14]．

局所進行膵癌に対する CRT の有用性に関しては賛否両論あり，いまだ決着していないのが現状である．ゲムシタビンによる全身化学療法に対する CRT の明らかな有意性は示されていない．

放射線の照射野

根治 CRT における CTV としては，原発巣，転移リンパ節に加えて，所属リンパ節を含んだ膵周囲，腹空動脈幹から上腸管膜動脈根部レベルの傍大動脈リンパ節を含めた領域をとる．肝門部リンパ節を含めるかどうかは議論が分かれる．

または，最初から肉眼的腫瘍体積 (GTV：gross tumor volume) にマージンを付けただけの限局照射野放射線療法 (IFRT：involved field radiotherapy) を採用している施設もある．Talamonti ら[15]は，術前 CRT（ゲムシタビン併用 1,000 mg/m^2/週）20 症例において 36 Gy/15 分割の IFRT で，グレード3の消化管合併症は 5%，手術合併症率は 24% で，完全寛解率 5%，肉眼的な消失 15%，病理学的リンパ節陰性は 65% という結果であった．Murphy ら[16]は，切除不能 74 症例に，IFRT 36 Gy/15 分割での CRT（ゲムシタビン併用 1,000 mg/m^2/週）で，グレード3以上の消化器合併症は 22% で，リンパ節での局所再発は 5%，1年無局所進行率は 64% という結果であった．

RT の技術向上はここ数年目覚ましい．膵臓癌は放射線感受性が高くないうえに，膵周囲の臓器には腸管，腎臓，肝臓など，放射線感高感受性の臓器が多く，従来の外部照射単独では投与できる線量に限界がある．体幹部定位放射線治療 (SBRT：stereotactic body radiotherapy)，強度変調放射線治療 (IMRT：intensity-modulated radiation therapy)[17]などの高精度照射技術により，これらリスク臓器への線量を低減し，腫瘍へ高い線量を集中させることが可能である．こういった新しい照射技術の導入により副作用を増加させることなく線量を増加させ，局所制御の向上につながることが今後期待される．

参考：TNM 分類（表）

表　TNM 分類要約

TNM	膵臓
T1	膵内に限局 ≦2 cm
T2	膵内に限局 >2 cm
T3	膵外に進展
T4	腹腔動脈幹または上腸間膜動脈に浸潤
N1	所属リンパ節

東大プロトコール

● 手術不能な局所進行膵臓癌
ゲムシタビン週1回投与療法を，効いている限り継続．効かなくなった時点で，5-FU 併用での CCRT を行う．

文 献

1) Sindelar WF, Kinsella TJ : Studies of intraoperative radiotherapy in carcinoma of the pancreas. Ann Oncol 10 : 226-230, 1999
2) Zerbi A, Fossati V, Parolini D, et al : Intraoperative radiation therapy adjuvant to resection in the treatment of pancreatic cancer. Cancer 73 : 2930-2935, 1994
3) Abe M, Takahashi M : Intraoperative radiotherapy : the Japanese experience. Int J Radiat Oncol Biol Phys 7 : 863-868, 1981
4) Moertel CG, Frytak S, Hahn RG, et al : Therapy of locally unresectable pancreatic carcinoma : a randomized comparison of high dose (6000 rads) radiation alone, moderate dose radiation (4000 rads+5-fluorouracil), and high dose radiation+5-fluorouracil : The Gastrointestinal Tumor Study Group. Cancer 48 : 1705-1710, 1981
5) Cohen SJ, Dobelbower R Jr, Lipsitz S, et al : A randomized phase III study of radiotherapy alone or with 5-fluorouracil and mitomycin-C in patients with locally advanced adenocarcinoma of the pancreas : Eastern Cooperative Oncology Group study E8282. Int J Radiat Oncol Biol Phys 62 : 1345-1350, 2005
6) Sultana A, Tudur Smith C, Cunningham D, et al : Systematic review, including meta-analyses, on the management of locally advanced pancreatic cancer using radiation/combined modality therapy. Br J Cancer 96 : 1183-1190, 2007
7) Gastrointestinal Tumor Study Group : Treatment of locally unresectable carcinoma of the pancreas : comparison of combined-modality therapy (chemotherapy plus radiotherapy) to chemotherapy alone. J Natl Cancer Inst 80 : 751-755, 1988
8) Klaassen DJ, MacIntyre JM, Catton GE, et al : Treatment of locally unresectable cancer of the stomach and pancreas : a randomized comparison of 5-fluorouracil alone with radiation plus concurrent and maintenance 5-fluorouracil--an Eastern Cooperative Oncology Group study. J Clin Oncol 3 : 373-378, 1985
9) Chauffert B, Mornex F, Bonnetain F, et al : Phase III trial comparing intensive induction chemoradiotherapy (60 Gy, infusional 5-FU and intermittent cisplatin) followed by maintenance gemcitabine with gemcitabine alone for locally advanced unresectable pancreatic cancer. Definitive results of the 2000-01 FFCD/SFRO study. Ann Oncol 19 : 1592-1599, 2008
10) Loehrer PJ, Powell ME, Cardenes HR, et al : A randomized phase III study of gemcitabine in combination with radiation therapy versus gemcitabine alone in patients with localized, unresectable pancreatic cancer : E4201. J Clin Oncol 26(15 Suppl.) : Abstract 4506, 2008
11) Burris HA 3rd, Moore MJ, Andersen J, et al : Improvements in survival and clinical benefit with gemcitabine as first-line therapy for patients with advanced pancreas cancer : a randomized trial. J Clin Oncol 15 : 2403-2413, 1997
12) Okusaka T, Ito Y, Ueno H, et al : Phase II study of radiotherapy combined with gemcitabine for locally advanced pancreatic cancer. Br J Cancer 91 : 673-677, 2004
13) Li CP, Chao Y, Chi KH, et al : Concurrent chemoradiotherapy treatment of locally advanced pancreatic cancer : gemcitabine versus 5-fluorouracil, a randomized controlled study. Int J Radiat Oncol Biol Phys 57 : 98-104, 2003
14) Crane HC, Abbruzzese JL, Evans DB, et al : Is the therapeutic index better with gemcitabine-basedchemoradiation than with 5-fluorouracil-basedchemoradiation in locally advanced pancreatic cancer? Int J Radiat Oncol Biol Phys 52 : 1293-1302, 2002
15) Talamonti MS, Small W Jr, Mulcahy MF, et al : A multi-institutional phase II trial of preoperative full-dose gemcitabine and concurrent radiation for patients with potentially resectable pancreatic carcinoma. Ann Surg Oncol 13 : 150-158, 2006
16) Murphy JD, Adusumilli S, Griffith KA, et al : Full-dose gemcitabine and concurrent radiotherapy for unresectable pancreatic cancer. Int J Radiat Oncol Biol Phys 68 : 801-808, 2007
17) Ben-Josef E, Griffith K, Francis IR, et al : Phase I radiation dose-escalation trial of intensitymodulated radiotherapy (IMRT) with concurrent fixed dose-rate gemcitabine (FDR-G) for unresectable pancreatic cancer. J Clin Oncol 27(15 Suppl.) : Abstract 4602, 2009

Case 15

高精度放射線治療と PET

症例1

左肺尖部の肺腺癌．径 34 mm 大で，cT2N0M0（ⅠB 期，図1）．

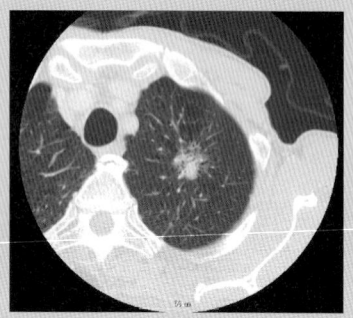

図1-1　CT 検査　横断像

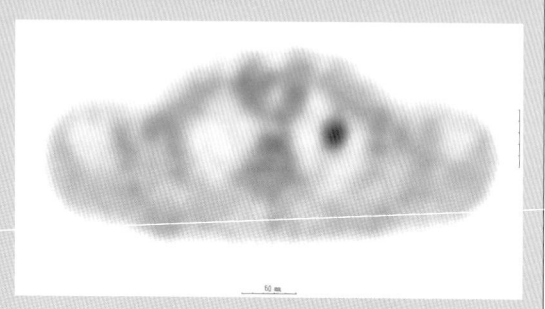

図1-2　PET 検査　横断像

症例2

左肺下葉の小細胞肺癌．cT2N1M0（限局型）．

同側肺門部リンパ節転移の病変がどこまで進展しているかが CT（**図 2-1**）では評価困難であった．PET/CT（**図 2-2**）を参考に肉眼的腫瘍体積（GTV：gross tumor volume）を設定した．

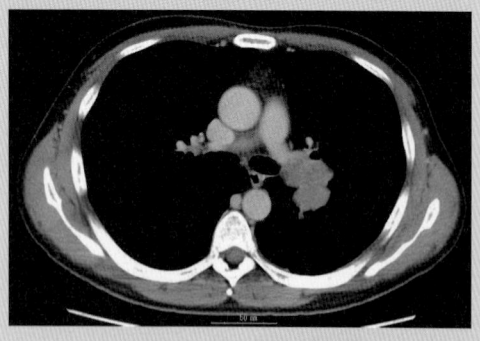

図 2-1　CT 検査　横断像

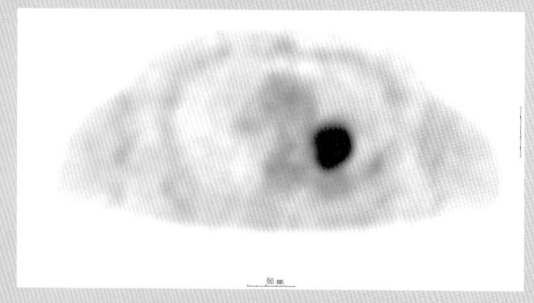

図 2-2　PET 検査　横断像

症例3

胸部下部食道扁平上皮癌．cT2N1M0（ⅡB期）．

造影CT（図3-1）では食道癌原発巣の頭尾側への広がりの判断が困難である．PET/CT（図3-2）は頭尾側への広がりの判断に有用であった．

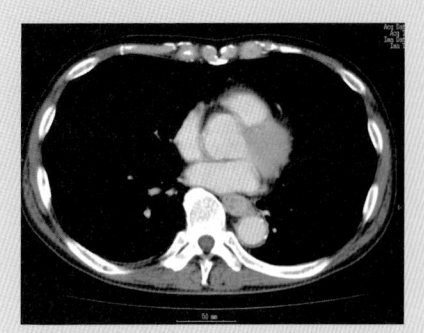

図3-1　CT検査 横断像

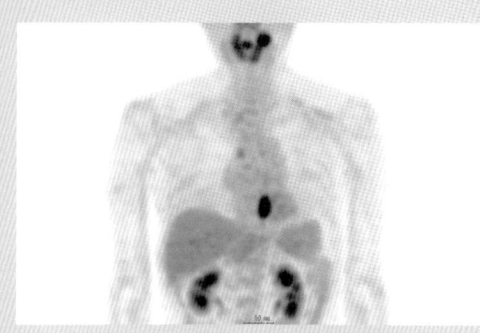

図3-2　PET検査 冠状断像

PET/CT

放射線治療（RT：radiotherapy）の技術は急速に発展している．ここ20年の進歩が定位放射線治療（SRT：stereotactic radiotherapy），定位放射線手術（SRS：stereotactic radio surgery），強度変調放射線治療（IMRT：intensity-modulated radiation therapy）や連続回転型強度変調放射線治療（VMAT：volumetric modulated arc therapy）などの最新の照射法を可能にした．ただし，高精度だけにIGRTなど正確な位置決めが必要不可欠である．PET/CTは癌治療の分野ですでに大きな役割を果たしている[1,2]．

CT/MRIベースの治療計画からPET/CTベースの治療計画へ移行しつつある．これまではCTやMRIを基にGTVや臨床標的体積（CTV：clinical target volume）など決定していた．PET/CTの利用によりGTV/CTVのより正確な囲いが可能となる．

1990年代からPETのRTへの利用は始まっている．CT/MRIとPETでの腫瘍位置の解離は数多く報告されている．CT単独では見逃される病変や，無駄な照射部位を減らすのが狙いである．

PET/CTを治療計画の標的体積（TV：target volume）の決定に用いる利点としては，①"biological" TVという概念が既存のGTV，CTV，計画標的体積（PTV：planning target volume）に加わった，②症例の10～30％において，PETで新たな遠隔転移・局所浸潤がみつかるため，根治目的と緩和目的の方針変更もある，③高い視覚効果のため，治療ごとのTV決定に計画者間の差が少ない，④PETとCTの各画像のfusionの技術も向上してきていることなどが挙げられる．

逆に欠点としては，①小さい病変についての研究が多い，②組織型との関連について考察がほとんどない，③TVの決定方法が一定していない，④治療計画機との互換性の問題などが挙げられる．

頭頸部腫瘍

FDG-PET/CTベースの3次元治療計画やIMRTの報告がある．頭頸部癌のCT/MRIの感度は64～95％，特異度は41～97％であるのに対し，FDG-PETの感度は70～90％，特異度は

82〜99％である．治療前のPET/CTと毎回のCT/MRIにより正常組織の線量が落とせるという報告がある[3]．CT/MRI間ではTVに差がないが，PETで囲うとTVが小さくなる．6つの報告（計139人）中，4つで（PET-GTV）＜（CT-GTV）であった[4]．手術標本の病理結果とは，（PET-TV）のほうが（CT-TV）より原発巣・リンパ節転移ともに合致する[5]．PET/CTガイドのRTのほうが3年目の生存が良好である[6]．病理所見と比べると，PET含め全画像検査法で病巣は過小評価される．顕微鏡的な微小浸潤は画像での評価は困難である[7]．

非小細胞肺癌

PETベースのRTに関しては，非小細胞肺癌においてよく議論されている．危険臓器への線量を減らし，腫瘍への高線量の処方を可能にする．肺癌では，PET/CTは腫瘍と無気肺の区別に有用である．肺癌リンパ節転移の感度（81〜89％）・特異度（83〜91％）は特に高い．

PETベースのRTがCTベースに比べ，照射野内・外の再発で劣らないと報告されたのは，肺癌が初めてである[8,9]．PETの情報を加えると，25〜50％の症例でTVに変化があり，変化量としては20〜25％程度であるという報告が相次いだ[10-14]．肺は動きのアーチファクトが大きく，大きい病変は過大評価，小さい病変は過小評価されやすいためであろう．

食道癌

PET単独では，CT単独より特異度が高い（PETで陽性であれば病変があると考えてよい）が感度に劣る（本来は病変があるところもPETでは検出できないことが多い）ため，PET/CTが有用である．PETでは予期せぬ局所病変が明らかになることがあり，CTよりTVが大きくなる可能性があるが，食道癌においてはその低い感度から推奨されていない．

婦人科腫瘍

子宮頸癌においてはFDG-PET/CTは局所・遠隔ともに感度（85〜90％）・特異度に優れる．特に，傍大動脈リンパ節（陽性適中率75％），骨盤内リンパ節がTVに含まれうるかどうかの判定には有用である．FDG-PET/CTがCRTやIMRTの囲みに影響を与えたという報告がある[15]．婦人科腫瘍での小線源治療計画にPETが有用であるという報告もある[16]．子宮頸癌以外の婦人科腫瘍においてはPETベースのRTの報告はほとんどない．

大腸/直腸癌

大腸/直腸癌においてPETの感度は100％だが，局所の炎症が影響するのか特異度は43％と低い．術前の同時化学放射線療法（CCRT：concurrent chemoradiotherapy）後のdown stagingの評価などにPETは有用である．

IMRT計画でもPETの代謝亢進部にはより高線量を照射するなどの工夫も考えられる．PET情報を加えることで有意にTVが拡大する（平均25％）という報告がある[17]．

悪性リンパ腫

高悪性度のリンパ腫ではPETは高い感度・特異度である．初診時，経過観察ともにFDG-PETが標準である．ただ，治療方針として化学療法がfirst lineでRTの役割は小さいため（再発予防目的に化学療法後の補助療法として用いられている），PETベースのRTの報告はほとんどない．しかし，2003〜2004年の計41人を対象とした2つの研究ではPETの併用で治療計画がかなり変わるとしている[18]．

ホジキンリンパ腫の照射計画にもPET/CTの与える影響力は大きい[19,20]．

乳癌

浸潤乳管癌において，PETは，原発巣・腋窩リンパ節転移ともに特異度95％以上，感度40〜85％である．さらに感度を上げるための努力が大事である．120分後の第2遅延スキャンが感度を飛躍的に上げるという報告がある[21]．腹臥位でさらに補助具を使用することで，胸壁・皮膚浸潤の感度が上がり，腋窩の感度は変わらなかったという報告がある[22]．FDG-PET/CT単独での乳癌

の病期決定も可能である．治療方針の変更が12.5％でみられたという報告もある．原発巣の評価精度は PET と MRI で同程度である．遠隔転移の感度は，PET 100％であるのに対して，その他の全画像検査法（マンモグラフィー，エコー，MRI，X 線，骨シンチなど）を用いても 70％程度である[23]．

しかし，小葉癌や上皮内癌では FDG の取り込みがよくなく，PET が有用でない．そのため，PET ベースの RT の報告は少ない．

最近では，空間分解能と感度を高めるために，PE マンモグラフィー（positron emission mammography）の研究が進んでいる．取り込みの定量化も試みられている．ある報告[24]では，感度80％，特異度 100％，精度 86％であり，別の報告[25]では，感度 86％，陽性的中率 90％であった．

その他の腫瘍

それ以外の腫瘍において，PET/CT ベースのRT は，ほとんど利用されていない．前立腺癌・腎細胞癌・神経内分泌腫瘍などは FDG 親和性が低い，脳腫瘍は背景とのコントラストがつかない，多発性骨髄腫・骨軟部腫瘍・分化型甲状腺腫瘍などでは治療に放射線が用いにくいなどの理由である．

しかし，脳腫瘍，前立腺癌（^{11}C-choline）などでは新たなトレーサーが研究されている．

FDG を超える有望なトレーサー

ここ数年で新しいトレーサーの開発が進んでいる．^{18}F-fluorothymidine は腫瘍の増殖能を利用している．^{11}C-methionine，^{11}C-tyrosine，^{18}F-fluoro-ethyl-tyrosine などはアミノ酸代謝を利用する．低酸素領域を評価するのに有用なトレーサーは，MISO，FAZA，^{64}Cu-ATSM，^{18}F-EF5 などである．ほかにも，^{18}F-DOPA，68Ga-labeled peptides（NET），^{11}C-acetate，^{11}C-choline，^{18}F-choline（細胞膜，脂肪酸代謝）などがある．

低酸素細胞の放射線感受性は低く，生存率が低下し，再発率が上昇する原因となる．そのため，低酸素細胞にはより高い線量が必要となる．頭頸部領域はもちろん，肺や腎，脳，軟部組織でも有用性の報告がある．トレーサーは照射期間中の再酸素化の情報も得られ，治療効果の指標になる．

低酸素をみる新しいトレーサーである脂溶性 ^{60}Cu-ATSM は，子宮頸癌で使用されており，正常酸素濃度の組織からはすぐに wash-out される[26]．取り込みが生存の指標になるという報告がある．低酸素ほど再発率が高い．^{18}F-EF5 は，脳腫瘍や頭頸部癌での低酸素領域をみるのに用いられている[27]．

アミノ酸代謝が増加する脳腫瘍があり，PETのターゲットになる．3 種のトレーサー，^{11}C-MET，^{11}C-tyrosine，FET が使われている．半減期が 20 分と短いため，^{11}C でラベルしたトレーサーは，サイクロトロンを近くに設置しなければならないなど設備面での制限があるため，^{18}F-FET が多く使われている．RT に，CT，MRI，FDG-PET で判別しづらい変性・瘢痕か再発かの判断に有用である．最近では下垂体腺腫，髄膜腫，神経膠腫，神経膠芽腫に対するガンマナイフやサイバーナイフなどの SRS での PETベースの RT としても利用されている．FDG-PET では炎症などにも取り込まれてしまう．CT/MRI ベースの GTV とアミノ酸代謝をみたPET ベースの GTV はかなり違う．

まとめ

前記のほかにも，治療前に遠隔転移がないことを確認する目的，RT の効果を判定する目的，RT 後早期に再発巣を発見する目的でも PET/CT を使用している．RT の臨床の場では PET/CT を大いに利用している．PET/CT を利用するようになってから，肺癌や食道癌などで予防的（実際は CT や MRI で検出できていなかっただけで病変があったのだろう）なリンパ節への照射を省くようになってきている．このように現在ではPET/CT は RT にとって必要不可欠なモダリティーとなっている．

東大プロトコール

●根治照射症例

咽頭癌，食道癌，子宮頸癌，悪性リンパ腫，肺癌など（前立腺癌は除く）では治療前にFDG-PET検査（可能な限りPET-CT）を施行してStaging（遠隔転移の否定）とGTV決定に役立てている．

文献

1) Zaidi H, Vees H, Wissmeyer M：Molecular PET/CT imaging-guided radiation therapy treatment planning. Acad Radiol 16：1108-1133, 2009
2) Grosu AL, Piert M, Weber WA, et al：Positron emission tomography for radiation treatment planning. Strahlenther Onkol 181：483-499, 2005
3) Geets X, Daisne JF, Tomsej M, et al：Impact of the type of imaging modality on target volumes delineation and dose distribution in pharyngo-laryngeal squamous cell carcinoma：comparison between pre- and per-treatment studies. Radiother Oncol 78：291-297, 2006
4) van Baardwijk A, Baumert BG, Bosmans G, et al：The current status of FDG-PET in tumour volume definition in radiotherapy treatment planning. Cancer Treat Rev 32：245-260, 2006
5) Daisne JF, Duprez T, Weynand B, et al：Tumor volume in pharyngolaryngeal squamous cell carcinoma：comparison at CT, MR imaging, and FDG PET and validation with surgical specimen. Radiology 233：93-100, 2004
6) Vernon MR, Maheshwari M, Schultz CJ, et al：Clinical outcomes of patients receiving integrated PET/CT-guided radiotherapy for head and neck carcinoma. Int J Radiat Oncol Biol Phys 70：678-684, 2008
7) Burri RJ, Rangaswamy B, Kostakoglu L, et al：Correlation of positron emission tomography standard uptake value and pathologic specimen size in cancer of the head and neck. Int J Radiat Oncol Biol Phys 71：682-688, 2008
8) Klopp AH, Chang JY, Tucker SL, et al：Intrathoracic patterns of failure for non-small-cell lung cancer with positron-emission tomography/computed tomography-defined target delineation. Int J Radiat Oncol Biol Phys 69：1409-1416, 2007
9) De Ruysscher D, Wanders S, van Haren E, et al：Selective mediastinal node irradiation based on FDG-PET scan data in patients with non-small-cell lung cancer：a prospective clinical study. Int J Radiat Oncol Biol Phys 62：988-994, 2005
10) Weber WA, Dietlein M, Hellwig D, et al：[PET with (18) F-fluorodeoxyglucose for staging of non-small cell lung cancer][Article in German]. Nuklearmedizin 42：135-144, 2003
11) Hebert ME, Lowe VJ, Hoffman JM, et al：Positron emission tomography in the pretreatment evaluation and follow-up of non-small cell lung cancer patients treated with radiotherapy：preliminary findings. Am J Clin Oncol 19：416-421, 1996
12) Ciernik IF, Dizendorf E, Baumert BG, et al：Radiation treatment planning with an integrated positron emission and computer tomography (PET/CT)：a feasibility study. Int J Radiat Oncol Biol Phys 57：853-863, 2003
13) Mah K, Caldwell CB, Ung YC, et al：The impact of (18) FDG-PET on target and critical organs in CT-based treatment planning of patients with poorly defined non-small-cell lung carcinoma：a prospective study. Int J Radiat Oncol Biol Phys 52：339-350, 2002
14) Giraud P, Grahek D, Montravers F, et al：CT and (18) F-deoxyglucose (FDG) image fusion for optimization of conformal radiotherapy of lung cancers. Int J Radiat Oncol Biol Phys 49：1249-1257, 2001
15) Esthappan J, Mutic S, Malyapa RS, et al：Treatment planning guidelines regarding the use of CT/PET-guided IMRT for cervical carcinoma with positive paraaortic lymph nodes. Int J Radiat Oncol Biol Phys 58：1289-1297, 2004
16) Mutic S, Grigsby PW, Low DA, et al：PET-guided three-dimensional treatment planning of intracavitary gynecologic implants. Int J Radiat Oncol Biol Phys 52：1104-1110, 2002
17) Lammering G, Valerie K, Lin PS, et al：Radiation-induced activation of a common variant of EGFR confers enhanced radioresistance. Radiother Oncol ESTRO 23：S441, 2004
18) Lee YK, Cook G, Flower MA, et al：Addition of 18F-FDG-PET scans to radiotherapy planning of thoracic lymphoma. Radiother Oncol 73：277-283, 2004
19) Girinsky T, Ghalibafian M, Bonniaud G, et al：Is FDG-PET scan in patients with early stage Hodgkin lymphoma of any value in the implementation of the involved-node radiotherapy concept and dose painting? Radiother Oncol 85：178-186, 2007
20) Hutchings M, Loft A, Hansen M, et al：Clinical impact of FDG-PET/CT in the planning of radiotherapy for early-stage Hodgkin lymphoma. Eur J Haematol 78：206-212, 2007
21) Mavi A, Urhan M, Yu JQ, et al：Dual time point 18F-FDG PET imaging detects breast cancer with high sensitivity and correlates well with histologic subtypes. J Nucl Med 47：1440-1446, 2006
22) Heusner TA, Freudenberg LS, Kuehl H, et al：Whole-body PET/CT-mammography for staging breast cancer：initial results. Br J Radiol 81：743-748, 2008
23) Heusner TA, Kuemmel S, Umutlu L, et al：Breast cancer staging in a single session：whole-body PET/CT

mammography. J Nucl Med 49：1215-1222, 2008
24) Murthy K, Aznar M, Thompson CJ, et al：Results of preliminary clinical trials of the positron emission mammography system PEM-I：a dedicated breast imaging system producing glucose metabolic images using FDG. J Nucl Med 41：1851-1858, 2000
25) Rosen EL, Turkington TG, Soo MS, et al：Detection of primary breast carcinoma with a dedicated, large-field-of-view FDG PET mammography device：initial experience. Radiology 234：527-534, 2005
26) Eschmann SM, Paulsen F, Bedeshem C, et al：Hypoxia-imaging with (18) F-Misonidazole and PET：changes of kinetics during radiotherapy of head-and-neck cancer. Radiother Oncol 83：406-410, 2007
27) Komar G, Seppänen M, Eskola O, et al：18F-EF5：a new PET tracer for imaging hypoxia in head and neck cancer. J Nucl Med 49：1944-1951, 2008

コラム ● 治療計画②　照射方法―その2：小線源治療，その他―

　小線源治療には腔内照射（**図a，b**），組織内照射（**図c，d**）が含まれる．その他にはRI内用療法（放射線ヨードの内服）などが含まれる．

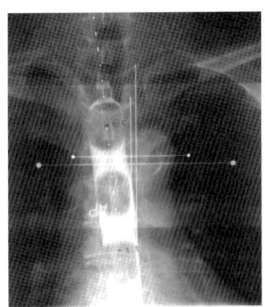

図a　食道腔内照射

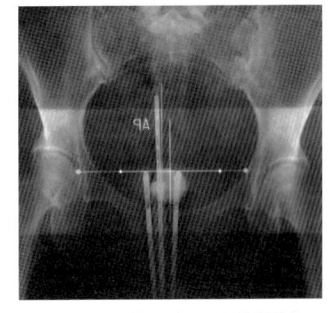

図b　子宮頸癌の腔内照射

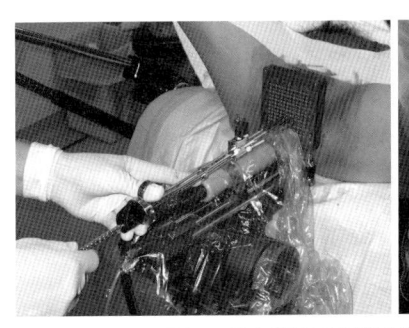

図c　前立腺癌の組織内照射

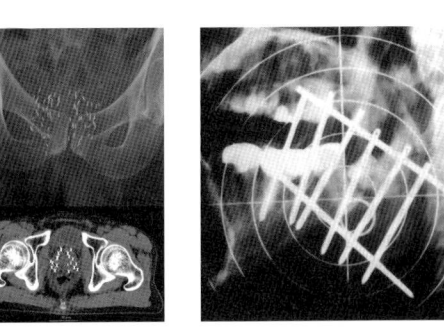

図d　舌癌の組織内照射

第 2 章
補助照射

Case 1

乳癌術後

症例1

46歳,女性.K-PS:90%.右乳癌温存術後.術後照射依頼.

右乳房部分切除検体病理
浸潤性乳管癌,乳頭腺管癌,右C領域,2.5×1.5×1.5cm,pT2,ly(−),v(−),センチネルリンパ節転移(0/5),切除断端陰性,組織学的グレード1.

症例2

62歳,女性.K-PS:90%.右乳房の腫瘤を自覚,次第に増大.右乳癌,A領域,cT2N1M0,ⅡB期の診断.

生検で浸潤性乳管癌,ER(+),PgR(−),Her2-score(3+)と高リスクであり術前化学療法の方針となった.AC療法4サイクル後,週1回パクリタキセル単剤療法を12サイクル施行.触診・エコー上で腫瘍縮小傾向を確認.cT1N0M0,Ⅰ期とdown-stagingできたと判断し,右乳房切除術(total mastectomy)+腋窩リンパ節隔清術(2群まで)を施行.手術標本の病理結果はpT1a,ly(−),v(−),LN(14/26),断端陰性.術前化学療法の効果はグレード2aと判断.リンパ節転移陽性の数が14個と10個を超えていたため,術後の胸壁照射の依頼.

乳房温存療法とは

本邦でも乳癌に対する標準的な治療法となってきており,術後乳房内再発を最小限にする根治性と同時に,乳房の整容性を保つ工夫が求められている.

乳癌の治療は,腫瘍のある乳腺と腋下リンパ節や胸筋まで切除する手術が長らく標準的だったが,美容的・機能的な利点を考慮して,早期の乳癌に対しては腫瘍とリンパ節のみを切除する乳房温存術(肉眼的腫瘍から約2cmのマージンをとった円状切除を原則とするが,C領域の腫瘍では,腋窩郭清と同一の皮切で扇状切除を行う)に術後の放射線治療(RT:radiotherapy)を追加する乳房温存療法が現在の主流である(症例1).乳房温存療法の生存率は,術後10年で約70～80%と乳房切除術(=全摘術)とほぼ同等である.ホルモン療法や化学療法による全身治療の進歩により

乳癌の予後が改善され，乳癌にはまるで全身病のような側面も認められることもこの温存療法を支える根拠となっている．

乳房温存 vs. 全摘

乳房温存療法は，NCI[1]やEORTC[2]など主な6つのランダム化比較試験[1〜6]で乳房切除術と同等であることが証明された．そのなかのMilan I[3]とNSABP-B06[5]の20年の経過観察からも乳房温存療法の有用性・安全性が証明された．遠隔転移，対側乳癌，2次がんの発生率に差はなかった．メタ解析（Early Breast cancer Trialist's Collaborative Group）[7]やSEER（全米のデータベース）[8]のデータからも乳房温存療法の有用性・安全性が証明された．乳房切除術後，乳房温存療法後の局所再発は3〜5年以内が多い．乳房温存療法後の局所再発率は5年で7％，10年で14％，20年で20％である．つまり，10年まで年1〜1.5％，それ以降は年0.5〜1％である．

乳房部分切除±術後照射

乳房温存手術後の乳房照射の有用性はこれまで6つのランダム化比較試験を解析したEarly Breast Cancer Trialists' Groupによるメタ解析[9]によって明らかとなっている．それぞれのランダム化比較試験で対象症例の腫瘍径，切除範囲，放射線治療の線量・分割および内分泌化学療法などは微妙に異なるが，多くは4cm以下の腫瘍に対して腫瘍摘出術を行い，RT（50Gy前後の全乳房照射と一部は10Gy程度の追加照射）の有無でランダム化割り付けを行っている．観察期間5〜20年で乳房内再発率は非照射群で18〜39％であったのに対し照射群では2〜14％とすべてのトライアルにおいて有意な減少がみられた．これらを総合したメタ解析では温存手術後にRTを加えることにより生存率への影響はわずか（死亡のリスクを8.6％しか減らさない）だが，局所再発は68％減少するとしている[9]．つまり，術後照射は乳房内再発を1/3に減らす．全乳房照射の線量・分割については，総線量45〜50.4Gy（/1回線量1.8〜2.0Gy）が経験的に行われていて事実上の標準となっている．

「術後照射が省略できる症例はあるのか？」という疑問に対しては，現時点では術後照射を省略できる症例は見出されていない．pN0＋腫瘍径1cm以下[10]や，2cm以下＋pN0[11]，単発＋cT1＋EIC（Extensive Intraductal Component）（−）＋断端陰性＋pN0[12]などの症例でも照射を省くことはできなかった．

最近の術後照射の変法

少分割治療は，カナダで行われたランダム化比較試験で42.5Gy/16分割/22日と50Gy/25分割/35日が比較され，両者の5年局所再発率，無病生存率，有害反応に差を認めなかった[13]．本邦においてもJCOG試験で短期照射法による整容性について調査中である．

最近では，全乳房照射を省略し，腫瘍床のみに短期集中照射を行う方法（加速乳房部分照射（APBI：accelerated partial breast irradiation））がパイロット的に試みられている[14]．腫瘍床に対して組織内照射を行うもので，低線量率の場合には50Gy/96時間，高線量率の場合には朝夕2回照射で連続的に32Gy/8分割/4日，あるいは34Gy/10分割/5日の照射を行う方法である．この治療は，治療期間の短縮という意味では最たるものであるが，全乳房照射を省略できるかどうかという大きな問題を含んでおり，また小線源治療がどの施設でもできないという普及性の問題もあり，一般的な治療として受け入れられるかについては疑問が残る．部分照射か全乳房照射を行うかのランダム化比較試験[15]の結果，部分照射例では浸潤性小葉癌やEIC陽性例の再発が多く，浸潤性乳管癌のみの検討では乳房内再発に有意差はなかった．

非浸潤性乳管癌（DCIS）や全摘後の術後照射

癌細胞が乳管内にとどまっている非浸潤性乳管癌（DCIS：ductal carcinoma in situ）の場合も，乳房温存術のみの場合は局所再発が20〜30％程度に認められ，術後照射を追加することで再発を減少させ，後の浸潤癌の発生も低下させることがNSABP[16,17]やEORTC[18]やUKCCCR[19]から報告

第2章　補助照射

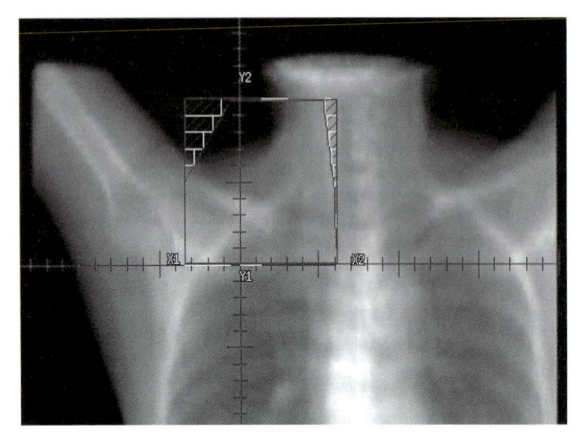

図1-1　症例2の鎖上・傍胸骨リンパ節領域まで含めた上の照射野

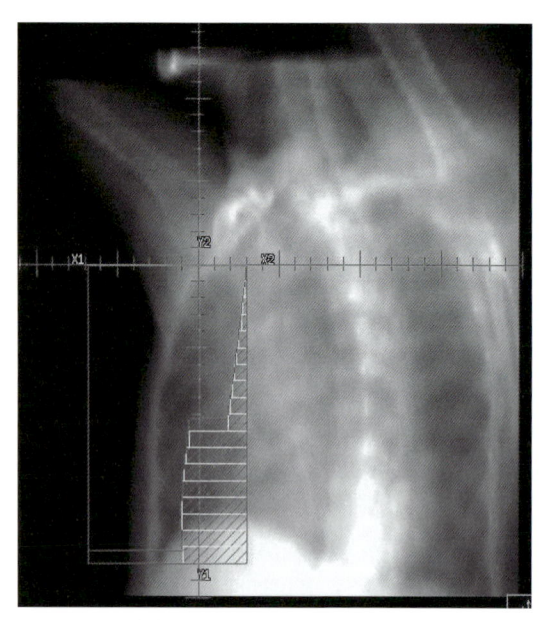

図1-2　症例2の鎖上・傍胸骨リンパ節領域まで含めた下の照射野

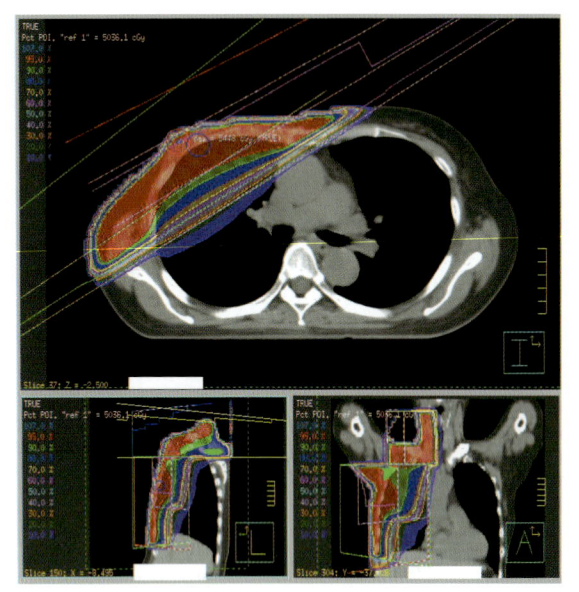

図1-3　線量分布

されている．

　また，進行乳癌に対する乳房切除術後にも，高リスク症例（腫瘍の大きさが5cm以上，リンパ節転移の数が4個以上，胸壁や皮膚への浸潤がある場合のいずれか）では胸壁や所属リンパ節へのRTが予後を改善する場合があることがBritish Columbia trial[20]とDanish Breast Cancer Cooperative Group（BCCG）82b trial[21]（生存率45%→54%）で報告されている．

　腋窩リンパ節転移4個以上を認める症例では鎖骨上窩の照射を行うとする施設もある（**図1**）が，乳房温存療法での鎖骨上窩照射の有用性は明らかではなく，照射野の接合や肺の線量などの問題点もある．傍胸骨リンパ節領域の照射の有用性も証明されていない．こちらも，肺・心臓への線量の問題があり，CT治療計画装置を用いて第1～4肋間のみを標的とする方法もある．

照射野と線量

　乳房温存術後1～3ヵ月後より，患側の乳腺全体がカバーできるように，患側上肢を挙上して乳房の接線方向の2方向から照射する．1日1回，1回2Gyを連日25回/5週間，合計線量は50Gyとなる．リンパ節転移陽性例などで，術後に化学療法が先行された場合はおよそ6ヵ月以内に開始する．リンパ節転移陽性の乳癌患者に乳房照射の開始時期を遅らせると局所再発のリスクが上がるという報告がいくつかある[22]．

　乳房温存療法での至適照射線量は，アメリカ専門医会（ACR）は全乳房に45～50Gy＋追加で合計60～66Gy，乳房温存療法ガイドライン（1999）では全乳房に45～50.4Gy＋追加：9～10Gy，Royal College GL（UK）では全乳房に50Gyのみとしている．照射線量と局所再発率の相関関係は示されているのは一部の報告のみである．

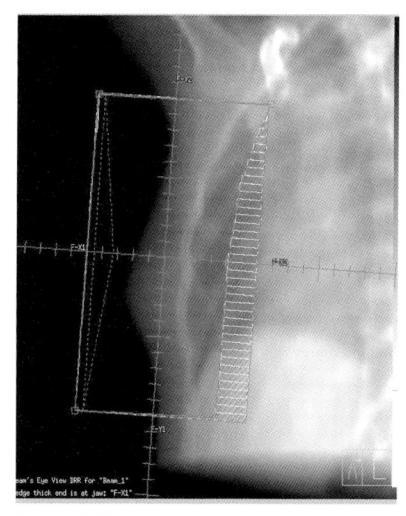

図2　症例1のBEV (beam's eye view)

　全乳房照射は，乳癌学会のガイドラインに基づき，照射野上縁は胸骨窩，下線は inflammary fold の1cm下方まで含め，内側は鎖骨正中線から外側は後腋窩線までを含むように設定する（図2）．病理学的断端は，5mm全割標本にて検討し，断端に癌細胞のある場合にのみ陽性とする．

　乳房温存療法では，切除断端陽性が乳房内再発の最も重要な予後因子とされ，断端陽性例に対する最適照射法の確立が待たれている．EIC（＋）でも切除断端陰性では再発のリスクとならなかった．手術の切除断端が陽性であった（癌細胞が露出していた）場合には，もともと腫瘍のあった部位に絞って，さらに10Gy/5分割の追加電子線照射をする．

　断端陰性症例に対する boost 照射（追加照射）の意義に関しては，EORTC（5,318例）[18] では16Gy の boost 照射により乳房内再発率が7.3％から4.3％に減らせ（p＜0.001），Lyonトライアル（1,024例）[23] では10Gy の boost 照射により乳房内再発が4.5％から3.6％に減らせた（p＝0.044）．0.9～3％の可能性をどこまで追いかけるかという疑問が残る．EORTC のサブセット解析による年齢別の検討によると，50歳以上（3,535例）では boost 照射の意義は明らかではなかった[24]．

　手術で腋窩リンパ節郭清が行われた場合や，臨床上明らかにリンパ節への照射が不要と考えられる場合は，この領域には可能な限り放射線がかからないように治療範囲を設定する．センチネルリンパ節（SLN）生検の結果が陽性の場合や腋下リンパ節郭清が省略されており照射が必要と考えられる場合には，ここにも放射線がかかるようにする．

　乳房全摘後の胸壁・所属リンパ節への照射は，温存療法よりやや広い範囲を治療するが，治療線量は同様で50Gy/25分割で照射する．いずれも原則外来治療である．

治療に伴う副作用とその頻度

　治療に伴い，乳房が張る感じがすることがあるが，乳腺そのものに重篤な障害が起こることはまずない．治療中には皮膚炎や乳腺炎（ピリピリ感）がしばしば経験され，機械的な刺激に敏感になることがある．頻度は高くないが治療後1ヵ月後くらいまでは皮膚が剥けたりびらんしたりすることもある．症状が強い場合，柔らかい下着の着用をおすすめする，もしくは軟膏や内服薬で対応する．

　腋下の違和感や痛み，また腕全体のむくみ（上腕浮腫）が出ることがあるが，手術に伴う影響が大きく，改善には時間を要する（リンパ節郭清が行われた場合の10～20％程度，放射線単独ではそれよりもまれ）．腋窩にまで照射をすると36％まで上昇する．

　また晩期の反応として，皮膚の硬化・毛細血管拡張などがみられることがある．

　治療後，数ヵ月してから数％に乳腺や皮膚，特に手術創付近の線維化（硬くなること）がみられる．放射線による肺臓炎，肺線維症が約1％に発生し，咳や発熱がみられる場合がある．特に，同時化学放射線療法症例や，鎖骨上窩照射症例ではそのリスクが上昇する．これ以外にも，頻度はまれだが，肋骨骨折（1.8％）や腕神経叢障害（＜1％），心障害（0.4％），2次発がん（0.2％）などの報告がある．

まとめ

　乳房温存術のように乳腺を残す手術では，腫瘍細胞の残存の可能性があり，術後のRTが強く勧められる．温存術後に乳房照射をしない場合，局所再発率が著しく高くなる．

参考：TNM 分類（表）

表　TNM 分類要約

TNM	乳腺腫瘍
Tis	乳管内癌
T1	≦2 cm
T1mi	≦0.1 cm
T1a	0.1 cm＜腫瘍≦0.5 cm
T1b	0.5 cm＜腫瘍≦1.0 cm
T1c	1.0 cm＜腫瘍≦2.0 cm
T2	2.0 cm＜腫瘍≦5.0 cm
T3	5 cm＜
T4	胸壁/皮膚潰瘍形成，皮膚結節，炎症
T4a	胸壁
T4b	皮膚潰瘍形成，衛星皮膚結節，皮膚の浮腫
T4c	T4a および T4b を共有する
T4d	炎症性乳癌
N1	可動性の腋窩リンパ節
pN1mi	0.2 mm＜微小転移≦2 mm
pN1a	1～3 個の腋窩リンパ節
pN1b	臨床的に検出されないが，センチネルリンパ節生検により顕微鏡的/肉眼的に検出された転移を伴う胸骨傍リンパ節
pN1c	1～3 個の腋窩リンパ節および臨床的に検出されないが，センチネルリンパ節生検から顕微鏡的/肉眼的に検出された転移がみられる胸骨傍リンパ節
N2a	固定した腋窩リンパ節
pN2a	4～9 個の腋窩リンパ節
N2b	臨床的に明らかな胸骨傍リンパ節
pN2b	腋窩リンパ節転移を伴わない臨床的に検出された胸骨傍リンパ節
N3a	鎖骨下リンパ節
pN3a	10 個以上の腋窩リンパ節，または鎖骨下リンパ節
N3b	胸骨傍および腋窩リンパ節
pN3b	腋窩リンパ節転移を伴う臨床的に検出された胸骨傍リンパ節，または 4 個以上の腋窩リンパ節転移および臨床的に検出されないが，センチネルリンパ節生検により顕微鏡的に検出された転移がみられる胸骨傍リンパ節
N3c	鎖骨上リンパ節
pN3c	鎖骨上リンパ節

東大プロトコール

●乳房温存術後に全例

患側全乳に 50 Gy/25 分割の接線照射（希望者には 42.5 Gy/16 分割）．

切除断端陽性症例のみ 10 Gy/5 分割の電子線追加照射．

文　献

1) National Institutes of Health Consensus Development Panel：Consensus statement：treatment of early-stage breast cancer. J Natl Cancer Inst Monogr 11：1-5, 1992
2) van Dongen JA, Voogd AC, Fentiman IS, et al：Long-term results of a randomized trial comparing breast-conserving therapy with mastectomy：European Organization for Research and Treatment of Cancer 10801 trial. J Natl Cancer Inst 92：1143-1150, 2000
3) Veronesi U, Cascinelli N, Mariani L, et al：Twenty-year follow-up of a randomized study comparing breast-conserving surgery with radical mastectomy for early breast cancer. N Engl J Med 347：1227-1232, 2002
4) Arriagada R, Lê MG, Rochard F, et al：Conservative treatment versus mastectomy in early breast cancer：patterns of failure with 15 years of follow-up data. Institut Gustave-Roussy Breast Cancer Group. J Clin Oncol 14：1558-1564, 1996
5) Fisher B, Anderson S, Bryant J, et al：Twenty-year follow-up of a randomized trial comparing total mastectomy, lumpectomy, and lumpectomy plus irradiation for the treatment of invasive breast cancer. N Engl J Med 347：1233-1241, 2002
6) Blichert-Toft M, Rose C, Andersen JA, et al：Danish randomized trial comparing breast conservation therapy with mastectomy：six years of life-table analysis. Danish Breast Cancer Cooperative Group. J Natl Cancer Inst Monogr 11：19-25, 1992
7) Early Breast Cancer Trialists' Collaborative Group：Effects of radiotherapy and surgery in early breast cancer. An overview of the randomized trials. N Engl J Med 333：1444-1455, 1995
8) Winchester DJ, Menck HR, Winchester DP, et al：The National Cancer Data Base report on the results of a large nonrandomized comparison of breast preservation and modified radical mastectomy. Cancer 80：162-167, 1997
9) Group EBCTC：Favourable and unfavourable effects on long-term survival of radiotherapy for early breast cancer：an overview of the randomised trials. Early Breast Cancer Trialists' Collaborative Group. Lancet 355：1757-1770, 2000

10) Fisher B, Bryant J, Dignam JJ, et al : National Surgical Adjuvant Breast and Bowel Project. Tamoxifen, radiation therapy, or both for prevention of ipsilateral breast tumor recurrence after lumpectomy in women with invasive breast cancers of one centimeter or less. J Clin Oncol **20** : 4141-4149, 2002
11) Liljegren G, Holmberg L, Adami HO, et al : Sector resection with or without postoperative radiotherapy for stage I breast cancer : five-year results of a randomized trial. Uppsala-Orebro Breast Cancer Study Group. J Natl Cancer Inst **86** : 717-722, 1994
12) Schnitt SJ, Harris JR, Smith BL, et al : Developing a prognostic index for ductal carcinoma in situ of the breast. Are we there yet? Cancer **77** : 2189-2192, 1996
13) Whelan T, MacKenzie R, Julian J, et al : Randomized trial of breast irradiation schedules after lumpectomy for women with lymph node-negative breast cancer. J Natl Cancer Inst **94** : 1143-1150, 2002
14) Vicini FA, Baglan KL, Kestin LL, et al : Accelerated treatment of breast cancer. J Clin Oncol **19** : 1993-2001, 2001
15) Ribeiro GG, Magee B, Swindell R, et al : The Christie Hospital breast conservation trial : an update at 8 years from inception. Clin Oncol (R Coll Radiol) **5** : 278-283, 1993
16) Fisher B, Dignam J, Wolmark N, et al : Lumpectomy and radiation therapy for the treatment of intraductal breast cancer : findings from National Surgical Adjuvant Breast and Bowel Project B-17. J Clin Oncol **16** : 441-452, 1998
17) Fisher B, Dignam J, Wolmark N, et al : Tamoxifen in treatment of intraductal breast cancer : National Surgical Adjuvant Breast and Bowel Project B-24 randomised controlled trial. Lancet **353** : 1993-2000, 1999
18) Bartelink H, Horiot JC, Poortmans PM, et al : Impact of a higher radiation dose on local control and survival in breast-conserving therapy of early breast cancer : 10-year results of the randomized boost versus no boost EORTC 22881-10882 trial. J Clin Oncol **25** : 3259-3265, 2007. Epub 2007 Jun 18
19) Vale C, Stewart L, Tierney J, et al : UK Coordinating Committee for Cancer Research National Register of Cancer. Trends in UK cancer trials : results from the UK Coordinating Committee for Cancer Research National Register of Cancer Trials. Br J Cancer **92** : 811-814, 2005
20) Ragaz J, Olivotto IA, Spinelli JJ, et al : Locoregional radiation therapy in patients with high-risk breast cancer receiving adjuvant chemotherapy : 20-year results of the British Columbia randomized trial. J Natl Cancer Inst **97** : 116-126, 2005
21) Overgaard M, Hansen PS, Overgaard J, et al : Postoperative radiotherapy in high-risk premenopausal women with breast cancer who receive adjuvant chemotherapy. Danish Breast Cancer Cooperative Group 82b Trial. N Engl J Med **337** : 949-955, 1997
22) Recht A : Impact on outcome of delay in starting radiotherapy. J Clin Oncol **22** : 1341-1342, 2004
23) Romestaing P, Lehingue Y, Carrie C, et al : Role of a 10-Gy boost in the conservative treatment of early breast cancer : results of a randomizedclinical trial in Lyon, France. J Clin Oncol **15** : 963-968, 1997
24) Antonini N, Jones H, Horiot JC, et al : Effect of age and radiation dose on local control after breast conserving treatment : EORTC trial 22881-10882. Radiother Oncol **82** : 265-271, 2007. Epub 2006 Nov 28

Case 2
甲状腺癌の放射性ヨード内用療法（アイソトープ治療）

症例 1

71歳，男性．甲状腺濾胞癌術後，多発骨転移．

1年前より腰痛と頸部痛を自覚．頸部よりの生検で甲状腺濾胞癌＋骨転移の診断．頸椎・腰椎の後方固定術を施行．右股関節および頸椎に放射線外照射療法も施行（3 Gy×10回）．4ヵ月前に甲状腺全摘術を施行．今回，骨転移巣の制御目的にヨード100 mCi内服．

症例 2

52歳，男性．甲状腺乳頭術後，肺＋骨転移．

半年前に甲状腺全摘＋両側頸部郭清術を施行．pT4a，pEx2（parathyroid），pN1b，n＝29/116，断端陽性．術前CTでは左肺S3に小結節あり．今回，術後の再発予防目的にヨード100 mCi内服．甲状腺床＋その尾側への集積を認めた．骨盤部にも高度集積あり，骨盤骨転移の可能性も示唆された．CTでは同定できなかった．

症例 3

73歳，女性．甲状腺乳頭癌術後．

10ヵ月前に上行結腸癌の術前精査で甲状腺異常を指摘された．甲状腺癌の診断にて，甲状腺全摘術を施行．反回神経および甲状軟骨まで浸潤を認め，腫瘍残存ありと考えられた．今回，再発予防目的に，ヨード100 mCi内服．

Case2　甲状腺癌の放射性ヨード内用療法

症例4

67歳，女性．甲状腺乳頭癌術後，リンパ節＋多発肺転移．

5ヵ月前に甲状腺癌の診断にて，甲状腺全摘＋D2リンパ節郭清＋左反回神経切除＋気管薄層切除を施行．今回，頸部リンパ節ならびに肺転移巣の制御目的に，ヨード100 mCi内服．

治療の目的

対象は，甲状腺分化癌（乳頭癌もしくは濾胞癌）の甲状腺全摘後の状態である．ヨード131とよばれる放射性ヨード剤（図1）を内服することにより，甲状腺癌の転移巣に選択的に放射線を投与し，転移巣の制御を目指す．転移巣にヨードの高集積が認められた場合には，一般的に6〜12ヵ月間隔，最大10回程度までこの治療を繰り返し施行する．

治療の内容と性格および注意事項

甲状腺は，体内に摂取されたヨードを取り込み，甲状腺ホルモン（新陳代謝を促すホルモン；健全な精神・身体の活動に密接に関係する）を合成・分泌する臓器である．甲状腺が存在する場合には，体内に摂取されたヨードのほとんどが甲状腺に集まる．

甲状腺癌の一部には，正常甲状腺と同様にヨードを取り込む性質を有することが判明している．この性質を利用して，投与した放射性ヨードを甲状腺癌病巣にうまく取り込ませることにより，甲状腺癌病巣に集中的に放射線を投与することができるという理想的な放射線治療（RT：radiotherapy）が行える．

ただし甲状腺が全摘されていない状態でこの治療を行ってしまうと，放射性ヨードのほとんどが甲状腺に集まってしまい，甲状腺癌病巣にうまく行きわたらない．そのため放射性ヨード内用療法を行うためには甲状腺が全摘されていることが必須条件となる．

放射性ヨード内用療法治療の流れ

①治療日2週間前からヨードの摂取を制限して，ヨード飢餓状態にする必要がある．海藻類（のり，わかめ，昆布，ひじきなど），貝類，赤身の魚（かつお，さば，まぐろなど）などの摂取は控えてもらう．

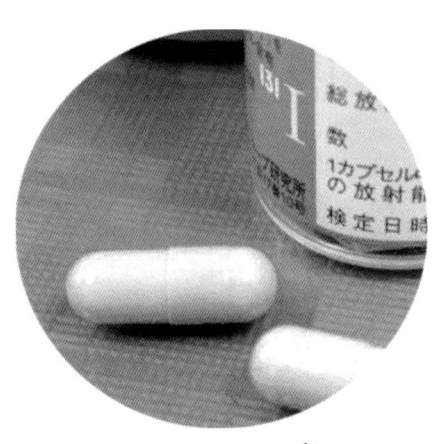

図1　ヨード131カプセル
100 mCiの治療では2カプセルを内服．

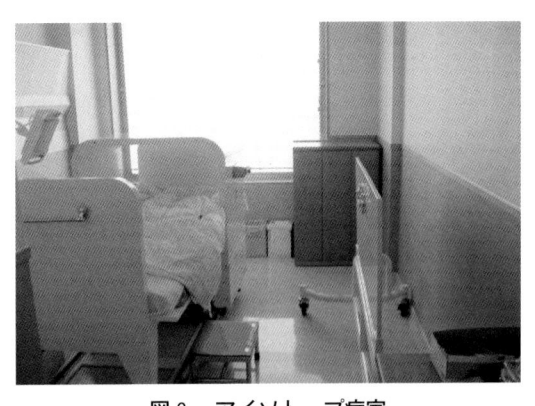

図2　アイソトープ病室
窓はある．テレビ，インターネット端末，冷蔵庫，トイレ，ユニットバス，空調システムあり．電話はないが，携帯電話の使用は構わない．

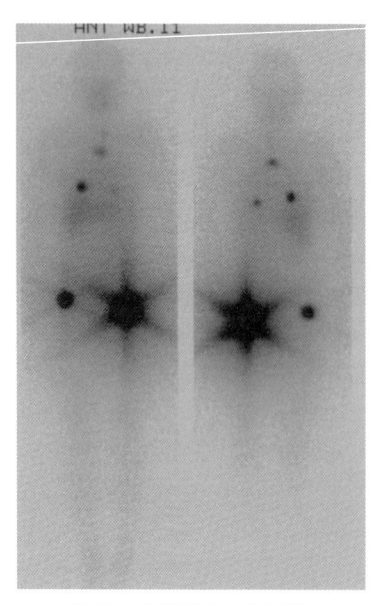

図3　全身スキャン画像
図は骨転移例であり，左股関節部など複数の骨転移巣に対し，放射性ヨードが良好に高集積していることがわかる．

② 甲状腺ホルモン剤（チラーヂン®など）やヨードを含む医薬品（ポビドンヨード（イソジン®うがい液），ヨード造影剤など）を休止する必要がある．

③ 放射性ヨード内用療法の実施にあたっては，アイソトープ病室（図2）という特別な病室で入院して行うことが法律で規定されている．放射性ヨードの体内残存量が基準値以下の量に達するまでは，アイソトープ病室への入院（4〜5日間程度）が義務づけられている．

④ 治療は放射性ヨード（ヨード131）を含んだカプセルを内服するだけである．ヨード131はヨウ素原子の放射性同位体で，β線という種類の放射線が照射される．ヨード131から放出されるβ線の体内組織中の飛程は約0.5 mmと短く，そのためヨード131が癌細胞に取り込まれた場合，癌細胞にのみ強い放射線が照射され，周囲の正常組織はほとんど放射線が到達せず副作用を最小限に抑えることができる．

⑤ 全身ヨードシンチグラフィー：退院前に体内から放出される放射線をスキャンして画像を作成し（図3），体内のヨード集積の分布を検査する．この検査で転移巣に明らかなヨード集積が認められない場合は，転移巣にヨードを取り込む性質を有さないと判断し，放射性ヨード内用療法による治療効果はほとんど期待できない．

治療の有効性・成功率

米国では1950年代初頭から放射性ヨード内用療法が始まり，本邦でも1960年ごろから導入された．米国の報告では，1950〜1993年の間に甲状腺癌に対し放射性ヨード内用療法を施行した1,355例の解析を行ったところ，Ⅱ期・Ⅲ期の甲状腺癌における30年間の術後再発率は，38%から16%に改善し，癌死も9%から3%と統計学的有意差を持って改善している[1]．当院では2003年より甲状腺癌への放射性ヨード内用療法を開始していて，2009年6月までに，延べ181例の治療を施行している．

治療に伴う危険性とその発生率，偶発症発生時の対応

治療直後に起こりえる有害事象（副作用）としては，味覚の異常，唾液の低下，胃部不快感，骨髄機能低下などがある．これらの発生頻度は10〜30%程度と報告されている．いずれも軽症で時間とともに改善する．

ごくまれに頸部の急性浮腫（むくみ）により気道が狭窄する危険性がある．過去に，放射性ヨード内用療法後に呼吸困難が生じたという報告がある．

治療後時間をおいて起こりえる有害事象（後遺症）としては，初回から数回の治療で問題となるような晩期障害（後遺症）はまず何も起こらない．治療回数を重ねた場合には，肺線維症，骨髄抑制，唾液減少症などが後遺症として出現する可能性がある．

入院中の諸注意

内服した放射性ヨードの多くは汗，唾液，尿，大便などの体液から排泄されるが，その体液が周囲の人間への被ばくの原因となる．そのため周囲の人間への余計な被ばくを避けるために法令で規定された量以下になるまではアイソトープ病室の

入院が法令で義務付けられている．

中止していたチラーヂン®は退院翌日から再開してもらう．退院後にはヨード制限食は不要．通常食を食べてもらう．

退院後の諸注意

放射性ヨード内用療法退院後も，ごく少ない量になってはいるが依然放射線を出し続けている．そのため，周囲にいる人は微量の放射線を受ける可能性がある．また，体液（汗，唾液，尿，便）にも微量の放射性ヨードが含まれる．この放射線は時間とともに少なくなる．退院後もある程度の期間（退院後3～4週間くらいまで）は注意して日常生活することで，周囲の人への影響が減少する．

チラーヂン®内服の中止

チラーヂン®は放射性ヨード内用療法4週間前に中止（チロナミン®の場合は2週間前に中止），ヨード制限食は放射性ヨード内用療法前2週間前から行う．チラーヂン®以外の薬は継続して内服してもらう．チラーヂン®は退院翌日から再開してもらう．退院後は，ヨード制限食は不要．通常食を食べてもらう．適応外使用だがrh-TSH製剤（ヒトチロトロピンアルファ（タイロゲン®））を使用して，チラーヂン®内服を中止しなくてすむような努力もしている．

まとめ

分化型甲状腺癌は一般に放射線抵抗性であり，外科的療法による病巣の摘出やリンパ節郭清などが主な治療法である．腫瘍の増殖は比較的遅く，患者の予後も良好（10年生存率，乳頭癌で80～90％，濾胞癌で45～80％）であるが，遠隔転移のある場合や病巣の外科的摘出が不完全であった場合には積極的に放射性ヨード内用療法が行われる．

正常甲状腺が存在していると，投与したヨード131のほとんどがより摂取能の強い正常部に集積し，そのため腫瘍部への集積は著しく妨げられる．したがって，治療前に甲状腺全摘術を行う必要がある．さらに，血清TSHの作用により甲状腺のヨード摂取能が高まるので，治療時には人為的に原発性甲状腺機能低下状態にさせる．すなわち，治療数週間前に甲状腺ホルモン製剤投与を中止する．ヨード制限も約3週間前から行う．4～7GBqのヨード131を内服させ，3日間治療病室に入院させる．退院時に364keVのγ線により全身シンチグラム像を作成し，甲状腺ホルモン補充療法を再び開始し，退院後ヨード制限を解除する．

2010年の退出基準の変更により，30mCiであれば外来で投与可能になった．全摘後のアブレーションは今後外来で行われる機会が増えるだろう．

> **東大プロトコール**
> 全摘術後高リスク症例や遠隔転移のある症例で甲状腺全摘後にヨード131を100mCi投与する．

文献

1) Mazzaferri EL, Jhiang SM : Long-term impact of initial surgical and medical therapy on papillary and follicular thyroid cancer. Am J Med 97 : 418-428, 1994

Case 3

悪性神経膠芽腫術後

症例1

75歳，女性．脳神経外科より紹介．2年前から集中力低下．2ヵ月前から失禁，頭痛．

当院脳神経外科初診後，CT/MRI検査にて右側頭葉の高悪性度神経膠腫（glioma），もしくは，悪性リンパ腫が疑われた（**図1**）．腫瘍の亜全摘術を施行．病理組織診で神経膠芽腫（GBM：glioblastoma，Ki67陽性率は50%程度）と確定した．脳室壁にも浸潤を認めた．術後3週間目に術後RTの依頼．

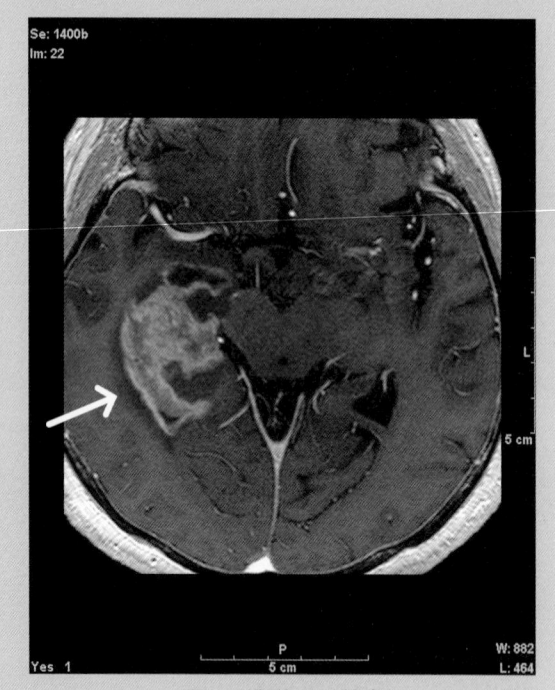

図1　造影MRI検査

Case3 悪性神経膠芽腫術後

症例 2

51歳，男性．意識消失で発症．

MRI 検査上，左前頭葉から内包後脚にかけての高悪性度 glioma を疑った（図2）．その後もけいれん発作を繰り返し，右上下肢の麻痺も増悪した．診断確定のために穿頭脳腫瘍生検術を施行．退形成性星細胞腫（anaplastic astrocytoma）（WHO グレードⅢ）と診断．テモゾロミド（テモダール®）併用の RT（図3）の方針．

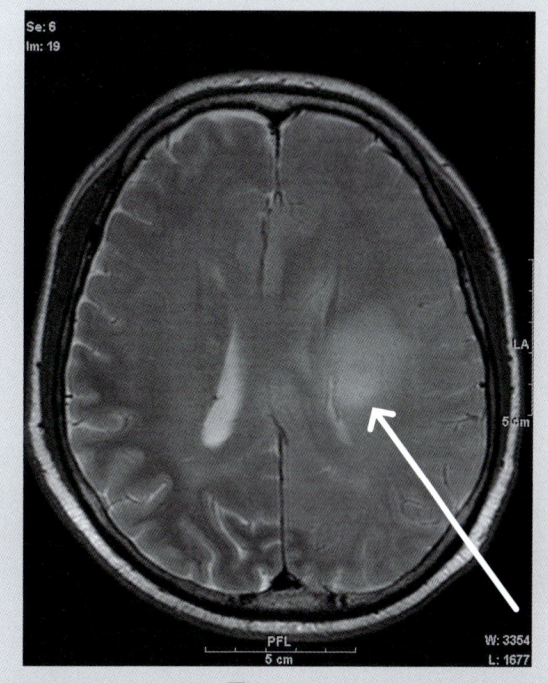

図2　MRI

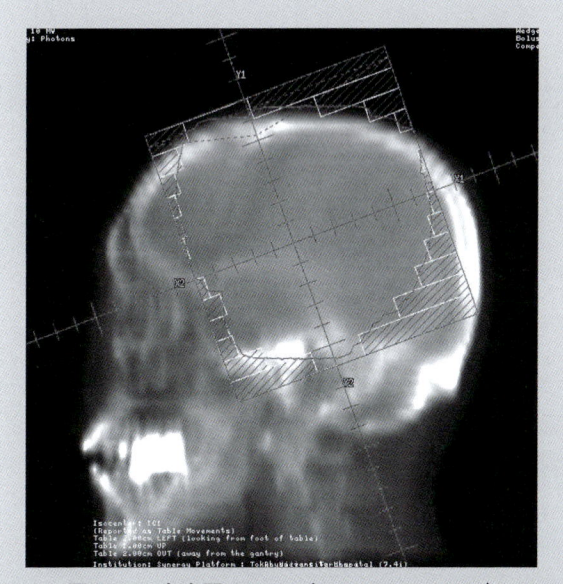

図3-1　左右門の BEV（beam's eye view）

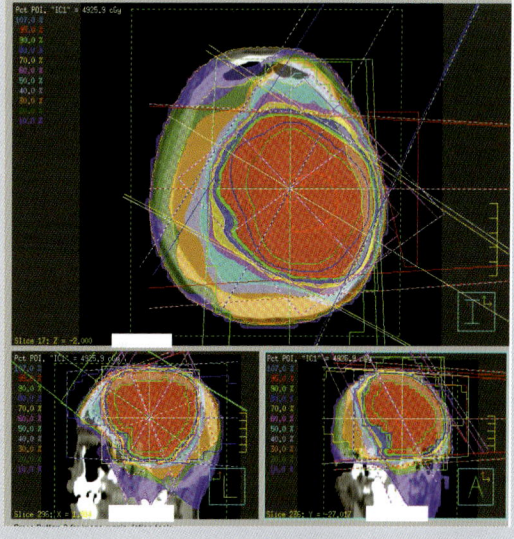

図3-2　線量分布

神経膠腫とは

脳の細胞は主に神経細胞（ニューロン），神経膠細胞（グリア），血管内皮細胞などから構成されていて，グリアから発生した腫瘍が神経膠腫（グリオーマ）である．悪性度に応じてWHO分類で4段階に分類されていて，グレードⅢとグレードⅣの神経膠腫を悪性神経膠腫とよぶ．最も悪性度の高いグレードⅣはGBMで，グレードⅢには退形成性星状細胞腫，退形成性乏突起神経膠腫，退形成性乏突起星細胞腫瘍などがある．

神経膠芽腫（GBM）の病理組織所見

GBMの組織所見は，腫瘍細胞の密度が高く，多形性を示すのが特徴である．細胞の大小不同や核の異型性が強く，巨細胞を頻繁に認め，核分裂像も多い．microvascular proliferation（微小血管の増生），glomerular structure（腎糸球体様），pseudopalisading（小壊死巣を取り囲むように細胞が柵状に配列する），coagulative necrosis（比較的大きな虚血性の壊死），perivascular lymphocytic cuffing（血管周囲へのリンパ球浸潤）などを呈することが多い．astrocyteへの分化度により免疫染色におけるGFAP反応はさまざまである．ビメンチン（vimentin）は通常陽性である．Ki-67の陽性率は15～20％程度である．

治療方針

術後に支持療法のみを行う場合と比べ，放射線療法が有意に予後を改善することは複数のランダム化比較試験で証明されている[1～4]．支持療法のみでは平均予後は6ヵ月以内であるが，術後照射を行うことによって10ヵ月以上に延長する．一方，化学療法への感受性も低いが，若干の予後への寄与が複数のメタ解析で証明されている[5～7]．すなわち，術後に放射線治療（RT：radiotherapy）と化学療法を行うことが標準治療として推奨される．

テモゾロミド（TMZ）

現在，初発悪性神経膠腫に対する治療は，手術的にできるだけ摘出し，術後にテモゾロミドを併用した放射線治療を行うことが標準的である[8]．しかし，この治療を行ってもグレードⅣのGBMにおける平均生存期間は1年ちょっと，2年生存率が30％未満，平均無増悪生存期間が約半年であり，高率に再発をきたす[8]．

テモゾロミドが使用される前のカルムスチン±シスプラチン，ノギテカン（トポテカン），パクリタキセルを使用した最終世代のRTOG[9]やNCCTG/SWOG[10]などの多施設共同の第Ⅱ～Ⅲ相試験のデータ[11,12]では，2年生存率で10～20％程度であった．GBM症例における第Ⅱ相試験[13]からの好ましい結果報告の後，RTに加えさまざまなテモゾロミドの投与スケジュールを試したStuppら[14]，Athanassiouら[15]，Kocherら[16]による第Ⅱ～Ⅲ相試験の結果が報告された．その結果は，2年生存率で，16％，24％，27％，生存期間中央値（MST：median survival time）が13～15ヵ月であった．主な副作用を表に示した．どの報告からも重篤な毒性による問題点は報告されていない．

表 GBMに対する術後照射後の主要な合併症

毒性	照射単独	照射＋テモゾロミド	照射＋カルムスチン
グレード3～4の血液毒性	0	同時併用：7% 補助療法群：14%	32%以上
重度感染症	2%	同時併用：3% 補助療法群：5%	5%
グレード2～3の疲労	30%	51%	報告なし
グレード2～4の嘔気/嘔吐	4%	30%	報告なし
血栓塞栓事象	3%	2%	報告なし
グレード3以上の全合併症	15%	31%	65%

予後因子

GBMでは，腫瘍摘出率が高い・若年者・全身状態が良好などが良好因子とされている．

照射に伴う副作用

急性期有害事象としては，重篤なものはほとんど認めない．放射線宿酔として，頭痛，悪心，嘔吐，めまい，全身倦怠感などをみることがある．照射部位に一致した脱毛は必発である．中耳炎もしばしば遭遇する．化学療法による骨髄抑制（グレード3以上のもの）は，使用薬剤や投与量にもよるが，10〜30%に認められる．

晩期有害事象では，放射線脳壊死が最も問題となる．照射部位に応じた神経症状（片麻痺，失語，半盲など）を伴う．ただし，入院治療が必要となるグレード3以上となるのは数%にすぎない．その他，視交叉に50 Gy以上照射されると，視力・視野障害（含失明）の可能性が出てくる．眼球が照射野内に含まれれば，白内障，角膜炎，網膜炎がみられ，中耳への照射では聴力低下を認めることがある．視床下部〜下垂体が照射野内であればホルモン分泌低下をきたすことがある．

東大プロトコール

GBMに対しては，術後RT：60 Gy/30分割/6週間（拡大局所照射：50 Gy＋局所照射：10 Gy）＋テモゾロミド（連日投与法）としている．

拡大局所照射野はMRI検査のT2強調画像で高信号となる浮腫領域に2 cmのマージンを付けたもの，局所照射野は造影される腫瘍に1.5〜2 cmのマージンを付けたものとしている．

グレードIIIのgliomaに対しても，同様にRT：60 Gy/30分割/6週間（拡大局所照射：50 Gy＋局所照射：10 Gy）＋テモゾロミドの方針としている．

文献

1) Walker MD, Alexander E, Hunt WE, et al：Evaluation of BCNU and/or radiotherapy in the treatment of anaplastic gliomas. A cooperative clinical trial. J Neurosurg 49：333-343, 1978
2) Andersen AP：Postoperative irradiation of glioblastomas. Results in a randomized series. Acta Radiol Oncol Radiat Phys Biol 17：475-484, 1978
3) Chin HW, Young AB, Maruyama Y：Survival response of malignant gliomas to radiotherapy with or without BCNU or methyl-CCNU chemotherapy at the University of Kentucky Medical Center. Cancer Treat Rep 65：45-51, 1981
4) Kristiansen K, Hagen S, Kollevold T, et al：Combined modality therapy of operated astrocytomas grade III and IV. Confirmation of the value of postoperative irradiation and lack of potentiation of bleomycin on survival time：a prospective multicenter trial of the Scandinavian Glioblastoma Study Group. Cancer 47：649-652, 1981
5) Stewart LA：Chemotherapy in adult high-grade glioma：a systematic review and meta-analysis of individual patient data from 12 randomised trials. Lancet 359：1011-1018, 2002
6) Fine HA, Dear KB, Loeffler JS, et al：Meta-analysis of radiation therapy with and without adjuvant chemotherapy for malignant gliomas in adults. Cancer 71：2585-2597, 1993
7) Stenning SP, Freedman LS, Bleehen NM：An overview of published results from randomized studies of nitrosoureas in primary high grade malignant glioma. Br J Cancer 56：89-90, 1987
8) Stupp R, Mason WP, van den Bent MJ, et al：European Organisation for Research and Treatment of Cancer Brain Tumor and Radiotherapy Groups；National Cancer Institute of Canada Clinical Trials Group. Radiotherapy plus concomitant and adjuvant temozolomide for glioblastoma. N Engl J Med 352：987-996, 2005
9) Souhami L, Seiferheld W, Brachman D, et al：Randomized comparison of stereotactic radiosurgery followed by conventional radiotherapy with carmustine to conventional radiotherapy with carmustine for patients with glioblastoma multiforme：report of Radiation Therapy Oncology Group 93-05 protocol. Int J Radiat Oncol Biol Phys 60：853-860, 2004
10) Buckner JC, Ballman KV, Michalak JC, et al：North Central Cancer Treatment Group 93-72-52；Southwest Oncology Group 9503 Trials. Phase III trial of carmustine and cisplatin compared with carmustine alone and standard radiation therapy or accelerated radiation therapy in patients with glioblastoma multiforme：North Central Cancer Treatment Group 93-72-52 and Southwest Oncology Group 9503 Trials. J Clin Oncol 24：3871-3879, 2006
11) Fisher B, Won M, Macdonald D, et al：Phase II study of

topotecan plus cranial radiation for glioblastoma multiforme : results of Radiation Therapy Oncology Group 9513. Int J Radiat Oncol Biol Phys **53** : 980-986, 2002
12) Langer CJ, Ruffer J, Rhodes H, et al : Phase II radiation therapy oncology group trial of weekly paclitaxel and conventional external beam radiation therapy for supratentorial glioblastoma multiforme. Int J Radiat Oncol Biol Phys **51** : 113-119, 2001
13) Stupp R, Dietrich PY, Ostermann Kraljevic S, et al : Promising survival for patients with newly diagnosed glioblastoma multiforme treated with concomitant radiation plus temozolomide followed by adjuvant temozolomide. J Clin Oncol **20** : 1375-1382, 2002
14) Stupp R, Hegi ME, Mason WP, et al : European Organisation for Research and Treatment of Cancer Brain Tumour and Radiation Oncology Groups ; National Cancer Institute of Canada Clinical Trials Group. Effects of radiotherapy with concomitant and adjuvant temozolomide versus radiotherapy alone on survival in glioblastoma in a randomised phase III study : 5-year analysis of the EORTC-NCIC trial. Lancet Oncol **10** : 459-466, 2009
15) Athanassiou H, Synodinou M, Maragoudakis E, et al : Randomized phase II study of temozolomide and radiotherapy compared with radiotherapy alone in newly diagnosed glioblastoma multiforme. J Clin Oncol **23** : 2372-2377, 2005
16) Kocher M, Frommolt P, Borberg SK, et al : Randomized study of postoperative radiotherapy and simultaneous temozolomide without adjuvant chemotherapy for glioblastoma. Strahlenther Onkol **184** : 572-579, 2008

Case 4
びまん性大細胞型 B 細胞リンパ腫（DLBCL）

症例 1

73 歳，男性．頸部リンパ節の DLBCL．ⅠA 期．頸部リンパ節腫脹にて発症．

頸部リンパ節からの生検で，びまん性大細胞型 B 細胞リンパ腫（DLBCL：diffuse large B-cell lymphoma）と診断された（**図 1**）．

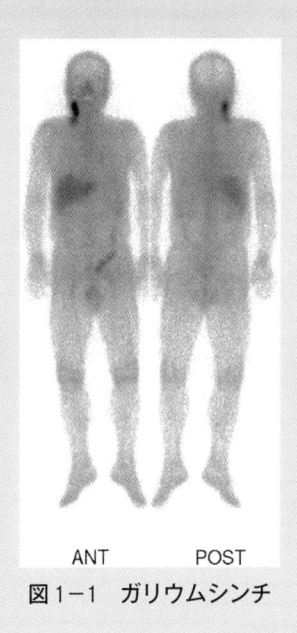

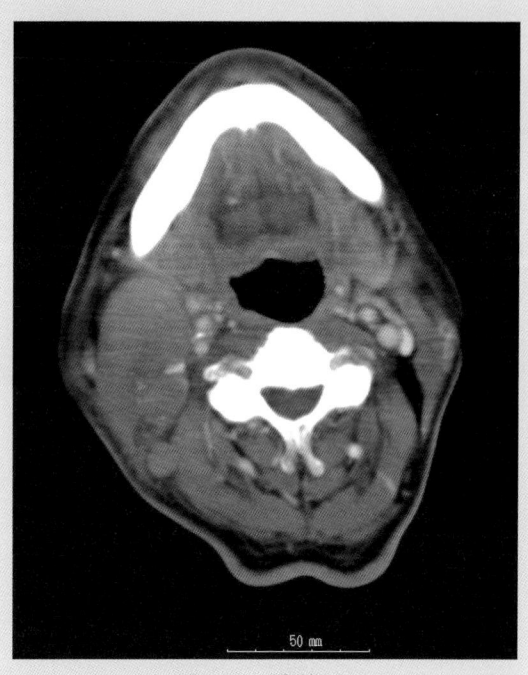

図 1-1　ガリウムシンチ

図 1-2　造影 CT．

症例 2

上咽頭原発の DLBCL．ⅠA 期．

症例3

64歳，男性．胃原発のDLBCL．ⅠA期．胃体部大弯側（図2）．

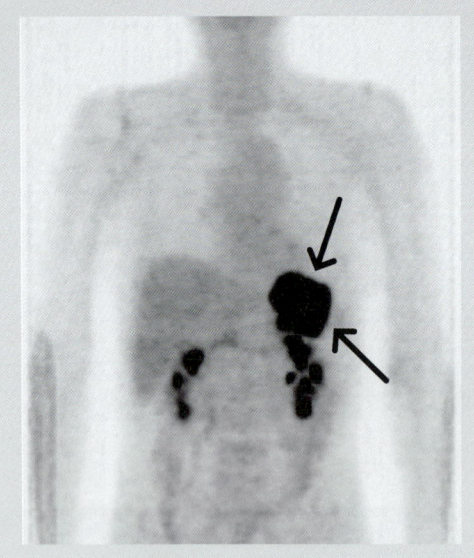

図2-1　FDG-PET

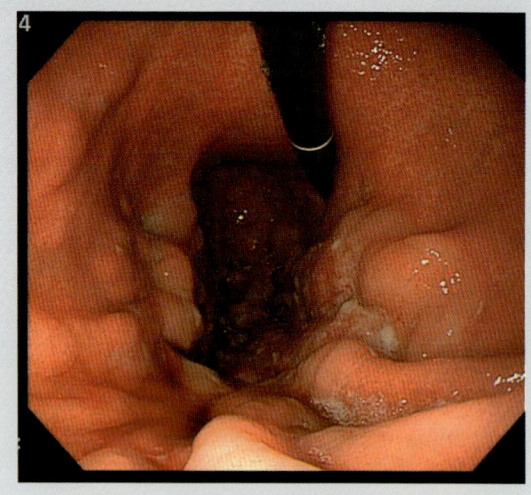

図2-2　内視鏡像

びまん性大細胞型B細胞リンパ腫（DLBCL）とは

　DLBCLはaggressiveリンパ腫の中心的な病型をなし，本邦の非ホジキンリンパ腫（NHL：non-Hodgkin lymphoma）の約35～40％を，aggressiveリンパ腫の約60％を占める．DLBCLは日本人で最も頻度が高い．DLBCLはB細胞由来の大型細胞（核の大きさがマクロファージの核と同じかそれ以上，もしくは正常リンパ球の2倍以上）がびまん性に増殖するタイプである．新WHO分類では4つの組織亜型が認識されていて，①胚中心細胞型，②免疫芽球型，③T細胞/組織球豊富型，④未分化大細胞型B細胞型である．DLBCLは病理組織診断では，B細胞リンパ腫のゴミ箱的存在である．一方，臨床的には，特殊型として4つのサブタイプが記載された．①縦隔（胸腺）原発大細胞型B細胞リンパ腫，②原発性滲出リンパ腫，③血管内大細胞型B細胞リンパ腫，④膿胸後リンパ腫である．縦隔原発大細胞型B細胞リンパ腫（PMBCL：primary mediastinal large B cell lymphoma）は全NHLの2％を，DLBCLの6～13％を占める[1]．このようにDLBCLは不均一な疾患群である．

　Waldeyer輪原発のリンパ腫は全リンパ腫の5～10％を，頭頸部節外リンパ腫の半数以上を占める．全節外性リンパ腫の約1/3を占める．NHLのWaldeyer輪生検では30～50％以上で陽性になる．約80％がDLBCLである．Waldeyer輪のなかでは，扁桃（40～80％），上咽頭，舌根の順に好発する．

予後因子

　Aggressiveリンパ腫のリスク分類として提唱された国際予後指数（IPI：international prognostic index）は日常診療における必須の臨床情報に基づくもので，その妥当性は広く認められている[2]が，多くの症例が区分されるlow-intermediateリスク群とintermediate-highリスク群の分離が芳しくないことが指摘されている．予後

不良因子は，①年齢が60歳より上，②全身状態（PS：performance status）が2以上，③LDHが高値，④Ⅲ/Ⅳ期，⑤節外病変の数が2個以上である．IPI 0点の限局期NHLでは，5年生存率で95～97%が期待できる．年齢調整のIPI[2]や病期調整のIPI[3]なども使用されている．近年開発されたDNAチップを用いた遺伝子発現プロファイル（cDNAマイクロアレイ解析）はDLBCLが予後不良のactivated lymphocyte type（活性化B細胞様-DLBCL）と予後良好なgerminal center lymphocyte type（胚中心B細胞様-DLBCL）に分けられ[4]，IPIとは独立した予後因子として働くことが示されている．前者では，c-MYCなどの細胞増殖関連遺伝子発現が高く，活性型リンパ球に特異的な遺伝子発現パターンを，後者はBCL6などの胚中心B細胞の遺伝子を示す．5年生存率は，それぞれ35%と60%と前者で有意に予後が悪い[5]．ただし，遺伝子発現プロファイルは大変で，最近ではもっと簡単に免疫染色で何とか分類できないかと試みられている．それでは，GC-B型はCD10（＋）/Bcl-6（＋），CD10（－）/Bcl-6（＋）/MUM-1（－），活性化B型はCD10（－）/Bcl-6（－）/MUM1（＋），CD10（－）/Bcl-6（－）で分類している．

初回治療後に完全寛解（CR：complete response）を得ることが長期生存と相関していることはよく知られている[6]．

病期決定（staging）

病期決定（staging）には，問診，理学所見，血液検査（LDH，sIL-2R），CT，上部消化管検査，骨髄生検，ならびにFDG-PET検査（もしくはGaシンチ検査）が必要である．Ann Arbor分類が広く用いられており，Ⅰ期は1つのリンパ節領域もしくはリンパ組織への浸潤，Ⅱ期は横隔膜の片側に2つ以上のリンパ節領域への浸潤，もしくは，1つの節外臓器とリンパ節領域への連続する浸潤である．治療効果判定基準も最近変わり，PETの所見が重要視されるようになった．また，CRuという概念が消失した[7]．PETで陰性ならば腫瘍がどんな大きさでもCRの判定になるように改編された．治療効果判定にPETを用いるときの注意点は，化学療法後は6～8週（最低3週），放射線治療（RT：radiotherapy）後は8～12週目に施行する必要がある[8]．

治療方針（CRT）

ここ25年間，限局期DLBCLの治療法は外科的ステージング＋RTから，最初に化学療法＋限局させたRTへと変化してきた[9～13]．限局期のDLBCLは，以前は，放射線単独療法で治療されていたが，再発率が高く[14]，また5年無病生存率が60～70%と低いため[15]，最近は行われていない．なかには，DLBCLの治療においてほとんどの症例で化学療法後の補助RTの適応はないと主張している研究者がいる[16～18]．また，他の研究者は局所再発を減らし，生存改善につなげるために，特に，bulkyもしくは他の予後不良因子を持つⅡ期症例には化学療法にRTを追加してきた[19～26]．化学療法のレジメンとしてはCHOP療法（シクロホスファミド，ドキソルビシン，ビンクリスチン，プレドニゾロン）が使用されている．そして，3サイクル後のRTも局所DLBCLに対して認められている[27]．化学療法後の補助RTでは限局照射野放射線療法（IFRT：involved field radiotherapy）が好ましいという多くの報告がある[28～31]．

CHOP療法は1970年代に開発された第1世代化学療法であるが，CHOP療法を有意に凌駕する化学療法の成績は示されておらず，メタ解析においても同様である[32]．こうして，今日においてもCHOP療法が標準的治療としてその地位を保っている．

ⅠA期と連続病変のⅡA期の標準治療は化学療法（3～4サイクルのCHOP療法もしくはR-CHOP療法（リツキシマブ＋CHOP療法））とRTの併用である．ECOG-1484（Eastern Cooperative Oncology Group）によるランダム化比較試験[33]で，8サイクルのCHOP療法と8サイクルのCHOP療法＋30GyのRTを比較し，10年の無病生存（DFS：disease-free survival）は46%と57%（$p=0.04$）で化学療法に局所RTを引き続き行う利益が証明された．

SWOG-8736のランダム化比較試験[31]はⅠ期も

表 早期 DLBCL の第Ⅲ相試験の結果

研究	対象	症例数	観察期間	治療法	結果	p値
SWOG 8736	Ⅰ/ⅠE期	401	4.4年	CHOP×3→40～55 Gy IFRT	5年PFS：77% 5年OS：92%	0.03 0.02
	Ⅱ/ⅡE期 (bulkyは除外)			CHOP×8単独	5年PFS：64% 5年OS：72%	
ECOG	Ⅰ期 (bulkyかEN症例のみ) Ⅱ期	215	12年	CHOP×8 　CRなら30 Gy IFRT	6年DFS：69% 6年FFS：70% 6年OS：79%	0.05 0.05 0.23
				RTなし	6年DFS：53% 6年FFS：53% 6年OS：67%	
				PRなら40 Gy IFRT	6年EFS：63% 6年OS：69%	
LHN-93-1	60歳未満 bulky：10% EN：50%	647	7.7年	ACVBP→ 　メトトレキサート， 　イホスファミド， 　エトポシド， 　シタラビン	5年EFS：82% 5年OS：90%	0.004 0.001
				CHOP×3→IFRT 30～40 Gy	5年EFS：74% 5年OS：81%	
LHN-93-4	60歳以上 bulky：8% EN：56%	576	6.8年	CHOP×4→40 Gy IFRT	EFS：66% OS：72%	0.7 0.6
				CHOP×4	EFS：68% OS：68%	

EN＝節外病変．PFS（progression free survival）＝無増悪生存率．OS（overall survival）＝全生存率．DFS（disease free survival）＝無病生存率．FFS（failure free survival）＝治療奏効維持生存率．EFS（event free survival）＝無事故生存率．

しくはⅠE期そして，非bulkyなⅡ期もしくはⅡE期の局所リンパ節と節外進行型NHL症例において，5年生存率が8サイクルのCHOP療法単独での72％よりも3サイクルのCHOP療法＋40～55 GyのRTでの82％のほうが有意に好ましいことを1998年（結果観察期間の中央値が4.4年の時点）に示した（p＝0.02）．全体のIPI低リスク群の5年全生存率（OS：overall survival）は82％，低中等度リスク群は71％だった．しかし，その後2001年のアメリカ血液学会年次総会（ASH annual meeting）において公表されたSWOG試験の最新データ（経過観察期間8.2年の時点）により[34]，CHOP療法＋RT群で晩期再発が起きた結果，生存曲線が7～10年目で交差することが示された（無増悪生存期間（PFS：progression free survival）は7年で，OSは9年でそれぞれ交差する）．これは5年目以降10年目までの，CRT群の再発が15例であったのに対しCHOP単独療法群が8例とCRT群に再発が多いためである．さらにOSの生存曲線は10年目以降もプラトーとならないことも明らかとなった．今回のデータでも病期調整IPIでrisk factorが3個の群は明らかに予後不良であった．それでもなお，毒性の軽減と早期死亡を減らすため，Ⅰ期と非bulkyなⅡ期の標準治療はCRTのままである（表）．化学療法単独群のほうが心機能低下・白血

球減少症などの発現が多かった．晩期再発を考慮すると，全身化学療法をもっと多くのサイクルに入れるか種類を変えるべきなのかもしれない．

リツキシマブ

最近の報告では，より進行期の DLBCL では CHOP 療法単独よりも R-CHOP 療法のほうが効果的である[35,36]．フランスの GELA グループが報告した 61～80 歳の高齢者 DLBCL 399 例を対象に従来の標準的 CHOP 療法と R-CHOP 療法とのランダム化比較試験は最もインパクトのあるデータを提供した[35]．各群 200 例における CR 率はそれぞれ 76% と 63%（p=0.005），2 年生存率は 70% と 57%（p=0.007）でいずれも R-CHOP 療法群が勝っていた．リツキシマブ併用による毒性の有意な増加はなかった．早期の胃 DLBCL において R-CHOP 療法の有用性は報告されている[37]．リツキシマブとは，マウス/ヒトキメラ型 CD20 モノクローナル抗体で，特に化学療法との併用によって高い奏効率が示されている．

GELA (Groupe d'Etude des Lymphomes de l'Adulte) LNH 93-4 (Lymphoma Non-Hodgkin study) 試験[38]で，Ⅰ～Ⅱ期，年齢調整 IPI 0 点，60 歳以上の高齢者に対して 4 サイクルの CHOP 療法＋局所 RT（40 Gy/22 Fr）と 4 サイクルの CHOP 療法を無作為に比較したが，5 年生存率には有意差は付かなかった（72% vs. 68%）．後述の SWOG0014 試験[39]のほうが，5 年生存率が 82% と良好であった．

GELA LNH 93-1 試験[40]で，Ⅰ～Ⅱ期の 61 歳未満の症例に対して，低リスク局所リンパ腫に用量を強化した ACVBP 療法＋地固め療法（化学療法単独群）は，3 サイクルの CHOP 療法＋RT（CRT 群）より有意に勝っていた（5 年 OS で 90% vs. 81%，p=0.001）．SWOG8736 試験[39]で含まれていない bulky なⅡ期症例も含まれていたが，bulky tumor の有無で分けた解析でも同様の結果であった．今後，ACVBP 療法と R-CHOP 療法との比較が必要である．

Ⅰ～Ⅱ期の DLBCL に対しては，R-CHOP 療法×3 サイクル＋IFRT で 5 年生存率は 68～97% と報告されている[27]．しかし選択バイアスの問題がある．そこで，アメリカの多施設共同試験である SWOG0014[39]第Ⅱ相試験で，Persky らは限局期（Ⅰ期，ⅠE 期，non-bulky Ⅱ期，ⅡE 期）の NHL について，R-CHOP 療法後の IFRT の有効性を前向きに評価した．IPI で少なくとも 1 個の危険因子を有する症例を対象とした．化学療法後 CR 症例には IFRT 40～46 Gy，CR が得られなかった例では 50～55 Gy まで照射した．60 名を解析した．観察期間中央値は 5.3 年だった．上記のリツキシマブなしの CHOP 療法研究である SWOG8736（4 年目の PFS 78%，OS 88%）と比較した．SWOG0014 試験の結果は，4 年 PFS が 88%，OS は 92% であった．グレード 4 の好中球減少が 45% と SWOG8736 試験の 26% よりも多かった．これは，SWOG0014 試験のほうが，平均年齢が高かった（69 歳 vs. 59 歳）影響かもしれない．リツキシマブの上乗せ効果は進行期 NHL に比べ，限局期では有用性は低そうである．当試験の結果では 4 年目の OS で 4% の差にとどまった．本試験の生存率曲線はプラトーに達しておらず，遅発性の再発がみられている点も気になるところである．

他の報告では，Non-GCB phenotype[35]や Bcl-6（+）症例[41]で，リツキシマブの上乗せ効果を示したものもある．

2010 年の NCCN (National Comprehensive Cancer Network) ガイドライン[42]では，早期で非 bulky なものには，R-CHOP 療法×3 サイクル＋IFRT を推奨しているが，IFRT なしの R-CHOP 療法 6～8 サイクル単独も許容している．Bulky 病変にも後者を推奨している．

治療関連の合併症

局所と全身の治療関連毒性はほとんどみられず，一般的に十分に治療に耐えられる[43,44]．多くの報告で，晩期毒性は軽微で晩期毒性や 2 次発がんはまれである．われわれの施設からの報告でも同様であった[45]．

当症例の対応

症例 1～3 に対しては，いずれも化学療法 R-CHOP 療法×3 サイクル後に CR となり，再発予

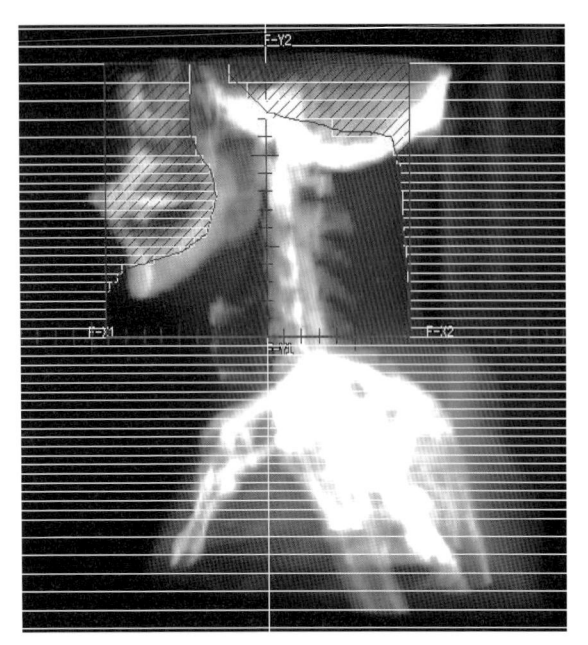

図3-1　頸部左右門のBEV (beam's eye view)

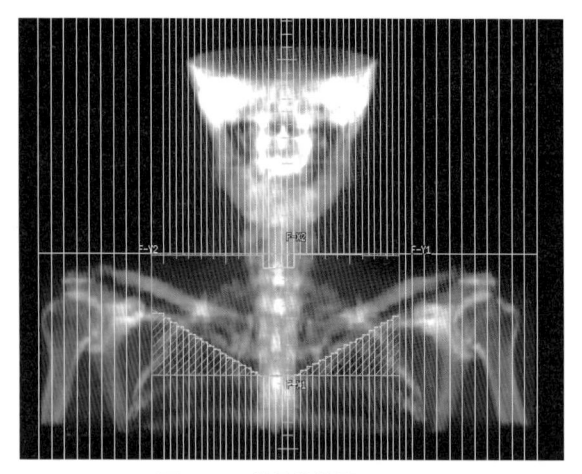

図3-2　鎖骨前後門のBEV

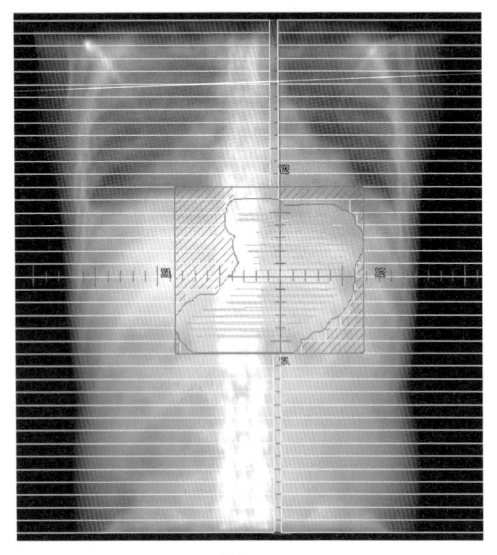

図4　前後門のBEV

防目的にIFRT 30 Gy/15 Fr/3週を施行した．症例1では，患側の頸部（鎖骨上窩を含む）を照射野に含めた．症例2はWaldeyer輪原発なので，Waldeyer輪のみならず，全頸部リンパ節領域（オトガイ窩や鎖骨上窩も含む）も照射野に含めた（図3）．最近はより小さな照射野が好まれる傾向にある．

胃原発の悪性リンパ腫はMALT (mucosa-associated lymphoid tissue) lymphoma が41％，DLBCLが55％を占める．どちらもRTの果たす役割は大きいとされている．胃原発のDLBCLに対する照射の際には，腎のV20 (20 Gy以上の線量がかかる容積の割合) が50％未満，肝のV20が67％未満，肝のV30が50％未満[46]になるように前後対向2門照射，4門box照射，強度変調放射線治療（IMRT：intensity-modulated radiation therapy）を選択など工夫する[47]．胃が小さくなるように空腹時に行うことも重要である．肉眼的腫瘍体積（GTV：gross tumor volume）は胃全体である．臨床腫瘍体積（CTV：clinical tumor volume）はGTVに転移の疑わしい胃周囲リンパ節を含める．計画標的体積（PTV：planning target volume）はCTVに2 cmのマージンを付けたものとする（図4）．

東大プロトコール

● I～II期のDLBCLに対して，R-CHOP療法3サイクル後
CRならIFRTで30 Gy/15分割．
PR以下ならIFRTで40～50 Gy/20～25分割．

文献

1) The Non-Hodgkin's Lymphoma Classification Project : A clinical evaluation of the International Lymphoma Study Group classification of non-Hodgkin's lymphoma. Blood 89 : 3909-3918, 1997
2) The International Non-Hodgkin's Lymphoma Prognostic Factors Project : A predictive model for aggressive non-Hodgkin's lymphoma. N Engl J Med 329 : 987-994, 1993
3) Cortelazzo S, Rossi A, Roggero F, et al : Stage-modified international prognostic index effectively predicts clinical outcome of localized primary gastric diffuse large B-cell lymphoma. International Extranodal Lymphoma Study Group (IELSG). Ann Oncol 10 : 1433-1440, 1999
4) Levine EG, Arthur DC, Machnicki J, et al : Four new recurring translocations in non-Hodgkin lymphoma. Blood 74 : 1796-1800, 1989
5) Alizadeh AA, Eisen MB, Davis RE, et al : Distinct types of diffuse large B-cell lymphoma identified by gene expression profiling. Nature 403 : 503-511, 2000
6) Salven P, Orpana A, Teerenhovi L, et al : Simultaneous elevation in the serum concentrations of the angiogenic growth factors VEGF and bFGF is an independent predictor of poor prognosis in non-Hodgkin lymphoma : a single-institution study of 200 patients. Blood 96 : 3712-3718, 2000
7) Cheson BD, Pfistner B, Juweid ME, et al : Revised response criteria for malignant lymphoma. J Clin Oncol 25 : 579-586, 2007
8) Juweid ME, Stroobants S, Hoekstra OS, et al : Use of positron emission tomography for response assessment of lymphoma : consensus of the Imaging Subcommittee of International Harmonization Project in Lymphoma. J Clin Oncol 25 : 571-578, 2007
9) Kaminski MS, Coleman CN, Colby TV, et al : Factors predicting survival in adults with stage Ⅰ and Ⅱ large-cell lymphoma treated with primary radiation therapy. Ann Intern Med 104(6) : 747-756, 1986
10) Miller TP, Jones SE : Chemotherapy of localized histiocytic lymphoma. Lancet 1 : 358-360, 1979
11) Cabanillas F, Bodey GP, Freireich EJ : Management with chemotherapy only of stage Ⅰ and Ⅱ malignant lymphoma of aggressive histologic types. Cancer 46 : 2356-2359, 1980
12) Tondini C, Zanini M, Lombardi F, et al : Combined modality treatment with primary CHOP chemotherapy followed by locoregional irradiation in stage Ⅰ or Ⅱ histologically aggressive non-Hodgkin's lymphomas. J Clin Oncol 11(4) : 720-725, 1993
13) Prestidge BR, Horning SJ, Hoppe RT : Combined modality therapy for stage Ⅰ-Ⅱ large cell lymphoma. Int J Radiat Oncol Biol Phys 15 : 633-639, 1988
14) Takagi T, Sampi K, Iida K : Stage Ⅰ malignant lymphoma of Waldeyer's ring : frequent relapse after radiation therapy. Ann Oncol 3 : 137-139, 1992
15) Kaminski MS, Coleman CN, Colby TV, et al : Factors predicting survival in adults with stage Ⅰ and Ⅱ large-cell lymphoma treated with primary radiation therapy. Ann Intern Med 104 : 747-756, 1986
16) DeVita VT, Lippman M, Hubbard SM, et al : The effect of combined modality therapy on local control and survival. Int J Radiat Oncol Biol Phys 12 : 487-501, 1986
17) Miller TP, Jones SE : Initial chemotherapy for clinically localized lymphomas of unfavorable histology. Blood 62 : 413-418, 1983
18) Taylor RE, Allan SG, McIntyre MA, et al : Influence of radiation therapy in local control and survival in stage Ⅰ and Ⅱ intermediate and high grade non-Hodgkin's lymphoma. Eur J Cancer Clin Oncol 24 : 1771-1777, 1988
19) Arriagada R, Cosset JM, le Chevalier T, et al : The value of adjunctive radiotherapy when chemotherapy is the major curative treatment. Int J Radiat Oncol Biol Phys 19 : 1279-1284, 1990
20) Glatstein E, Donaldson SS, Rosenberg SA, et al : Combined modality therapy in malignant lymphomas. Cancer Treat Rep 61 : 1199-1207, 1977
21) Jones SE, Miller TP, Connors JM : Long-term follow-up and analysis for prognostic factors for patients with limited-stage diffuse large-cell lymphoma treated with initial chemotherapy with or without radiotherapy. J Clin Oncol 7 : 1186-1191, 1989
22) Mauch P, Leonard R, Skarin A, et al : Improved survival following combined radiation therapy and chemotherapy for unfavorable prognosis stage Ⅰ-Ⅱ non Hodgkin's lymphomas. J Clin Oncol 3 : 1301-1307, 1985
23) Monfardini S, Banfi A, Bonadonna G, et al : Improved five year survival after combined radiotherapy-chemotherapy for stage Ⅰ-Ⅱ non-Hodgkin's lymphoma. Int J Radiat Oncol Biol Phys 6 : 125-134, 1980
24) Velasquez WS, Fuller LM, Oh KK, et al : Combined modality therapy in stages Ⅲ and ⅢE diffuse large cell lymphomas. Cancer 53 : 1478-1483, 1984
25) Velasquez WS, Fuller LM, Jagannath S, et al : Stages Ⅰ and Ⅱ diffuse large cell lymphomas : prognostic factors and long-term results with CHOP-Bleo and radiotherapy. Blood 77 : 942-947, 1991
26) Velasquez WS, Jagannath S, Tucker SL, et al : Risk classification as the basis for clinical staging of diffuse large-cell lymphoma derived from 10-year survival data. Blood 74 : 551-557, 1989
27) Miller TP, Dahlberg S, Cassady JR, et al : Chemotherapy alone compared with chemotherapy plus radiotherapy for localized intermediate- and high-grade non-Hodgkin's lymphoma. N Engl J Med 339(1) : 21-26, 1998
28) Endo S, Kida A, Sawada U, et al : Clinical analysis of malignant lymphomas of tonsil. Acta Otolaryngol Suppl 523 : 263-266, 1996
29) Aviles A, Delgado S, Ruiz H, et al : Treatment of non-

Hodgkin's lymphoma of Waldeyer's ring: radiotherapy versus chemotherapy of combined therapy. Eur J Cancer B Oral Oncol **32B**: 19-23, 1996

30) Fujitani T, Takahara T, Hattori H, et al: Radiochemotherapy for non-Hodgkin's lymphoma in palatine tonsil. Cancer **54**(7): 1288-1292, 1984

31) Artese L, Di Alberti L, Lombardo M, et al: Head and neck non-Hodgkin's lymphomas. Eur J Cancer B Oral Oncol **31B** (5): 299-300, 1995

32) Messori A, Vaiani M, Trippoli S, et al: Survival in patients with intermediate or high grade non-Hodgkin's lymphoma: meta-analysis of randomized studies comparing third generation regimens with CHOP. Br J Cancer **84**: 303-307, 2001

33) Glick JH, Kim K, Earle J, et al: An ECOG randomized phase III trial of CHOP vs. CHOP + radiotherapy (XRT) for intermediate grade early stage non-Hodgkin's lymphoma (NHL). Proc- Am Soc Clin Oncol, Meet **14**: 391 (abstract 1221), 1995

34) Miller TP, LeBlanc M, Spier C, et al: CHOP alone compared to CHOP plus radiotherapy for early stage aggressive non-Hodgkin's lymphoma: update of the Southwest Oncology Group (SWOG) randomized trial. (Blood **98**: 724A (abstr 3024)) Proc Am Soc Hematol #3024, 2001

35) Coiffier B, Lepage E, Briere J, et al: CHOP chemotherapy plus rituximab compared with CHOP alone in elderly patients with diffuse large-B-cell lymphoma. N Engl J Med **346**(4): 235-242, 2002

36) Pfreundschuh MG, Trümper L, Ma D, et al: Randomized intergroup trial of first line treatment for patients ≤60 years with diffuse large B-cell non-Hodgkin's lymphoma (DLBCL) with a CHOP-like regimen with or without the anti-CD20 antibody rituximab—early stopping after the first interim analysis. Proc Am Soc Clin Oncol, Meet **23**: 556 (Abstract 6500), 2004

37) Wohrer S, Puspok A, Drach J, et al: Rituximab, cyclophosphamide, doxorubicin, vincristine and prednisone (R-CHOP) for treatment of early-stage gastric diffuse large B-cell lymphoma. Ann Oncol **15**(7): 1086-1090, 2004

38) Canioni D, Salles G, Mounier N, et al: High numbers of tumor-associated macrophages have an adverse prognostic value that can be circumvented by rituximab in patients with follicular lymphoma enrolled onto the GELA-GOELAMS FL-2000 trial. J Clin Oncol **26**: 440-446, 2008

39) Persky DO, Unger JM, Spier CM, et al: Phase II study of rituximab plus three cycles of CHOP and involved-field radiotherapy for patients with limited-stage aggressive B-cell lymphoma: Southwest Oncology Group study 0014. J Clin Oncol **26**: 2258-2263, 2008

40) Reyes F, Lepage E, Ganem G, et al: for the Groupe d'Etude des Lymphomes de l'Adulte (GELA) ACVBP versus CHOP plus radiotherapy for localized aggressive lymphoma. N Engl J Med **352**: 1197-1205, 2005

41) Winter JN, Weller EA, Horning SJ, et al: Prognostic significance of Bcl-6 protein expression in DLBCL treated with CHOP or R-CHOP: a prospective correlative study. Blood **107**: 4207-4213, 2006

42) Zelenetz AD, Abramson JS, Advani RH, et al: NCCN Clinical Practice Guidelines in Oncology: non-Hodgkin's lymphomas. J Natl Compr Canc Netw **8**: 288-334, 2010

43) Tsang RW, Gospodarowicz MK, Pintilie M, et al: Stage I and II MALT lymphoma: results of treatment with radiotherapy. Int J Radiat Oncol Biol Phys **50**: 1258-1264, 2001

44) Mohammadianpanah M, Omidvai S, Mosalei A, et al: Treatment results of tonsillar lymphoma: a 10-year experience. Ann Hematol **84**: 223-226, 2005

45) Yamashita H, Izutsu K, Nakamura N, et al: Treatment results of chemoradiation therapy for localized aggressive lymphomas: A retrospective 20-year study. Ann Hematol **85**: 523-529, 2006

46) Ishikura S, Tobinai K, Ohtsu A, et al: Japanese multicenter phase II study of CHOP followed by radiotherapy in stage I-II, diffuse large B-cell lymphoma of the stomach. Cancer Sci **96**: 349-352, 2005

47) Della Biancia C, Hunt M, Furhang E, et al: Radiation treatment planning techniques for lymphoma of the stomach. Int J Radiat Oncol Biol Phys **62**: 745-751, 2005

Case 5

ホジキンリンパ腫（HL）

症例

27歳，女性．K-PS：90%．ホジキンリンパ腫．古典的NS型．Ann Arbor：ⅡA期．血沈高値，血清LDH高値．

CT上（図1），上縦隔〜前縦隔に最大断面で100×54mm大の腫瘤あり．腫瘤は上大静脈，上行・弓部大動脈，肺動脈と広く接している．両側鎖骨上窩，上縦隔リンパ節に多発腫大を認める．FDG-PET検査（図2）では，上〜前縦隔にSUV max 18.0の異常集積あり．横隔膜下には異常集積を認めなかった．縦隔リンパ節よりCTガイド下針生検施行．「Lacuna細胞や鏡像を呈するReed-Sternberg細胞を認める．Classical nodular sclerosis type」と診断された．ABVD療法×6サイクル後の放射線治療（RT：radiotherapy）の依頼．

図1　CT

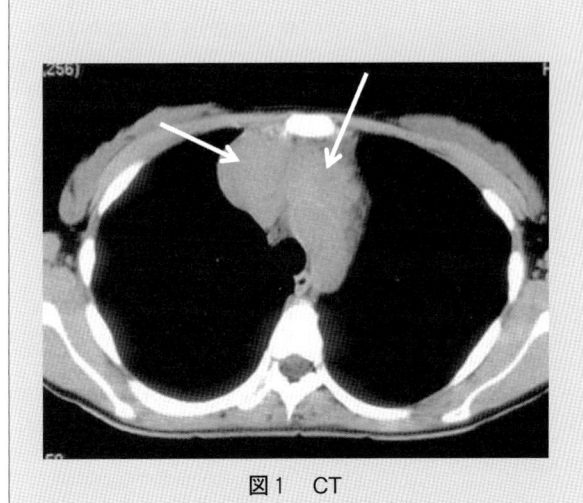

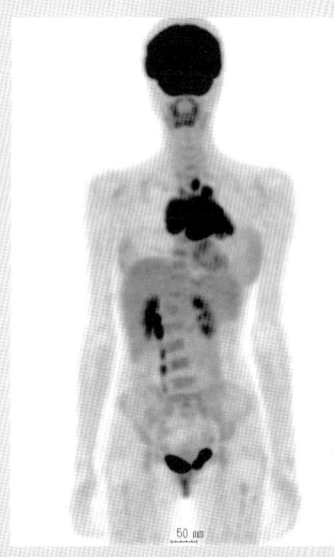

図2　FDG-PET

ホジキンリンパ腫（HL）とは

ホジキンリンパ腫（HL：Hodgkin lymphoma）は，本邦での頻度は欧米の1/10程度と発生頻度の高くない疾患である．HLは，基本的にReed-Sternberg（RSH）細胞やホジキン細胞など，特徴的な大型細胞が認められることで診断される．HLは，病理組織検査によって数種類に分類され

る．2001年に発刊された新WHO分類では，大きくは，「結節性リンパ球優位型HL」と「古典的HL」に区別されている．大部分を占める古典的HLは，さらに「結節硬化型（NS）」，「混合細胞型（MC）」，「リンパ球豊富型（LP）」，「リンパ球減少型（LD）」に分類される．古典的HLの4つの病型では，LD型の予後が若干不良であるという報告もある（現在では表面マーカーの研究が進み，以前LD型に分類されていた疾患の多くが，現在はCD30陽性な"anaplastic large cell lymphoma"に分類されている可能性もある）が，現時点では，これらの古典的HLの病型間での治療反応性や予後について，大きな差はないとされている．

HLの病期にはAnn Arbor分類またはその改訂版ともいえるCotswolds分類が用いられる[1]．Cotswolds分類ではAnn Arbor分類と基本的に同一であるが，bulky massを10cm以上と定義し，Ⅱ期ではさらに病変存在領域数を銘記することにより，全体として腫瘍量が予後に及ぼす影響を重視している．近年では，開腹生検を用いない臨床病期が治療指針の基本である．

限局病期である臨床病期Ⅰ・Ⅱ期はさらに予後良好群と予後不良群（favorable vs. unfavorable）に分けられる．①高年齢，②男性，③bulky massの存在，④病変存在領域数が多い，⑤B症状ありまたは血沈亢進，⑥病理組織LDHLまたはMCHLのようなリスク因子を1つでも有する症例は予後不良群に分類されるが，その因子は各スタディグループで必ずしも同一ではない．EORTC H7の"very favorable"の定義は「CSI，40歳未満，B症状なくESR 50 mm未満，女性，LPHLまたはNSHL，巨大縦隔腫瘍なし」である．

結節性リンパ球優位型HLは，臨床病期の早期で発見されることが多く，Ⅰ期，Ⅱ期を合わせると80%程度になる．進行は比較的緩やかで，Ⅰ期の症例を対象とした報告では，無治療での生存の中央期間が16年であったとされている．治療方針は，古典的HLと同様の選択がされている．

以前は，このような早期HLの治療はRTが中心だった．1980年代後半になると，HL治療に由

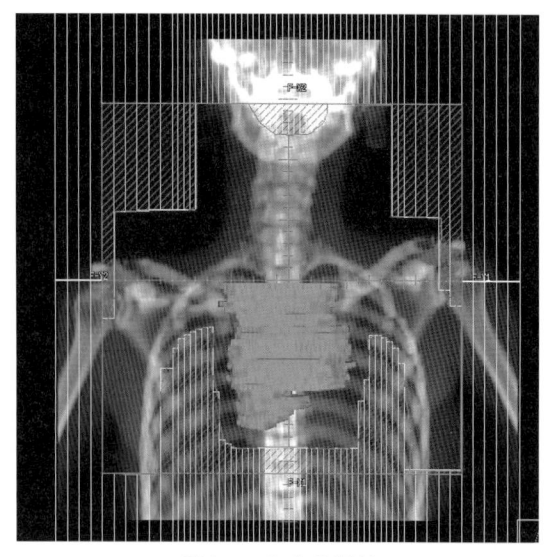

図3　マントル照射

来する数々の晩期障害が明らかとなり，特に限局型のHLにおいては無再発生存率を低下させることなく治療強度を減少させる試みがなされるようになった．マントル照射（図3）や逆Y字照射は，その施行された歴史が長いこともあり，20年を越えた生存者における2次がんや心血管障害の発生に大きな影響を与えることが示された．

なお，照射野に関しては後述するが，化学療法開始前の縮小する前の病変を照射する場合も多く，初診時の状況を放射線治療医が把握しておくことが必須である．

化学療法のレジメン

1970年代になり，MOPP療法に比較して生殖機能に及ぼす影響が少なく，2次発がん（特に白血病）が低いABVD療法（アドリアマイシン，ブレオマイシン，ビンブラスチン，ダカルバジン）が発表された．ABVD療法はMOPP療法と比較して無再発生存率を向上させ，現在ではHLの標準療法となっている．

化学放射線療法（CRT）

結節性リンパ球優位型HLを除くと，放射線単独療法はもはや早期HLにおける標準治療としてはお勧めできない．EORTC H7，SWOG#9133，GHSG HD7，EORTC/GELA H8など，多くの研

究で，40 Gy 程度の放射線単独療法は併用療法よりも成績が劣り，晩期毒性が放射線の総線量と照射野サイズと密接に相関していることが示されている[2~8]．いったん，併用療法がよい代替治療法と認められると，MILAN Group，GHSG HD10，EORTC/GELA H9F など，多くのランダム化比較試験が最良の併用法を決定しようと試みるようになった[9~12]．予後良好群において，併用療法はいまだ両者の的確なバランスが取れるような化学療法のレジメンと RT のパラメータを決定するという点で改善の余地がある．

また，早期予後不良群 HL においても，ここ10 年来，EORTC/GELA H8-U，GHGS HD8，EORTC H7U，EORTC/GELA H9U，GHSG HD-11 試験などで，最も効果的な化学療法のレジメン，適切な化学療法のサイクル数，放射線の照射サイズを縮小できないかということを評価することで適切な併用療法を探索している[13~17]．

GHSG，MUMBAI トライアル，SWOG，GELA H89 試験などが行われたが，Ⅲ/Ⅳ期の進行期 HL における補助 RT の役割は明らかになっていない[18~28]．EORTC H3-4 試験[29]では，化学療法で完全寛解（CR：complete response）が得られた症例では RT の追加の意義はないと結論づけた．

早期予後良好群に対する標準療法は，放射線単独療法から徐々に化学療法→RT になりつつある．これは，化学療法を併用することにより，広範囲の放射線照射野を縮小することを目標としている．標準的化学療法は ABVD 療法が推奨され，2~4 サイクルが施行される．ABVD 療法後の RT は IFRT（involved field radiotherapy）である．IFRT の線量は現時点では 30~40 Gy である．予後不良因子（巨大縦隔腫瘤，節外病変，3 リンパ節領域以上の病変，血沈亢進）を有さない早期の HL は全 HL の 30% を占める．ドイツの Engert ら[30]は，上記 HL に対して，コース数を減らした ABVD 療法と線量を減らした放射線照射による治療を検討した試験（HD10 試験）を報告した．各群約 300 例ずつ治療が行われ，約 10 年間フォローされている．その結果，2 サイクルの ABVD 療法 + 20 Gy 照射は，現在標準的と考えられている 4 サイクルの ABVD 療法 + 30 Gy 照射とほぼ同等の治療効果が得られ，副作用は明らかに少ないことが示された．さらに，放射線照射追加の有用性については異論のあるところだが，現在，少ないコース数の ABVD 療法に，FDG-PET による治療反応性の評価を基に放射線照射の追加の有無を決める試験が実施中である．今後，追加放射線照射の必要性も明らかになるであろう．

早期予後不良群に対する標準治療は，化学療法 + RT である．ABVD 療法を 3~6 サイクル施行，その後に IFRT を施行する．縦隔の bulky mass の症例では ABVD 療法を最低 4 サイクルが必須であるとされているが，それ以外のリスク因子症例では ABVD 療法 3 サイクルでも十分であるとも示唆されている．RT は IFRT で施行し，30~40 Gy で十分である．

照射野設定

IFRT とは，原則として化学療法施行前の腫瘍存在領域を照射することをいう．単に腫大リンパ節にマージンを付けた照射野ではなく，腫大リンパ節の存在したリンパ節領域を照射することが多い．たとえば，鎖骨上窩領域と頸部リンパ節領域や，鼠径領域と大腿領域も同一のリンパ節領域である．逆に，肺門領域と縦隔領域は別々のリンパ節領域である．縦隔病変の場合は，化学療法後の縮小した腫瘍を基準に照射野を設定し，肺野被ばくを低減させることが必要である．

合併症

主な晩期有害事象として重要なものは，2 次発がん（治癒後 10 年以降，特に乳癌，肺癌），心血管障害であり，これらにより長期生存が 15% 程度落ち込む．これらのすべてが RT に帰するわけではないが，照射野縮小，線量低減のきっかけとなっている．しかし，ABVD 療法と IFRT がこれらの有害事象を減らすかどうかは不明である．

心血管疾患は HL の長期生存者において 2 次発がんの次に多い死因であり，そのうち最も多い原因は心筋梗塞（MI：Myocardial Infarction）である．英国癌研究所（サットン）の Anthony Swerdlow, DSc ら研究グループは，英国で HL を治療した 7,000 例を超える患者コホートの MI

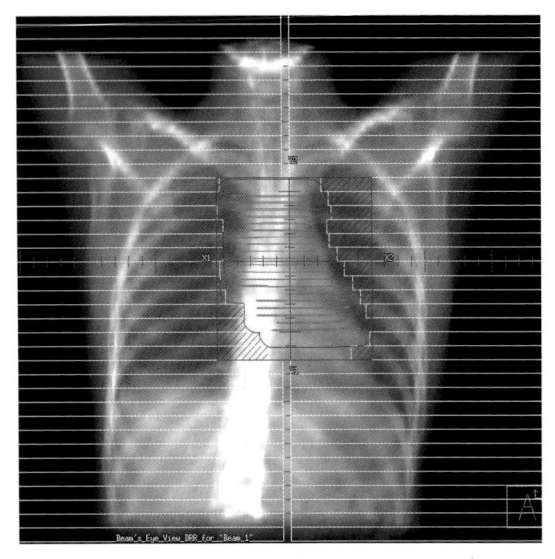

図4 前後門の BEV (beam's eye view)

リスクと，イングランドおよびウェールズの一般集団における MI リスクとを比較した[18]．HL 治療後における致命的な MI のリスクを数値化したところ，治療後少なくとも 25 年間は高リスク状態（正常者の 2.5 倍）が続くという気がかりな結果が得られた．横隔膜上領域への RT がリスク上昇に関与していると指摘し，他にもアントラサイクリン系薬剤やビンクリスチンの投与が関与している可能性があると結論づけた．RT と多様な併用化学療法とをともに受けた患者が多すぎるために，各因子の個別の影響を明らかにすることが難しいという問題点はある．

治療終了 10 年後の急性白血病のリスクは，ABVD 療法の場合は 1% 未満であると考えられている．

HL は若年者に多く，治療の生殖能力に及ぼす影響は重要である．骨盤照射を施行しなければ生殖能力に問題はないし，化学療法でも ABVD 療法であれば生殖能力に影響はほとんどない．

治療方針

当症例に対しては，ABVD 療法×6 コース後 CR が得られた．再発予防目的の補助放射線療法を施行．化学療法施行前の PET 検査で陽性であった病変にマージンを付けた照射野とした．総線量は，30 Gy/20 分割/4 週間，前後対向 2 門照射とした（図4）．

当院で早期 HL に対する根治治療の一環として RT に回ってくるのは年間約 5 症例と非常に限られているのが現状である．ちなみに，当院で中悪性度非ホジキンリンパ腫（NHL：non-Hodgkin lymphoma）（主にびまん性大細胞型 B 細胞性リンパ腫（DLBCL：diffuse large B-cell lymphoma）に対して根治治療の一環として RT を施行したのは年間約 15〜18 症例である．

参考：TNM 分類（表）

表　TNM 分類要約

病期	ホジキンリンパ腫	亜病期
I 期	1 つのリンパ節領域	
	限局性の 1 つのリンパ節外臓器または部位	I_E
II 期	横隔膜の上下いずれか一側における 2 つ以上のリンパ節領域	
	限局性の 1 つのリンパ節外臓器または部位と，そのリンパ節領域	II_E
	±それと横隔膜に対して同一側にある他領域のリンパ節	
III 期	横隔膜の上下両側のリンパ節領域	
	+限局性の 1 つのリンパ節外臓器または部位	III_E
	+脾	III_S
	+上記の両者	III_{E+S}
IV 期	リンパ節外臓器のびまん性または多発性侵襲±所属リンパ節あるいは，孤立性のリンパ節外臓器と非所属リンパ節	
各病期を A・B に分ける	体重減少，発熱，盗汗のいずれもない	A
	体重減少，発熱，盗汗のいずれかがある	B

東大プロトコール

- I〜II 期/予後不良因子なし
 ABVD 療法×4 サイクル+IFRT（30 Gy/15 分割）
- I〜II 期/予後不良因子あり
 ABVD 療法×6 サイクル+IFRT（30 Gy/15 分割）
- III〜IV 期
 ABVD 療法×6 サイクル（+bulky disease および限局した残存腫瘤には IFRT）

文 献

1) Lister TA, Crowther D, Sutcliffe SB, et al : Report of a committee convened to discuss the evaluation and staging of patients with Hodgkin's disease ; Cotswolds meeting. J Clin Oncol 7 : 1630-1636, 1989
2) Aleman BMP, van den Belt-Dusebout AW, Klokman WJ, et al : Long-term cause-specific mortality of patients treated for Hodgkin disease. J Clin Oncol 21 : 3431-3439, 2003
3) Bhatia S, Robison LL, Oberlin O, et al : Breast cancer and other second neoplasms after childhood Hodgkin disease. N Engl J Med 334 : 745-751, 1996
4) Hancock SL, Tucker MA, Hoppe RT : Factors affecting late mortality from heart disease after treatment of Hodgkin disease. JAMA 270 : 1949-1955, 1993
5) Koontz F, Kirkpatrick P, Clough W, et al : Combined modality therapy versus radiotherapy alone for treatment of early stage Hodgkin disease : Cure versus complications. J Clin Oncol 24 : 605-611, 2005
6) Mauch P : Second malignancies after curative radiation therapy for good prognosis cancers. Int J Radiat Oncol Biol Phy 33 : 959-960, 1995
7) Ng AK, Bernardo MP, Weller E, et al : Long-term survival and competing causes of death in patients with early-stage Hodgkin disease treated at age 50 or younger. J Clin Oncol 20 : 2101-2108, 2002
8) van Leeuwen FE, Klokman WJ, Stovall M, et al : Role of radiation dose, chemotherapy, and hormonal factors in breast cancer following Hodgkin's disease. J Natl Cancer Inst 95 : 971-980, 2003
9) Bonadonna G, Bonfante V, Viviani S, et al : ABVD plus subtotal nodal versus involved-field radiotherapy in early-stage Hodgkin disease : Long-term results. J Clin Oncol 22 : 2835-2841, 2004
10) Eich H, Mueller R, Engert A, et al : Comparison of 30 Gy versus 20 Gy involved field radiotherapy after two versus four cycles of ABVD in early stage Hodgkin lymphoma. Interim analysis of the German Hodgkin Study Group Trial HD10. Int J Radiat Oncol Biol Phys 63 : 1-2 (abstr), 2005
11) Diehl V, Brillant C, Engert A : Investigating reduction of combinedmodality treatment intensity in early stage Hodgkin lymphoma. Interim analysis of a randomized trial of the German Hodgkin Study Group (GHSD). Proc Am Soc Clin Oncol 124 : 6506 (abstr), 2005
12) Horning SJ, Hoppe RT, Advani R, et al : Efficacy and late effects of Stanford V chemotherapy and radiotherapy in untreated Hodgkin disease ; Mature data in early and advanced stage patients. Blood 104 : (abstr 308), 2004
13) Ferme C, Eghbali H, Hagenbeek A, et al : MOPP/ABV (M/A) hybrid and irradiation in unfavourable supradiaphragmatic clinical stages Ⅰ-Ⅱ Hodgkin disease : comparison of three treatment modalities. Preliminary results of the EORTC-GELA H8-U randomised trial in 995 patients. Blood 96 : 576 (abstr 2473), 2000
14) Engert A, Schiller P, Josting A, et al : Involved-field radiotherapy is equally effective and less toxic compared with extended-field radiotherapy after four cycles of chemotherapy in patients with early-stage unfavourable Hodgkin lymphoma : Results of the HD8 trial of the German Hodgkin Lymphoma Study Group. J Clin Oncol 21 : 3601-3608, 2003
15) Noordijk EM, Carde P, Dupouy N, et al : Combined-modality therapy for clinical stage I or II Hodgkin lymphoma : Long-term results of the European Organisation for Research and Treatment of Cancer H7 Randomized Controlled Trials. J Clin Oncol 24 : 3128-3135, 2006
16) Noordijk EM, Thomas J, Ferme C, et al : First results of the EORTC-GELA H9 randomized trials : The H9-F trial (comparing 3 radiation dose levels) and H9-U trial (comparing 3 chemotherapy schemes) in patients with favorable and unfavourable early stage Hodgkin lymphoma. Proc Am Soc Clin Oncol 124 : abstr 6505, 2005
17) Klimm BC, Engert A, Brillant C, et al : Comparison of BEACOPP and ABVD chemotherapy in intermediate stage Hodgkin lymphoma : Results of the fourth interim analysis of the HD-11 trial of the GHSG. Proc Am Soc Clin Oncol 124 : (abstr 6507), 2005
18) Diehl V, Loeffler M, Pfreundschuh M, et al : Further chemotherapy versus low-dose involved-field radiotherapy as consolidation of complete remission after six cycles of alternating chemotherapy in patients with advanced Hodgkin disease. Ann Oncol 6 : 901-910, 1995
19) Laskar S, Gupta T, Vimal S, et al : Consolidation radiation after complete remission in Hodgkin disease following six cycles of doxorubicin, bleomycin, vinblastine, and dacarbazine chemotherapy : Is there a need? J Clin Oncol 22 : 62-68, 2004
20) Yahalom J, Ryu J, Straus DJ, et al : Impact of adjuvant radiation on the patterns and rate of relapse in advanced-stage Hodgkin disease treated with alternating chemotherapy combinations. J Clin Oncol 9 : 2193-2201, 1991
21) Fabian CJ, Mansfield CM, Dahlberg S, et al : Low-dose involved field radiation after chemotherapy in advanced hodgkin disease. A Southwest Oncology Group Randomized study. Ann Intern Med 120 : 903-912, 1994
22) Ferme C, Mounier N, Casasnovas O, et al : Long-term results and competing risk analysis of the H89 trial in patients with advanced-stage Hodgkin lymphoma : A study by the Groupe d'Etude des Lymphomes de l'Adulte (GELA). Blood 107 : 4636-4642, 2006
23) Brice P, Colin P, Berger F, et al : Advanced Hodgkin disease with large mediastinal involvement can be treated with eight cycles of chemotherapy alone after a major response to six cycles of chemotherapy. Cancer 92 : 453-459, 2001

24) Aleman BMP, Raemaekers JMM, Tirelli U, et al：Involved-field radiotherapy for advanced Hodgkin lymphoma. N Engl J Med 348：2396-2406, 2003
25) Loeffler M, Brosteanu O, Hasenclever D, et al：Meta-analysis of chemotherapy versus combined modality treatment trials in Hodgkin disease. J Clin Oncol 16：818-829, 1998
26) Duggan DB, Petroni GR, Johnson JL, et al：Randomized comparison of ABVD and MOPP/ABV hybrid for the treatment of advanced Hodgkin disease：Report of an Intergroup Trial. J Clin Oncol 21：607-614, 2003
27) Canellos GP, Niedzwiecki D：Long-term follow-up of Hodgkin disease trial. N Engl J Med 346：1417-1418, 2002
28) Horning SJ, Hoppe RT, Breslin S, et al：Radiotherapy for locally extensive and advanced Hodgkin disease：Mature results of a prospective clinical trial. J Clin Oncol 2：630-637, 2002
29) Swerdlow AJ, Higgins CD, Smith P, et al：Myocardial infarction mortality risk after treatment for Hodgkin disease：a collaborative British cohort study. J Natl Cancer Inst 99：206-214, 2007
30) Engert A, Plütschow A, Eich HT, et al：Reduced treatment intensity in patients with early-stage Hodgkin's lymphoma. N Engl J Med 363：640-652, 2010

コラム ● 治療計画③　線量分割

外部照射の線量分割には，通常分割照射，過分割照射，加速過分割照射，寡(少)分割照射などがある（**表**）．

表　外部照射の線量分割

分割の種類	解説	照射例	対象となる主な癌
通常分割照射 (CF：conventional fractionation)	通常の照射法．	・1日1回，週5回，計25〜38回 ・1回 1.8〜2.0 Gy，計 50〜76 Gy	多くの化学放射線併用療法
過分割照射 (HF：hyperfractionation)	1日にかける量を朝と夕の2回にわけて照射する．同じぐらいの副作用でも総線量を増やせる．	・1回 1.2 Gy，1日2回，計 69.6 Gy/6週	非小細胞肺癌
加速過分割照射 (AHF：accelerated hyperfractionation)	増大速度の速い腫瘍に対して，1日2回照射する．	・1回 1.5 Gy，1日2回，計 45 Gy/3週	小細胞肺癌
寡(少)分割照射 (hypofractionation)	晩期毒性はあまり考慮せず照射期間を短くする．	・4 Gy 5回，8 Gy 単回	脳転移・骨転移などの緩和

Case 6

子宮頸癌術後

症例

45歳，女性．初発症状は，貧血，性器からの不正出血，易疲労感．子宮頸部腺癌Ｉｂ期（図1，2）．2ヵ月前に広汎子宮全摘＋傍大動脈リンパ節郭清術を施行．

Adenocarcinoma of the uterine cervix-mucinous adenocarcinoma, endocervical type, pT1b2, 4.6×3.2×2.5 cm, ly（＋），v（－），LN（4/82）．断端陰性．頸部壁の1/2をやや越えた深さまで浸潤あり．内膜浸潤なし．腟，基靱帯への浸潤なし．術後補助化学療法を施行（MEP療法×2サイクル）．化学療法後の補助放射線治療の依頼．

術後照射のエビデンス

根治切除例に対する術後補助療法は放射線治療（RT：radiotherapy）が標準治療である．1つのランダム化比較試験で術後照射群と無治療群の比較試験で前者に有意な再発割合の低下（2年無再発生存率：88% vs. 79%，$p=0.008$）が認められた[1]．しかし，全生存期間の延長に寄与したというランダム化比較試験はない．しかし，放射線の感受性が抗癌剤に比べ高いこと，比較的局所進展が中心で早期の段階から遠隔転移が少ないことから，術後放射線治療（PORT：postoperative radiotherapy）が長年にわたり標準治療を考えられてきた．

術後照射の適応

適応は，切除標本の病理組織診断で以下のいずれかまたは複数を満たす場合とする．ⓐ骨盤リンパ節転移陽性，ⓑ子宮傍組織浸潤，ⓒ原発巣の筋層浸潤が2/3以上，ⓓ腟切除断端から1 cm未満に癌が存在する，ⓔ傍大動脈リンパ節転移陽性．

照射野と線量

照射野は①全骨盤照射（ⓐからⓒのとき），②全骨盤＋傍大動脈リンパ節領域照射（ⓔのとき），③腟断端腔内照射（ⓓのとき）のいずれかである．腔内照射は外部照射と同日には行わないようにする．腔内照射は3日以上の間隔をあけて行うようにする．

外照射の線量は，50.4 Gy/28分割，腔内照射単独では6 Gy（粘膜下5 mmに）×5回，外照射＋腔内照射では，50.4 Gy＋4 Gy×2回もしくは6 Gy単回で行っている．

全骨盤照射で，予防照射領域に含める骨盤内リンパ節は，総腸骨＋外腸骨＋内腸骨＋閉鎖＋仙骨リンパ節の領域である．傍大動脈の上縁はTh12-L1間，下行腹部大動脈・下大静脈周囲7 mmまでを囲む（骨・筋肉は除くが腸管は除かない）．

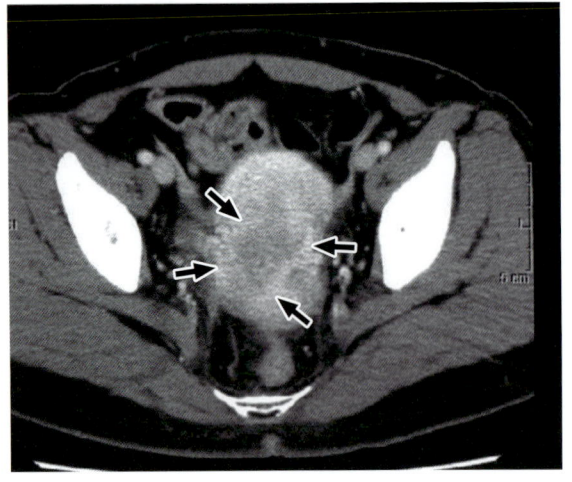

図1　術前の原発巣

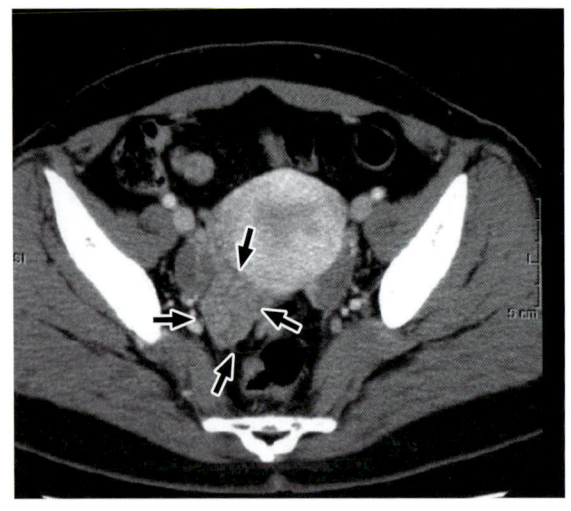

図2　術前のリンパ節転移巣

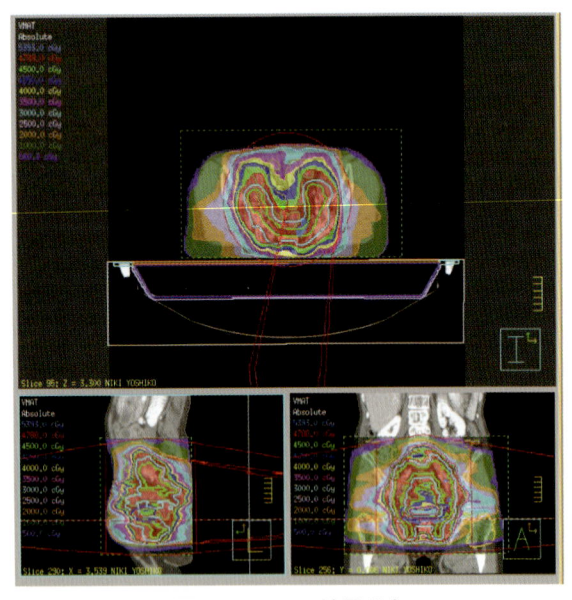

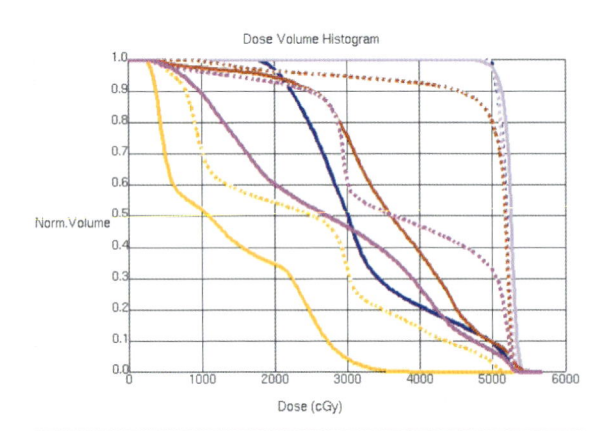

図3　IMRTの線量分布

図4　Dose Volume Histgram

　全骨盤＋傍大動脈リンパ節領域照射は前後2門あるいは直交4門照射にて行い，連続して照射野を形成する．計画用CT撮影時には膣断端部が認識できるよう造影剤を含ませたタンポンを膣内に留置する．

　リスク臓器の最大線量は，脊髄：48 Gy，左腎・右腎：ともに2/3以上は18 Gyを超えない，腔内照射単独の直腸：28 Gy，腔内照射単独の膀胱：30 Gyとする．

　強度変調放射線治療（IMRT：intensity-modulated radiation therapy）の有用性も報告されてきている[2]（**図3，4**）．当院でも，IMRTで術後照射を行っている．

術後照射による副作用

50%以上の症例に現れることがある副作用としては，①疲労，全身倦怠感，②食欲不振，吐き気，嘔吐，③腸炎・下痢，④血小板減少，⑤白血球（好中球）減少がある．

20%程度の症例に現れる副作用としては，①放射線皮膚炎・粘膜炎，②貧血，③膀胱炎，④重い下痢がある．

まれにしか起こらないが重い副作用は，①骨盤骨・大腿骨の骨折，不全骨折，②重篤な感染がある．

東大プロトコール

● 術後再発高リスク症例に IMRT（VMAT）で PTV 95% に 50.4 Gy/28 分割で照射．

文献

1) Sedlis A, Bundy BN, Rotman MZ, et al：A randomized trial of pelvic radiation therapy versus no further therapy in selected patients with stage IB carcinoma of the cervix after radical hysterectomy and pelvic lymphadenectomy：A Gynecologic Oncology Group Study. Gynecol Oncol, 73(2)：177-183, 1999
2) Brixey CJ, Roeske JC, Lujan AE, et al：Impact of intensity-modulated radiotherapy on acute hematologic toxicity in women with gynecologic malignancies. Int J Radiat Oncol Biol Phys 54(5)：1388-1396, 2002

Case 7

子宮体癌術後

症例

65歳，女性．K-PS 90%．子宮体癌の術後．

術前の造影MRI検査（図1）では，T2強調像で子宮内膜は拡大し，正常内膜より低信号を示す子宮内膜癌を認めた．横断像では筋層厚は均一にみえるが，矢状断で子宮頂部の筋層に菲薄化あり．有意なリンパ節腫大は認めなかった．造影CT検査でも骨盤内や傍大動脈領域に有意なリンパ節腫大は認めなかった．準広汎子宮全摘術＋両側付属器切除術＋骨盤・傍大動脈リンパ節郭清術を施行し，病理所見は，「組織型：類内膜腺癌，組織分化度：グレード3（腺管形成は乏しく，充実性配列を主体とする），腫瘍径：51×32×16 mm，浸潤の深さ：c（筋層まで浸潤している，1/2を超える），リンパ管侵襲（＋），静脈侵襲（−），リンパ節転移：0/65」で，術後再発予防目的の照射を依頼．

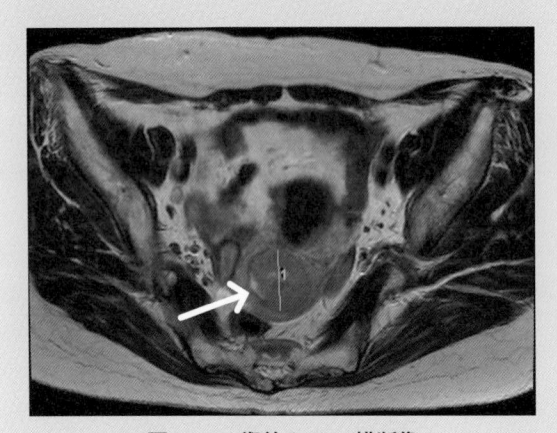

図1-1 術前のMRI横断像

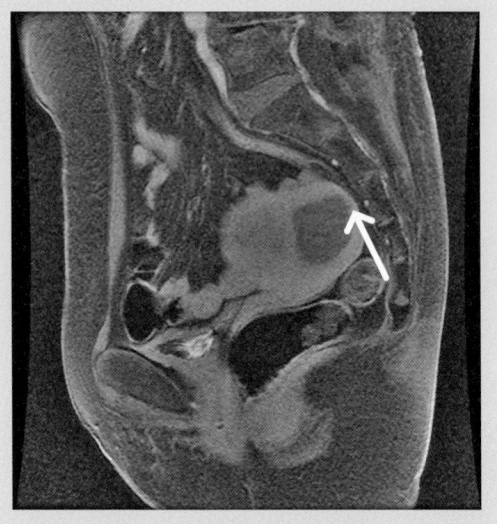

図1-2 術前のMRI矢状断

表1 術後放射線治療について

研究	年度	対象	割り付け群	結果
GOG33[1]	2001	I〜III期（中リスク）	RT observe	再発率15% 再発率30% ⇒術後照射は必要
GOG99[2]	2004	中等度リスク IB期＋IC期＋潜在II期	WPRT：50 Gy observe	再発率3%, 4年生存率92% 再発率12%, 4年生存率86% ＊さらに高中リスク/低中リスクに分類. ⇒高中リスク群では再発率 RT（＋）vs RT（－）＝6% vs 26% ⇒中リスクには術後照射は有用, さらにリスクにより対象を決めるべき.
PORTEC[3]	2000	IB期（グレード2〜3） IC期（グレード1〜2）	RT：46 Gy observe	局所再発率4%, 5年生存率81%, 有害事象25% 局所再発率14%, 5年生存率85%, 有害事象6% ⇒局所再発には有用, OSは同等

子宮体癌とは

子宮体癌は女性では乳癌, 肺癌, 直腸癌に次いで多い癌である. 発症のリスク因子には閉経の遅延, 未産婦, 肥満, タモキシフェン, ピルの服用歴などがある. 75%が類内膜腺癌である. 腺癌成分に占める充実性増殖の占める割合によってグレード1から3に分類される（グレード1：5%以下, グレード2：5〜50%, グレード3：50%を超える）. 主要なリンパ経路は骨盤リンパ節へ行くが, 傍大動脈リンパ節への直接の転移もみられる.

治療方針

子宮体癌の約85%は切除可能な早期であり, 治療の第1選択は根治的切除術である. 子宮体癌術後症例に対する術後照射は肉眼的治癒切除後の予防照射で, 骨盤内の再発を制御し遠隔成績の向上を目的として行われる. 一方, 手術と放射線治療（RT：radiotherapy）とを併用すると有害事象が増加する. 特に, 骨盤リンパ節郭清後の全骨盤外部照射では下肢のリンパ浮腫などの有害事象の発症率が高くなる.

最近のランダム化比較試験（表1）[1〜3]では, 照射群は非照射群と比較し, 骨盤内制御率は良好であるが累積生存率は改善しなかったという報告がある. GOG 99試験[2]では, 広汎子宮全摘術＋両側付属器切除術＋骨盤・傍大動脈リンパ節サンプリング＋腹腔内細胞診を行ったIB〜潜在II期の392人を術後全骨盤照射ある・なしで割り付けた. 全骨盤照射を追加することで局所再発率は12%から3%にまで改善できた. 高・中等度リスク群（全症例の1/3）では26%から6%と特に改善が著明であった. 全生存率は86%から92%に上昇したが, 有意差はなかった.

本邦では一般に骨盤リンパ節郭清が行われているが, 欧米では婦人科腫瘍専門医でも45%が標準的に骨盤リンパ節郭清を行っているにすぎない[4].

術後化学療法

全腹腔照射（WAI）（全骨盤照射とは別物）の役割は化学療法に取って替わられつつある[5].

子宮体癌の術後療法として, RTと化学療法のどちらを選択すべきかに関して, 本邦のJGOGによる, 中〜高リスク群に対する全骨盤照射と化学療法（CAP療法）との多施設共同ランダム化比較試験（JGOG2033）では, 5年無再発生存率（術後照射84% vs. 化学療法82%）, 5年全生存率（術後照射85% vs. 化学療法87%）ともに両群に有意差はなかった[6]. すなわち, 術後補助療法として, CAP療法は術後照射と同等の有用性があった.

その他の, 術後の補助療法として化学療法を用いるかRTを用いるかのランダム化比較試験の結果も術後補助化学療法が術後照射と比べて同等以上の成績であった（表2）[5,6].

表2 術後化学療法 vs. 術後照射

研究	年度	対象	術後治療	結果
GOG122[5]	2006	Ⅲ〜Ⅳ期	RT AP療法	AP療法群のほうがPFS・OSよい 毒性強く、コンプライアンス低い AP療法は局所コントロール不十分 AP療法は奏効期間短い
JGOG2033[6]	2008	ⅠC〜ⅢC期	RT CAP療法 （ADMが低用量）	PFS・OSともに同等 intermediate-high risk群ではCAPのほうが成績よい

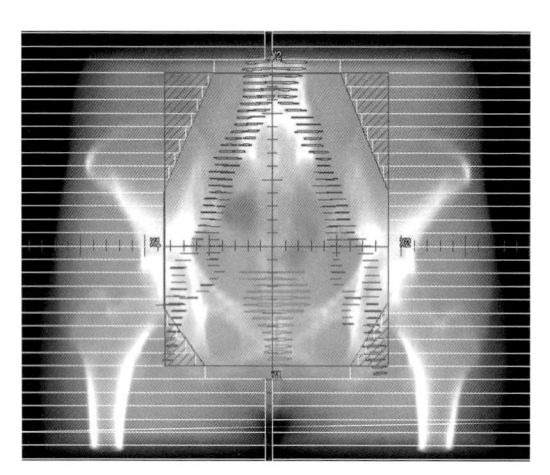

図2-1 前後門のBEV（beam's eye view）

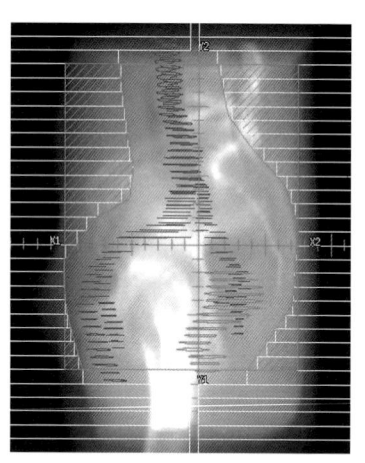

図2-2 左右門のBEV

再発のリスク因子

一般的に術後の再発リスクは、手術進行期、組織型、組織分化度、骨盤ならびに傍大動脈リンパ節転移、腹腔細胞診、脈管侵襲、腫瘍径などで決定されるが、手術進行期分類に採用されている予後因子としては、さらに筋層浸潤[7]、頸管浸潤、付属器/漿膜/基靱帯進展、膣壁浸潤、膀胱/直腸浸潤、腹腔内播種、遠隔転移などが挙げられる。これらの因子の組み合わせから再発リスクは、低リスク群、中リスク群、高リスク群に分類される[8]。最近の報告では、中リスク群での術後療法の遠隔成績を考慮して、中リスク群をさらに低〜中（low-intermediate）リスク群と高〜中（high-intermediate）リスク群に分類する試みもある[2,9]。

成績

本邦の術後照射の成績はFIGO Ⅰ期65〜83%、Ⅱ期65〜100%、Ⅲ期53%、Ⅳ期50%と比較的良好である。欧米の成績はⅠA期91%、ⅠB期88%、ⅠC期81%、ⅡA期77%、ⅡB期67%、ⅢA期60%、ⅢB期41%、ⅢC期32%、ⅣA期5%である。

術後照射の方法

全骨盤照射（上縁はL4〜5レベル）を行う（図2）。傍大動脈リンパ節照射がどのような症例に有用であるか不明である。1.8Gy×28回＝50.4Gy投与する。4門照射では前後対向2門照射よりも有害事象発症率が低いとされている。術後全骨盤外部照射を行う場合には、有害事象発症率の低減のために、10MV以上のエネルギーのX線を用いる必要がある。傍大動脈リンパ節転

表3　術後腔内照射の意義

研究	症例数	対象	再発率	骨盤内再発率	膣再発率	遠隔再発率	5年OS	5年PFS
Wisconsin[10]	191	ⅠA～B期（グレード1～2）		0.5%		1%	95%	98%
MSKCC[11]	382	ⅠB期（グレード1～3）ⅡB期（グレード1～2）20%：surgical staging		5%	2%	3%	93%	93%
Swedish Medical Center[12]	164	ⅠB～Ⅱ期	8.5%	0.6%	1.2%	6%	87%	90%
Canada[13]	53	ⅠC期	5.7%	1.9%	0%	3.8%	91%	
William Beaumont Hospital[14]	50	Ⅰ～潜在Ⅱ期（グレード1～3）	4%	0%	2%	0%	97%	97%
Mayo Clinic[15]	100	ⅠA～ⅠC期（グレード1～3）		0%	0%	0.3%	98%（これのみ3年）	93%

移が陽性だった症例ではそこまで照射野に含める．

Ⅰ期の場合，欧米では，場合によっては術後に外照射は行わずに術後腔内照射のみを施行している（表3）[10～15]．

術後照射の副作用

治療期間中および治療終了直後に出現する副作用としては，宿酔（中頻度）・下痢（高頻度）・照射野内の皮膚炎（低頻度）などが出現してくる可能性がある．これらの副作用は治療終了後すみやかに改善する．

治療後期間をおいて出現する副作用としては，手術時の骨盤内リンパ節郭清が原因の下肢リンパ浮腫（症状は下肢のむくみと疼痛）がRTにより悪化する場合がある（中程度）．RT終了後，数ヵ月以降に放射線による腸閉塞や腸穿孔（多くは小腸）が発生する場合がある（3～5%）．RT終了後，数ヵ月以降（4～5年後に初めてみられることもあるが）に放射線による尿道炎（3～5%）・膀胱炎（排尿時痛）（2～4%）・直腸炎（下血・血便）（2.5～4.0%）が発生する場合がある．また，RT終了後，数ヵ月以降に骨盤骨の不全骨折が発生する場合（5%未満）がある．さらにまれな副作用としては，10～15年後に2次発がん（肉腫など）などをきたす可能性もある．

PORTECのランダム化比較試験[3]では，すべてのグレードを含めた晩期有害事象発生率は，全骨盤外照射群で26%であった．大部分は無症状か軽症のグレード1で17%であった．重篤な晩期有害事象発生率（グレード3～4）は，5年目で3%だった．その大部分は消化管障害であった．グレード1～2の尿路障害は8%，骨障害は4例に認められた．

リンパ節転移検索を含めた手術進行期決定後の全骨盤外照射について検討したGOGのランダム化比較試験（GOG99）では，照射群で消化管障害・血液毒性・尿路障害が有意に増加した．また，全骨盤外部照射群190例中，重篤な小腸閉塞（グレード3～4）が6例に認められた[2]．

術後照射による重症の晩期有害事象発症率は，子宮全摘出術＋両側付属器摘出術後の全骨盤外部照射で2～6%，さらに膣腔内照射を加えると4～13%，子宮全摘出術＋両側付属器摘出術後の膣腔内照射単独で0～7%，骨盤リンパ節郭清後の全骨盤外部照射で7～18%程度とされている．なお，急性の有害事象発症症例では晩期有害事象の発症を伴うことが多いという報告もある．

参考：TNM分類（表4）

表4　TNM分類要約

TNM	子宮体部	FIGO
T1	子宮体部（子宮頸管内膜腺を含む）に限局	Ⅰ期
T1a	子宮内膜または子宮筋層の1/2未満に限局	ⅠA期
T1b	子宮筋層の1/2以上	ⅠB期
T2	子宮頸部への広がり	Ⅱ期
T3/N1	局所または所属リンパ節	Ⅲ期
T3a	漿膜/付属器	ⅢA期
T3b	腟/子宮周辺	ⅢB期
N1	所属リンパ節転移	ⅢC期
T4	膀胱粘膜，腸管粘膜	ⅣA期
M1	遠隔転移	ⅣB期

東大プロトコール

●以前

予後不良因子があった症例に術後に全骨盤照射．50.4Gy/28分割．4門box照射．10MV．腟断端陽性症例には全骨盤照射後にシリンダーで腟内照射6Gy1回を追加．

手術病理で傍大動脈リンパ節転移が陽性であった症例でのみ傍大動脈リンパ節照射を施行（通常は骨盤内リンパ節領域まで）．

より再発リスクの高い症例（予後不良因子が2個以上など）⇒術後化学療法を術後照射に先行して併用．

組織分化度がグレード1：CAP療法（シクロホスファミド/ドキソルビシン/シスプラチン）

組織分化度がグレード2～3：TC療法（パクリタキセル/カルボプラチン）

●現在

JGOG2033の結果を受け，術後照射は全例で施行していない．全例，手術で傍大動脈リンパ節まで郭清し，術後補助療法が必要な症例には術後化学療法単独としている．

文献

1) Morrow CP, Bundy BN, Kurman RJ, et al：Relationship between surgical-pathological risk factors and outcome in clinical stage Ⅰ and Ⅱ carcinoma of the endometrium：a Gynecologic Oncology Group study. Gynecol Oncol 40：55-65, 1991

2) Keys HM, Roberts JA, Brunetto VL, et al；Gynecologic Oncology Group：A phase Ⅲ trial of surgery with or without adjunctive external pelvic radiation therapy in intermediate risk endometrial adenocarcinoma：a Gynecologic Oncology Group study. Gynecol Oncol 92：744-751, 2004

3) Creutzberg CL, van Putten WL, Koper PC, et al：Surgery and postoperative radiotherapy versus surgery alone for patients with stage-1 endometrial carcinoma：multicentre randomised trial. PORTEC Study Group. Post Operative Radiation Therapy in Endometrial Carcinoma. Lancet 355：1404-1411, 2000

4) Naumann RW, Higgins RV, Hall JB：The use of adjuvant radiation therapy by members of the Society of Gynecologic Oncologists. Gynecol Oncol 75：4-9, 1999

5) Randall ME, Filiaci VL, Muss H, et al：Randomized phase Ⅲ trial of whole-abdominal irradiation versus doxorubicin and cisplatin chemotherapy in advanced endometrial carcinoma：Gynecologic Oncology Group study. J Clin Oncol 24：36-44, 2006

6) Susumu N, Sagae S, Udagawa Y, et al；Japanese Gynecologic Oncology Group：Randomized phase Ⅲ trial of pelvic radiotherapy versus cisplatin-based combined chemotherapy in patients with intermediate- and high-risk endometrial cancer：a Japanese Gynecologic Oncology Group study. Gynecol Oncol 108：226-233, 2008

7) Alektiar KM, McKee A, Lin O, et al：The significance of the amount of myometrial invasion in patients with Stage Ⅰ B endometrial carcinoma. Cancer 95：316-321, 2002

8) Lurain JR：Uterine cancer. In：Berek JS ed. Novak's Gynecology 13th ed. Lippincott Williams & Wilkins, Philadelphia, pp1143-1147, 2002

9) Creutzberg CL, van Putten WL, Warlam-Rodenhuis CC, et al：Outcome of high-risk stage Ⅰ C, grade 3, compared with stage Ⅰ endometrial carcinoma patients：the Postoperative Radiation Therapy in Endometrial Carcinoma Trial. J Clin Oncol 22：1234-1241, 2004

10) Petereit DG, Tannehill SP, Grosen EA, et al：Outpatient vaginal cuff brachytherapy for endometrial cancer. Int J Gynecol Cancer 9：456-462, 1999

11) Alektiar KM, Venkatraman E, Chi DS, et al：Intravaginal brachytherapy alone for intermediate-risk endometrial cancer. Int J Radiat Oncol Biol Phys 62：111-117, 2005

12) Horowitz NS, Peters WA 3rd, Smith MR, et al：Adjuvant high dose rate vaginal brachytherapy as treatment of stage Ⅰ and Ⅱ endometrial carcinoma. Obstet

Case7 子宮体癌術後

Gynecol 99：235-240, 2002
13) Rittenberg PV, Lotocki RJ, Heywood MS, et al：High-risk surgical stage 1 endometrial cancer：outcomes with vault brachytherapy alone. Gynecol Oncol 89：288-294, 2003
14) Jolly S, Vargas C, Kumar T, et al：Vaginal brachytherapy alone：an alternative to adjuvant whole pelvis radiation for early stage endometrial cancer. Gynecol Oncol 97：887-892, 2005
15) Solhjem MC, Petersen IA, Haddock MG：Vaginal brachytherapy alone is sufficient adjuvant treatment of surgical stage Ⅰ endometrial cancer. Int J Radiat Oncol Biol Phys 62：1379-1384, 2005

コラム ●合併症（有害事象）

合併症（有害事象）は，急性期合併症と晩発性合併症に分けられる．

急性期合併症は放射線治療期間中または終了直後のもので，基本的に可逆性であり，例として脱毛，皮膚炎（図a），咽頭炎，下痢などがあげられる．

晩発性合併症は，放射線治療終了後6ヵ月以上のもので，不可逆性で，例として放射線皮膚壊死（図b），放射線脳壊死（図c），皮膚潰瘍，肺線維症，消化管潰瘍・穿孔（図d，e），誘発癌などがあげられる．

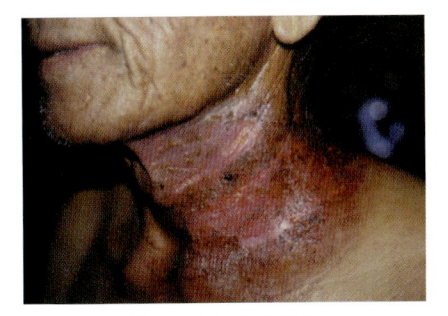

図a　放射性皮膚炎

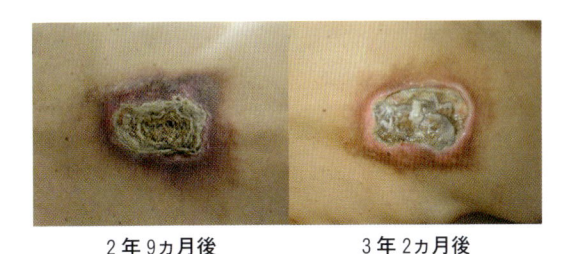

2年9カ月後　　3年2カ月後

図b　放射線皮膚壊死

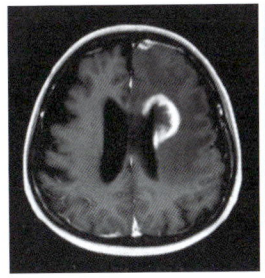

図c　放射線脳壊死

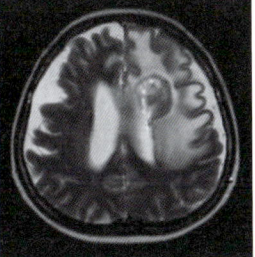

図d　放射線性小腸穿孔

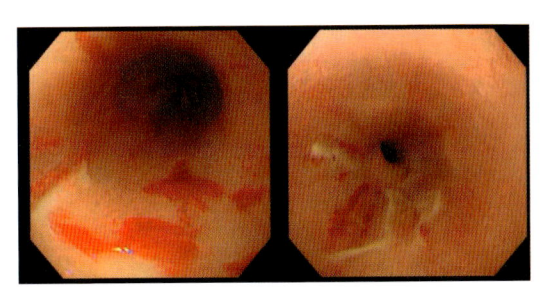

図e　放射性食道炎

Case 8

直腸癌術前

症例

62歳，女性．直腸癌術前．初発症状は残便感．

直腸癌，Rab，全周性狭窄（**図1**）．下部内視鏡で，肛門縁（AV：anal verge）より4～10 cm（下縁は第1ヒューストン弁にかかる），全周性狭窄病変を認めた（**図2**）．肉眼型はtype 2．cT3N0M0，ⅡA期．術前CRTの依頼．

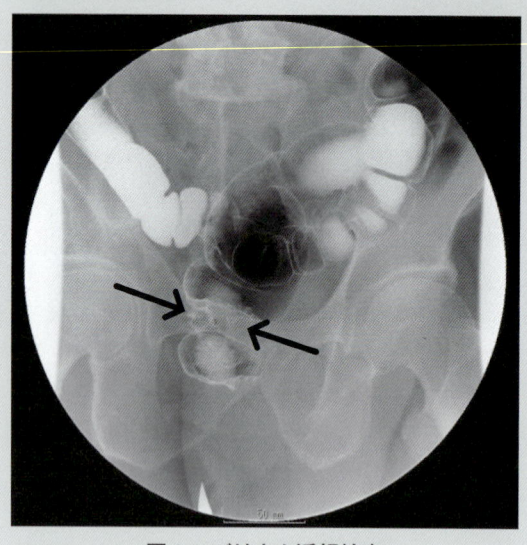

図1　バリウム透視検査

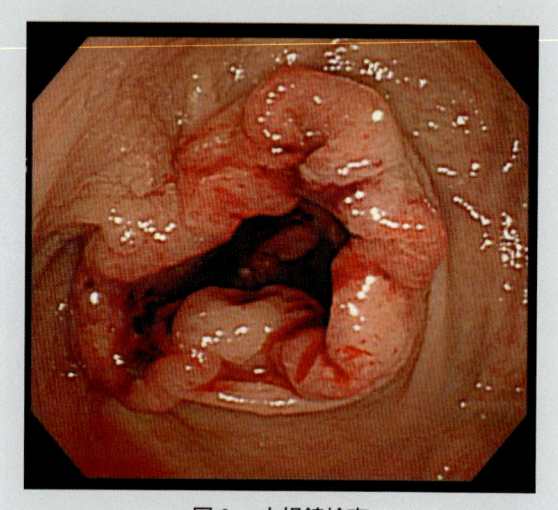

図2　内視鏡検査

大腸癌・直腸癌とは

大腸癌（colorectal cancer）とは，大腸（盲腸，結腸，直腸）に発生する癌のことである．部位別に盲腸癌（cecum cancer），結腸癌（colon cancer），直腸癌（rectum cancer）とよばれる．わが国では胃癌を追い越し，肺癌に次いで2番目に多くなっている．大腸癌で最も多くみられる病理組織型は腺癌で，全体の95％を占めている．直腸とは，大腸のうち仙骨上端から肛門管直上までの部分である．直腸と肛門は解剖学的には上皮で区別されるが，外科学的には肛門括約筋より上部

表1　術前放射線療法を支持する第Ⅲ相試験

試験名	治療群	局所再発率（％）	5年生存率（％）
Swedish[4]	手術単独	27	48
	NART	11	58
Dutch[5]	TME単独	11	82（2年）
	NART	6	82（2年）
Polish[6]	短期NART	9	67
	NACRT	14	66
EORTC22921[7]	NART	17/8	65
	NACRT	9/10	66
FFCD9203[8]	NART	17	68
	NACRT	8	67
German[9]	NACRT	6	76
	POCRT	13	74

TME：全直腸間膜切除術（total mesorectal excision），
NART：術前放射線療法（neoadjuvant radiotherapy），
NACRT：術前化学放射線療法（neoadjuvant chemoradiotherapy），
POCRT：術後化学放射線療法（postoperative chemoradiotherapy）

が直腸，下部が肛門管と解剖学的な区別より上位となっている．直腸は上部から Rs，Ra，Rb（a は above，b は bellow）の3つに分けられる．Rs と Ra は第2仙椎下縁で，Ra と Rb は腹膜反転部で区別される．

治療方針

少なくとも欧米では，術後 CRT（chemoradiotherapy）がⅡ～Ⅲ期の局所進行直腸癌（T3～4 or LN＋）の標準治療である．最近は局所進行の中・下部直腸癌に対する術前 CRT も行われている[1,2]．局所再発率を10％未満に抑えられる．中・下部局所進行直腸癌において，術前 CRT による，down-staging・括約筋温存・局所再発率低下・生存率改善・手術時の断端陰性率上昇の効果が報告されている[3]．

最近は完全切除や全直腸間膜切除（TME：total mesorectal exision）により局所再発率は低下（特に cT3N0M0 で）し，術後治療なしでも局所再発率は5％未満である．このため，Ⅱ期の直腸癌全例に局所再発低下目的の術後治療を行うのは適切でない．実際のところ，近年の大腸・直腸癌に対する術後化学療法はⅢ期（N＋）患者の生存率を向上させてきた．しかしⅡ期についての化学療法はまだ議論の余地がある．予後の悪い場合のみで化学療法を行うべきであろう．

術前放射線療法（NART）（表1）

cT2～T4，N0～1 の直腸腺癌を対象としている．上位直腸と中位直腸の境界が AV から10cm ぐらいである．したがって，術前 CRT の適応としては，AV から12～15cm 以内としている施設が多い．手術は術前 CRT 終了後6～8週以内に行うことが多い．直腸癌では，術前 RT 後4週以内に手術するよりも，4週以上あけたほうが，成績が良好であるという報告がある．

Folkesson ら[10]は，直腸癌術前照射（NART：neoadjuvant radiotherapy）で生存率への有意差を認めた初めてのランダム化比較試験の長期観察結果を報告した．1987～1990年に1,168例が Swedish Rectal Cancer Trial に登録された．908例に根治的手術が施行され，そのうち454例が手術単独，454例に NART（25 Gy/5分割）を施行し照射後1週間以内に手術が行われた．全生存率（OS：overall survival）は，NART 群で38％，非照射群で30％だった（$p=0.008$）．原病生存率は，NART 群で72％，非照射群で62％だった（$p=0.03$）．局所再発率は，NART 群で9％，非照射群で26％だった（$p<0.001$）．局所再発率の減少は，AV から10cm 以上の群では同等だったが，すべての腫瘍の高さでは有意差が認められた．長期の経過観察期間で直腸癌に対して25 Gy/5分

割のNARTを施行した後に根治的手術を施行することは全生存期間，原病生存期間，局所再発率に有益であると結論づけた．観察期間中央値で13年（範囲3～15年）とかなり長期で経過観察を行った後でも，全生存率，原病生存率，局所再発率に有意差を認めたと報告している．

術前・術後の化学放射線療法の比較

2007年にMRC CR07試験の結果が報告された[11]．1,350例を25 Gy/5分割の術前照射（NART）後TMEを施行する群とTME後に45 Gy/25分割の術後化学放射線療法（POCRT：post operative chemoradiotherapy）を施行する群に分けた研究で，3年の局所再発率，原病生存率ともに有意に術前照射群が勝っていた．

術前CRTと術後CRTの両方を含めたMDACC（米国テキサス大学M.D.アンダーソン癌センター）からの報告でも，554症例中で局所（＝照射野内）再発したのは46症例（9%）だった．うち，9症例では遠隔転移もあった[12]．その報告のなかで，併用化学療法のレジメンとしては5-FU系（ボーラス，持続静注，経口）が用いられていた．5-FU持続静注はさまざまな有害事象（好中球減少から掌蹠膿疱症まで）がみられたが，奏効率はよかった．しかし生存率は週1回のボーラス投与よりも不良だった．病理学的な完全寛解（pCR：pathological complete response）率は67％ vs. 10％であった．

2004年に発表されたGerman Rectal Cancer Study Groupからの報告[9]で，局所進行直腸癌（Ⅰ期は除外）に対する術前CRT（399症例）vs. 術後CRT（237症例）のランダム化比較試験を行った．5年目の全生存率は術前CRT群76％ vs. 術後CRT群74％と同等だった（p＝0.80）．無病生存率も68％ vs. 65％で同等であった（p＝0.32）．局所再発率は術前CRT群13％ vs. 術後CRT群6％と術前群で有意に良好な結果であった（p＝0.006）．遠隔転移発生率は術前CRT群38％ vs. 術後CRT群36％と同等であった（p＝0.84）．グレード3～4の急性期毒性（p＝0.001）も晩期毒性（p＝0.01）もともに術前CRT群で術後CRT群よりも有意に発生率が低かった．

術前放射線療法と術前化学放射線療法の比較

化学療法の併用に関しては，2006年に報告されたPolish Rectal Cancer Trial（PRCT）では，短期照射単独と通常の分割照射でのCRTとを比較しており局所制御や生存における有意差は認められなかった[13]．同様に2006年に相次いで報告されたEORTC 22921[14]とFFCD 9203[8]でも，CRTは放射線単独と比べ生存における有意差はないとの結論になってしまった．

手術術式

手術術式が問題となる下部直腸癌では，欧米では直腸間膜内の全リンパ節郭清，すなわちTMEが標準術式である．一方，わが国では施設間格差が大きく，専門施設ではTMEまたはTSME（tumor specific mesorectal excision）＋骨盤内側方リンパ節郭清を標準術式としている場合が多いが，側方郭清は施行せずにTME（またはTSME）のみを施行している施設，術前または術後に放射線治療（RT：radiotherapy）±化学療法を施行している施設もある．

直腸癌の術式としては，TME（前方切除または腹式会陰切除），直腸前方切除術（RAR：rectal anterior resection），定位前方切除術（LAR：low anterior resection），abdominal perineal excision（Miles），Hartman，局所切除術，直腸結腸切除術などが選択される．人工肛門にするかどうかは低位の直腸癌では術者の決定とする．直腸間膜リンパ節転移のリスクはcT0で2％，cT1で15％，cT2で17％，cT3で38％という報告がある[15]．

照射方法

照射方法に関しては，腹臥位で，放射線エネルギーは10 MV以上，50 Gy/25 Frまたは50.4 Gy/28分割．臨床的標的体積（CTV：clinical target volume）には肉眼的病変に加えて直腸間膜内の内腸骨と仙骨前リンパ節を含む．計画的標的体積（PTV：planning target volume）はCTVに10～15 mmのマージンを付けたものとする．照射野の上縁は内外腸骨リンパ節分岐レベ

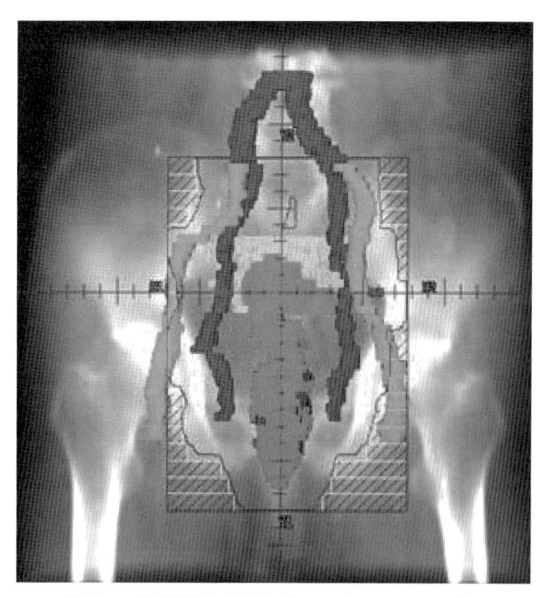

図3　前後門のBEV（beam's eye view）

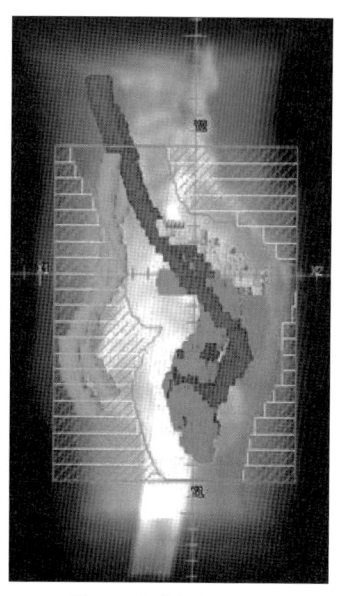

図4　左右門のBEV

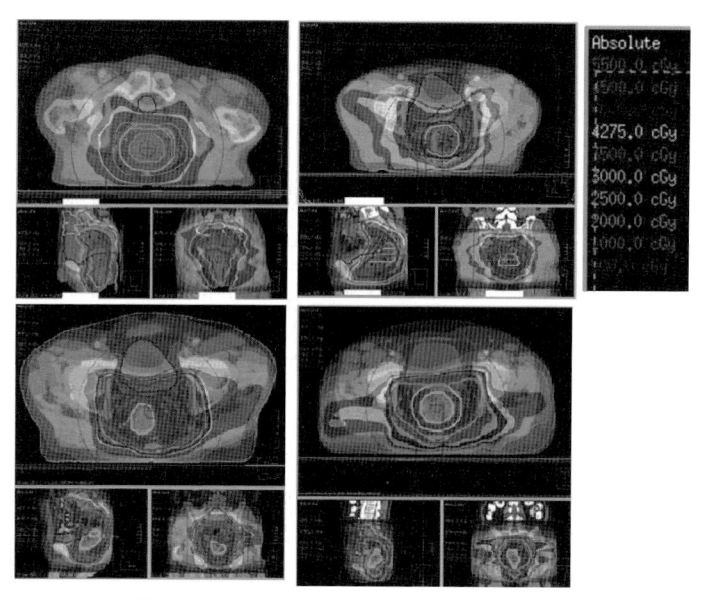

図5　VMATによるIMRT-SIBの線量分布

ル，下縁は腫瘍の3〜5cm尾側（下縁：原発巣の3cm尾側または閉鎖孔下縁）．前後門の外側縁は骨盤壁の外側1.5〜2cm．左右門の前縁は恥骨結合または恥骨結合にマージンを付ける．仙骨岬角（sacral promontory）の3cm前方，後縁は仙骨の10〜15mm後方としている．3門照射（後方1門＋左右対向2門）または4門box照射で行う（**図3, 4**）．

MDACCでは術前または術後に全骨盤部に45Gy/25分割±boost 7.5〜8Gyを施行している．局所再発のうち，2/3が照射野内再発，残り1/3が照射野外再発だった．

照射野内再発の部位としては，56%が骨盤下位，22%が仙骨前面領域（presacral region）であった．cT4, pT4, pN1〜2では有意に局所再発が多かった（高リスク群）．cN病期，AVからの距

表2 オキサリプラチンを含む術前化学放射線療法の第Ⅱ相試験

筆頭著者	併用薬剤	総線量	pCR率	グレード3〜4の毒性
Swedish[28]	カペシタビン	50.4 Gy	16%	下痢:12%, 神経障害:18%
Hospers[29]	カペシタビン	50.4 Gy	10%	下痢:18%
Machiels[26]	カペシタビン	45 Gy	14%	下痢:30%, 嘔吐:5%, 神経障害:5%, アレルギー反応:5%, 疲労:5%, 痛み:5%
Aschele[30]	5-FU	50.4 Gy	28%	下痢:16%, 皮膚炎:12%, 貧血:4%
Fakih[31]	カペシタビン	50.4 Gy	24%	下痢:20%, 脱水:8%, 悪心:4%, 嘔吐:4%, 感染:4%
Carlomagno[32]	カペシタビン	45 Gy	21%	嘔吐:2%, 下痢:2%

離,術式,照射野(マージン),照射線量などは局所再発の危険因子ではなかった.骨盤下位と仙骨前面に十分な boost RT を行うべきであると提言している[12].RTOG(Radiation Therapy Oncology Group)でも,直腸癌 CRT の前向き研究で仙骨を十分に boost field に含めるべきであると提言している[16,17].

断端陽性例に術中照射を行うという報告もある[18].仙骨前面と骨盤尾側の再発に対して効果があるかは不明であるが,EORTC の試験で術前照射に化学療法を追加すると局所制御率が上昇するという報告がある[19].強度変調放射線療法(IMRT:intensity-modulated radiation therapy)を用いるという報告もある[20〜23].

当科でも 2012 年の 1 月以降,小腸などの危険臓器を守りながら,手術時の pCR 率の向上を目指して,標的体積内同時ブースト(SIB:simultaneous integrated boost)法を用いた回転型強度変調放射線治療(VMAT-IMRT:volumetric modulated arc therapy-intensity modulated radiation therapy)を施行している.

予防照射領域に 45 Gy(95%領域で処方),肉眼的腫瘍体積(GTV:gross tumor volume)領域に 55 Gy を 25 分割としている(図5).併用の化学療法としては,UFT(テガフール・ウラシル)/ロイコボリン(ユーゼル®)±イリノテカン(カンプト®)としている.

予防的リンパ節領域は,内腸骨 LN+閉鎖 LN+仙骨前 LN+上方 LN を,CTV には,直腸間膜も含める.肛門管はできるだけ照射野から外す.PTV の上縁は L5〜S1 間,下縁は原発巣下縁から 4 cm,側縁は小骨盤腔 1.5 cm 外側,前縁は恥骨結合後縁,後縁は仙骨後縁とする.

術前 CRT による腫瘍の反応は無増悪生存期間(PFS:progression-free survival)や OS に相関することがこれまで多くの報告で示されている.したがって,術前 CRT では可能な限り pCR を目指すような努力が大事である.

併用化学療法＋分子標的薬

Pasetto ら[24]は,cT3N0M0(Ⅱ期)の直腸癌において,術前 CRT の化学療法のレジメンとしては 5-FU の 24 時間持続投与のほうが 5-FU のボーラス投与よりもグレード 2 以上の有害事象が有意に少なかったと報告した($p=0.043$).同じ報告のなかで,2/3 の症例で下部直腸癌でありながら,括約筋を温存できたと報告している.おそらく術後の補助化学療法(FOLFOX4 療法,カペシタビン(ゼローダ®),5-FU/LV 療法,Machover 療法など)も加えるとよいと推奨している.

最近は,直腸癌に対する化学療法のレジメンとしてカペシタビンに注目が集まっている.いくつかの報告によるとカペシタビン+オキサリプラチン(エルプラット®)は術前 CRT による pCR 率を 14〜24%に上昇させた(表2)[25〜32].カペシタビンは本邦で開発された 5-FU 系の経口抗癌剤である.副作用としては皮膚障害(アクネ様湿疹)の頻度が高い.現在,NSABP R-04 試験で,カペシタビン vs. オキサリプラチンのランダム化比較試験が実行中である.

イリノテカン+5-FU の報告では術前 CRT 後の pCR 率は 14〜28%である[33,34].しかし従来の 5-FU よりもさらによいとはいえず,急性障害も

ある.

セツキシマブ（アービタックス®）：初日400 mg，それ以降250 mg/m²を週1回投与＋5-FU：225 mg/m²/日×24時間持続投与×35日間（5週）を用いた術前CRTの報告[35]ではpCR率8％，腫瘍消退率26％，down staging 60.5％だった．down stagingは，腫瘍サイズが5 cm未満57.0％ vs. 5 cm以上86.6％と，腫瘍サイズが大きいほうが，反応が良好であった．副作用としては下痢が多かった（グレード3～4：7.5％）．局所制御率は改善したが，無病生存期間や全生存期間は改善しなかった．40人中11人（27.5％）が治療中断した．うち5人が治療中止，6人が一時的中断（セツキシマブの副作用により）であった．セツキシマブは，上皮成長因子受容体（EGFR）に結合して，EGFRの働きを阻害するモノクローナル抗体である．

セツキシマブ＋カペシタビンまたはイリノテカンまたはオキサリプラチンでのグレード3～4の下痢の発生頻度は5～20％程度である．他の報告でもCRT（5-FU）＋セツキシマブでの術前CRT後のpCR率はよくない[36]．しかし，Czitoらが報告したReviewでは[37]，直腸癌の術前セツキシマブ＋RT（50.4 Gy）でpCR率が5～12％と劇的に改善した．

5-FUを用いた術前CRTの研究[38]では，pCR率15％だった．術前CRT後にp21発現が上昇かつMIB-1値が上昇する症例では治療効果は低かった．上記のセツキシマブ＋5-FUの術前CRTの研究[35]よりも治療中断割合は低かった．

直腸癌の術前CRTにベバシズマブ（アバスチン®）を加えた第II相試験の結果報告がMDACCから発表された[39]．術前にベバシズマブ5 mg/kg（2週ごと，1日目，15日目，29日目に）＋カペシタビン900 mg/日（照射施行日のみ投与）＋RT 50.4 Gy/28分割/5.5週を25症例に施行した．基本的に術後にも化学療法を追加投与した．80％がcT3N＋（残りの20％はcT3N0）だった．その結果，括約筋温存率72％，pCR率32％と良好な結果であった．ベバシズマブは血管内皮細胞増殖因子（VEGF）を標的とする分子標的治療薬である．

当症例の治療結果

当症例では術前CRT後，人工肛門は避けられ"low anterior resection（超低位前方切除）"を施行した．病理では，治療に伴う癌の消失はあるが1/3未満で，治療効果はグレード1aであった．

照射に伴う合併症

治療期間中から治療終了直後に出現する副作用としては，宿酔（悪心・嘔吐・全身倦怠感・食欲不振など），下痢（ほぼ必発），直腸粘膜炎（排便時の疼痛や出血など），膀胱炎・膣炎（頻尿・排尿時痛・自発痛など）がみられる．抗癌剤を併用している場合には骨髄抑制が強めに出ることがある．

女性の場合，卵巣の永久的な機能低下がみられる．男性では，不能になることがあるが，逆に造精機能障害が起こらない場合や，数年で改善する場合がある．

RT終了後時間をおいて出現する副作用としては，放射線直腸炎（直腸粘膜からの出血．5％未満）や腸閉塞・線維性狭窄（手術の影響も合わせて，腸の通過が悪くなり，手術が必要となる場合もある）や，下腹部から下肢のリンパ浮腫・しびれなどがある．その他のまれな副作用としては，腸管穿孔による腹膜炎・膀胱萎縮・照射部位の2次発がん・肛門狭窄や便失禁・骨盤骨折などがある．

術前化学放射線療法＋小線源腔内照射

最近は，術前CRTの後に，小線源腔内照射を加える努力もされている．

Danish試験[40]では，進行T3直腸癌50症例に術前CRTの後に表面10 mmのラインに5 Gyで腔内照射を追加した．手術時のpCR率は27％であった．

Myintら[41]も局所進行直腸癌34症例で術前CRT後のHDR-BTによる線量増加を試みた．化学療法（5-FUもしくはカペシタビン）と同時に併用した全骨盤への外照射45 Gyの後に，表面10 mmのラインに10 Gyの腔内照射を施行した．手術時のpCR率は31％だった．手術した29症例中24症例でR0切除術が達成できた．

第2章 補助照射

> **東大プロトコール**
>
> ⅡからⅢ期のRbにかかる直腸癌に対して，術前に骨盤部に外照射SIBで45Gy/55Gy/25分割/5週間（6MV，VMAT-IMRT）と同時にUFT＋ロイコボリン±イリノテカン療法を併用して，人工肛門をできるだけ避け，側方リンパ節郭清を省略するような縮小手術を可能な限り行っている．

文献

1) Gastrointestinal Tumor Study Group：Prolongation of the disease-free interval in surgically treated rectal carcinoma. N Engl J Med 312：1465-1472, 1985
2) Krook JE, Moertel CG, Gunderson LL, et al：Effective surgical adjuvant therapy for high-risk rectal carcinoma. N Engl J Med 324：709-715, 1991
3) Minsky BD, Cohen AM, Kemeny N, et al：Combined modality therapy of rectal cancer：decreased acute toxicity with the preoperative approach. J Clin Oncol 10：1218-1224, 1992
4) Swedish Rectal Cancer Trial：Improved survival with preoperative radiotherapy in resectable rectal cancer. N Engl J Med 336：980-987, 1997
5) Kapiteijn E, Marijnen CA, Nagtegaal ID, et al：Preoperative radiotherapy combined with total mesorectal excision for resectable rectal cancer. N Engl J Med 345：638-646, 2001
6) Bujko K, Nowacki MP, Nasierowska-Guttmejer A, et al：Sphincter preservation following preoperative radiotherapy for rectal cancer：report of a randomised trial comparing short-term radiotherapy vs. conventionally fractionated radiochemotherapy. Radiother Oncol 72：15-24, 2004
7) Bosset JF, Collette L, Calais G, et al：Chemotherapy with preoperative radiotherapy in rectal cancer. N Engl J Med 357：728, 2007
8) Gérard JP, Conroy T, Bonnetain F, et al：Preoperative radiotherapy with or without concurrent fluorouracil and leucovorin in T3-4 rectal cancers：results of FFCD 9203. J Clin Oncol 24：4620-4625, 2006
9) Sauer R, Becker H, Hohenberger W, et al：German Rectal Cancer Study Group. Preoperative versus postoperative chemoradiotherapy for rectal cancer. N Engl J Med 351：1731-1740, 2004
10) Folkesson J, Birgisson H, Pahlman L, et al：Swedish Rectal Cancer Trial：Long Lasting Benefits From Radiotherapy on Survival and Local Recurrence Rate. J Clin Oncol 23：5644-5650, 2005
11) Sebag-Montefiore D, Steele R, Quirke P, et al：Preoperative radiotherapy versus selective postoperative chemoradiotherapy in patients with rectal cancer（MRC CR07 and NCIC-CTG C016）：a multicentre, randomised trial. Lancet 373：811-820, 2009
12) Yu TK, Bhosale PR, Crane CH, et al：Patterns of locoregional recurrence after surgery and radiotherapy or chemoradiation for rectal cancer. Int J Radiat Oncol Biol Phys 71：1175-1180, 2008
13) Bujko K, Michalski W, Kepka L, et al：Polish Colorectal Study Group. Association between pathologic response in metastatic lymph nodes after preoperative chemoradiotherapy and risk of distant metastases in rectal cancer：An analysis of outcomes in a randomized trial. Int J Radiat Oncol Biol Phys 67：369-377, 2007
14) Bosset JF, Collette L, Calais G, et al：EORTC Radiotherapy Group Trial 22921. Chemotherapy with preoperative radiotherapy in rectal cancer. N Engl J Med 355：1114-1123, 2006
15) Pucciarelli S, Toppan P, Friso ML, et al：Complete pathological response following preoperative chemoradiation therapy for middle to lower rectal cancer is not a prognostic factor for a better outcome. Dis Colon Rectum 47：1798-1807, 2004
16) Radiation Therapy Oncology Group：RTOG R-0012 randomized phase Ⅱ trial of preoperative combined modality chemoradiation for distal rectal cancer. Available at：www.rtog.org. Accessed June 28, 2007
17) Radiation Therapy Oncology Group：RTOG 0247 randomized phase Ⅱ trial of neoadjuvant combined modality therapy for locally advanced rectal cancer. Available at：www.rtog.org. Accessed June 28, 2007
18) Nuyttens JJ, Kolkman-Deurloo IK, Vermaas M, et al：High-dose-rate intraoperative radiotherapy for close or positive margins in patients with locally advanced or recurrent rectal cancer. Int J Radiat Oncol Biol Phys 58：106-112, 2004
19) Bosset JF, Collette L, Calais G, et al：Chemotherapy with preoperative radiotherapy in rectal cancer. N Engl J Med 355：1114-1123, 2006
20) Meyer J, Czito B, Yin FF, Willett C：Advanced radiation therapy technologies in the treatment of rectal and anal cancer：intensity-modulated photon therapy and proton therapy. Clin Colorectal Cancer 6：348-56. Review, 2007
21) Freedman GM, Meropol NJ, Sigurdson ER, et al：Phase Ⅰ trial of preoperative hypofractionated intensity-modulated radiotherapy with incorporated boost and oral capecitabine in locally advanced rectal cancer. Int J Radiat Oncol Biol Phys 67：1389-1393, 2007
22) Kim JY, Kim DY, Kim TH, et al：Intensity-modulated radiotherapy with a belly board for rectal cancer. Int J Colorectal Dis 22：373-379, 2007
23) Guerrero Urbano MT, Henrys AJ, Adams EJ, et al：Intensitymodulated radiotherapy in patients with locally

23) advanced rectal cancer reduces volume of bowel treated to high dose levels. Int J Radiat Oncol Biol Phys 65:907-916, 2006
24) Pasetto LM, Friso ML, Pucciarelli S, et al:Role of neoadjuvant treatment in cT3N0M0 rectal cancer. Anticancer Res 28:4129-4135, 2008
25) Rodel C, Liersch T, Hermann RM, et al:Multicenter Phase II trial of chemoradiation with oxaliplatin for rectal cancer. J Clin Oncol 25:110-117, 2007
26) Machiels JP, Duck L, Honhon B, et al:Phase II study of preoperative oxaliplatin, capecitabine and external beam radiotherapy in patients with rectal cancer:The RadiOxCape study. Ann Oncol 16:1898-1905, 2005
27) De Paoli A, Chiara S, Luppi G, et al:Capecitabine in combination with preoperative radiation therapy in locally advanced, resectable, rectal cancer:A multicentric phase II study. Ann Oncol 17:246-251, 2006
28) Rödel C, Liersch T, Hermann RM, et al:Multicenter phase II trial of chemoradiation with oxaliplatin for rectal cancer. J Clin Oncol 25:110-117, 2007
29) Hospers GA, Punt CJ, Tesselaar ME, et al:A phase I-II multicenter study of the Dutch Colorectal Cancer Group. Ann Surg Oncol 14:2773-2779, 2007
30) Aschele C, Friso ML, Pucciarelli S, et al:A phase I-II study of weekly oxaliplatin, 5-fluorouracil continuous infusion and preoperative radiotherapy in locally advanced rectal cancer. Ann Oncol 16:1140-1146, 2005
31) Fakih MG, Bullarddunn K, Yang GY, et al:Phase II study of weekly intravenous oxaliplatin combined with oral daily capecitabine and radiotherapy with biologic correlates in neoadjuvant treatment of rectal adenocarcinoma. Int J Radiat Oncol Biol Phys 72:650-657, 2008
32) Carlomagno C, Farella A, Bucci L, et al：Neo-adjuvant treatment of rectal cancer with capecitabine and oxaliplatin in combination with radiotherapy:a phase II study. Ann Oncol 20:906-912, 2009
33) Mohiuddin M, Winter K, Mitchell E, et al:Randomized Phase II study of neoadjuvant combined-modality chemoradiation for distal rectal cancer:Radiation Therapy Oncology Group Trial 0012. J Clin Oncol 24:650-655, 2006
34) Navarro M, Dotor E, Rivera F, et al:A Phase II study of preoperative radiotherapy and concomitant weekly irinotecan in combination with protracted venous infusion 5-fluorouracil, for resectable locally advanced rectal cancer. Int J Radiat Oncol Biol Phys 66:201-205, 2006
35) Bertolini F, Chiara S, Bengala C, et al:Neoadjuvant treatment with single-agent cetuximab followed by 5-FU, cetuximab, and pelvic radiotherapy:a phase II study in locally advanced rectal cancer. Int J Radiat Oncol Biol Phys 73:466-472, 2009
36) Chung KY, Minsky B, Schrag D, et al:Phase I trial of preoperative cetuximab with concurrent continuous infusion of 5-fluorouracil and pelvic radiation in patients with local-regionally advanced rectal cancer. Proc Am Soc Clin Oncol 24:161s（Abstr. 3560), 2006
37) Czito BG, Willett CG, Bendell JC:Combined-modality therapy for rectal cancer:future prospects. Clin Colorectal Cancer 6:625-633, 2007
38) Bertolini F, Bengala C, Losi L, et al:Prognostic and predictive value of baseline and posttreatment molecular marker expression in locally advanced rectal cancer treated with neoadjuvant chemoradiotherapy. Int J Radiat Oncol Biol Phys 68:1455-1461, 2007
39) Crane CH, Eng C, Feig BW, et al:Phase II Trial of Neoadjuvant Bevacizumab, Capecitabine, and Radiotherapy for Locally Advanced Rectal Cancer. Int J Radiat Oncol Biol Phys 76:824-830, 2010
40) Jakobsen A, Mortensen JP, Bisgaard C, et al:Preoperative chemoradiation of locally advanced T3 rectal cancer combined with an endorectal boost. Int J Radiat Oncol Biol Phys 64:461-465, 2006
41) Myint AS:Dilemmas in the management of locally advanced rectal cancer following preoperative chemoradiotherapy. Colorectal Dis 2010 Aug:12 Suppl 2:1. No abstract available

Case 9

ケロイド術後

症 例

左耳介ピアスのあとにケロイドが発生（図1）．19歳時にも手術して切除したが，再発してきた．今回は，切除と術後放射線治療を勧められた．左耳介部に 23×16 mm のケロイドあり．

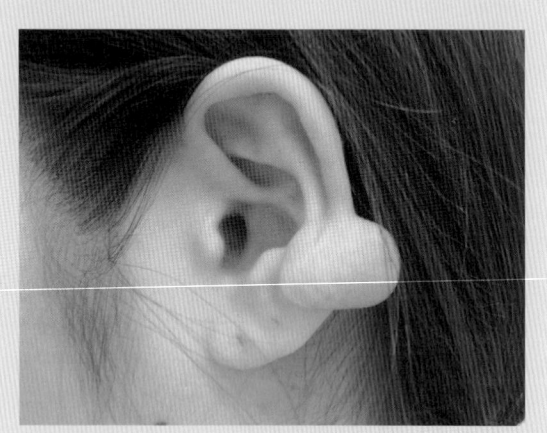

図1　左耳介のケロイド

ケロイドとは

胸部や腹部の手術の傷跡が赤く盛り上がり，かゆみが出ることがある．通常の傷跡は，時間とともに白く目立たなくなる．6ヵ月以上しても隆起・赤みが治らず，周囲の正常組織に広がっていくのがケロイドである．外観が問題となるだけでなく，強いかゆみ・痛みを伴う．ケロイド表面の凹凸が強いものでは，深部で感染を起こし，排膿を繰り返す場合もある．最近の傾向として男女を問わずピアス型イヤリングの装着が普及し，それに伴うピアス孔に生ずるケロイドが急増してきており，症例の大半を占めるようになってきた．

ケロイドは良性疾患でありながら放射線照射が行われる数少ない疾患の1つである．その理由は美容的・心理的のみならず疼痛や瘙痒感による肉体的苦痛が大きいところにある．しかし，術後放射線照射が有効であるにもかかわらず，過去の報告では照射線量がさまざまで，いまだケロイドに対する術後放射線照射の至適線量の報告がない．ケロイドに対する放射線治療（RT：radiotherapy）は古くから行われてきており，そして，電子線照射が有用であることは現在コンセンサスとなっているが，ケロイドは良性疾患であるがゆえに，放射線治療医の考えに開きがみられるのが現実である．ケロイドに対する最適な治療法についてはエビデンスレベルの高い研究がなされていないため十分なコンセンサスは得られていない．

「International Clinical Recommendation on Scar Management」によると，最も効果的な治

療法は切除術後に放射線照射を行うこととされているが，残念ながらそれは後向き調査の結果に基づいた推奨である．

放射線治療（RT）の適応

他の保存的治療に抵抗する難治性・再発性ケロイドが切除後放射線照射の適応となる．放射線単独治療はコンセンサスが得られていない．

人間の傷は線維芽細胞の作り出す瘢痕組織によって治る．この瘢痕組織が過剰にできた状態が肥厚性瘢痕であり，その制御が効かなくなって増殖を続けるとケロイドになる．ケロイドの再発予防に放射線が有効な機序としては，ケロイドの原因である線維芽細胞の異常な働きを抑えるためである．

ケロイドと肥厚性瘢痕は根本的に病態と治療が異なる．肥厚性瘢痕は傷跡が広がり，盛り上がった状態で，症状も軽度なことが多い．典型的な場合は別にして，ケロイドと肥厚性瘢痕の線引きは必ずしも容易ではなく，専門家の間でも意見が分かれることがある．肥厚性瘢痕とケロイドとを組織学的に区別するのは困難である．通常，肥厚性瘢痕には電子線照射は適応とならない．その他の，種々の圧迫固定法・ステロイドテープ・トラニラスト内服・軟膏療法（瘙痒の抑制，保湿効果）・局所注射（ステロイド（トリアムシノロン））の治療法が選択される．

治療計画，照射野，および照射線量

照射線量は 15 Gy/3 分割が標準であるが，再発しやすい部位では 20 Gy/4 分割を試みてもよい[1]．治療開始時期は諸説あるが，早期に開始しても創傷治癒に影響を及ぼさないので治療期間短縮の意味からも手術翌日から開始する．1日1回3～4日連続でよい．

これまでに術後電子線照射療法の治療成績は三橋ら[2]，高橋ら[3]を含め20 Gy 前後の照射量にて良好な成績が報告されている．高橋らは総線量20 Gy にて胸壁・腹部のケロイドに対し80%以上の有効率を得ており，これらの結果からケロイドの治療には線量依存性があることが示唆される．しかし，電子線照射が有用であるにもかかわらず，

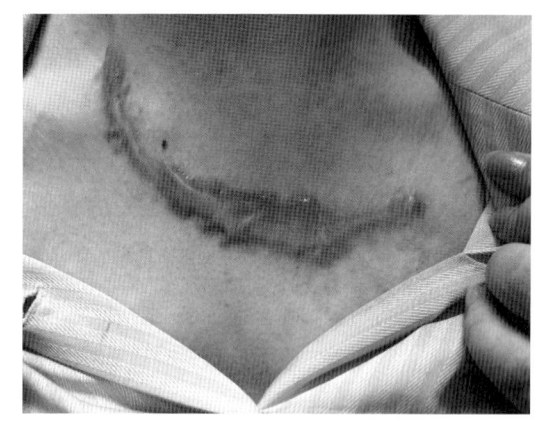

図2　胸壁部ケロイド

その照射線量，分割法もさまざまで一定していないのが現状である．

平安名らは，耳介部のような低張力部位のケロイドに対する術後照射の至適線量は他報告にあるような 15～18 Gy といった比較的高い線量ではなく，12 Gy の低線量で十分であると主張している[4]．彼らの報告では，再発率は21%とこれまでの報告とほぼ同等であった．

ただし，前胸壁（図2）・下腹壁・肩のような高張力部位のケロイドには 12 Gy では治療線量としては不十分である．しかし，高張力部位である前胸壁部ケロイドの術後照射に対し，宮下ら[5]は自己管理プログラムを併用することで総線量15 Gy でも再発率の低下を得ている．

標準的な治療成績

放射線治療を他治療と比較した唯一のランダム化比較試験では，耳介部ケロイドの術後12ヵ月の再発が術後照射例12.5%，術後ステロイド皮下注射例33%であった[6]．耳介や頸部は元来再発が少ない部位で再燃率は10～20%，胸骨部，肩甲部などの皮膚張力の強い部位での再燃率は高く30～40%である．

合併症

標準的治療では2次発がんの報告はないが，その可能性については正確に患者に伝える必要がある．耳介部ケロイド患者の構成年齢のほとんどが10代後半～20代前半に集中していることを考えると安易な高線量の照射は避けるべきであろう．

> **東大プロトコール**
>
> 当症例のような耳介部ケロイドには術後電子線照射として 12～15 Gy/3 分割（線量評価点はピーク深）で，胸部や側腹部のような伸展するところは 16～20 Gy/4 分割で施行する．可能な限り手術当日から照射を開始するようにしている．当日が無理な場合でも，翌日の午前から開始するようにしている．

文献

1) Ogawa R, Mitsuhashi K, Hyakusoku H, et al：Postoperative electron-beam irradiation therapy for keloids and hypertrophic scars：retrospective study 147 cases followed for more than 18 months. Plast Reconstr Surg 111：547-553, 2003
2) 三橋 清，宮下次席：いわゆるケロイド切除後の電子線照射療法の効果に関する臨床医学的研究．日医大誌 62：186-195，1995
3) 高橋正嗣，楢林 勇，辰巳智章，他：いわゆるケロイドの電子線照射療法の治療成績．日放腫会誌 11：21-25, 1999
4) 平安名常一，飯田直成，大塚康二朗，他：ケロイドの術後照射に対する至適線量の検討―低線量での耳介ケロイド術後照射を中心に―．放腫会誌 16：47-51，2004
5) 宮下次廣，舘野 温，隈崎達夫，他：胸骨部ケロイド治療における切除術，術後照射および自己管理プログラム併用の有用性．日放腫会誌 11：33-36，1999
6) Sclafani AP, Gordon L, Chadha M, et al：Prevention of earlobe keloid recurrence with postoperative corticosteroid injections versus radiation therapy：a randomized, prospective study and review of the literature. Dermatol Surg 22：569-574, 1996

Case 10

精巣上皮腫（特にセミノーマ術後）

症例

28歳，男性．泌尿器科からの紹介．左精巣内の腫瘤を自覚．

CT・MRI検査でリンパ節転移など認めず，左精巣原発腫瘍Ⅰ期と診断．術前の血清アルファ・フェトプロテイン（AFP：α-fetoprotein）・ヒト絨毛性ゴナドトロピン（hCG：human chorionic gonadotropin）はともに正常範囲内．高位除睾術を施行．病理組織型はセミノーマ．術後再発予防目的の放射線治療（RT：radiotherapy）の依頼．

疫学

精巣腫瘍は若い男子（年齢中央値が38歳）に好発する悪性腫瘍である．精巣腫瘍は組織学的に胚細胞腫瘍と非胚細胞腫瘍とに大別できるが，90％以上は胚細胞腫瘍である．胚細胞腫瘍は，治療上の観点から，セミノーマと非セミノーマに大別される．

他の腫瘍に比べ，精巣腫瘍の腫瘍マーカー測定は，診断・治療効果の判定・予後の判定に有用である．精巣腫瘍の腫瘍マーカーとしては，数多くの報告がみられるが，なかでもアルファ・フェトプロテイン（AFP）とヒト絨毛性ゴナドトロピン（hCG）が特異性の高い代表的な腫瘍マーカーである．病理組織診断が「pure seminoma」であっても血中AFP値が上昇している場合には，非セミノーマの存在を考慮しなければならない．約5～10％の「pure seminoma」では，β-hCGの上昇がみられることがある．

手術は原則として高位除睾術（orchidectomy）が施行されるべきである．セミノーマは非常に放射線感受性であるため早期では放射線療法の役割が大きい．非セミノーマに対しては，プラチナベースの化学療法がきわめて有効であり，重要な役割を担っている．セミノーマでは同じプラチナ製剤でもシスプラチンよりもカルボプラチンのほうが有用であるという報告もある[1]．ⅡB期以上のセミノーマには化学療法が第1選択である．

放射線治療

Ⅰ期のセミノーマに対しては，高位除睾術後に傍大動脈周囲および患側の骨盤内リンパ節に予防照射を行うことが一般的であった．いわゆるホッケー・スティック型（ドッグ・レッグ型ともいう）の照射野である．

術後照射による晩期障害の防止目的に英国で2つの第Ⅲ相ランダム化比較試験が施行された．1つは，MRC-TE18試験で術後照射の総線量を従来の30 Gy/15分割とより低い線量の20 Gy/10分割で比較したものである[2]．もう1つは，照射野として従来のドッグ・レッグ型と傍大動脈周囲リンパ節領域のみの縮小照射野（PA strip）で比較したものである[3]．これらの報告により，最近は線量・照射野ともに縮小傾向であるが，若干の骨

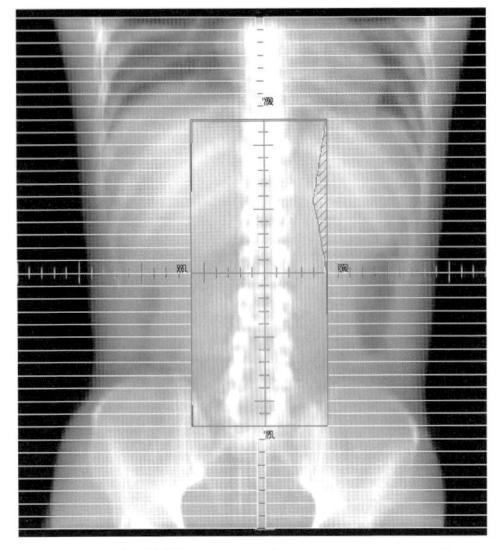

図1　前後門のBEV（beam's eye view）

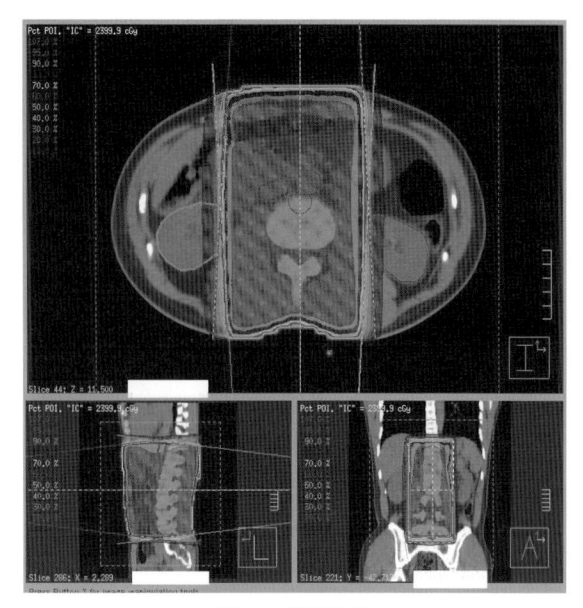

図2　線量分布

盤内リンパ節領域での再発割合の上昇も報告されている．

上記のように，現在は，骨盤内リンパ節への予防照射を省略して，傍大動脈周囲領域のみに縦長の長方形の照射野（Th11-L5レベル）で施行するようになってきている（**図1, 2**）．リンパ流が精巣本体からは直接に傍大動脈および傍大静脈リンパ節へ流れているためである．照射部位は，傍大動脈リンパ節に関しては，患側の腎門を含むように設定する．照射野の上縁は，施設により異なり，第10胸椎の上縁，第10胸椎の下縁，剣状突起，第11胸椎の上縁，第12胸椎の上縁などさまざまである．横方向は横突起を十分に含める．高エネルギーX線を用いて前後対向2門で照射する．1回線量1.6〜1.8 Gyで週5回照射にて，総線量25 Gy/15分割程度が標準である．

有害事象

急性期毒性として，30〜40 Gyの照射では胃・十二指腸に消化性潰瘍が2〜3%発生すると報告されているが，25 Gy以下では有害事象はみられない．多くの症例で嘔気がみられる（宿酔）．晩期毒性としては，精巣腫瘍患者の約半数は，初診時すでに精子形成障害があるといわれており，照射による有害事象との鑑別が難しい．放射線照射部位の固形癌や白血病などの2次発がんの増加の報告もみられるが，照射の適応を変えるほどのものではない．

他の治療法
（surveillanceや術後化学療法）

術後照射後の再発は1〜4%に認められるが，化学療法を中心とした治療により救命が可能である．そのため，高位除睾術後に予防照射を行わず，頻回のCT検査などで再発のチェックを行い，約20%の症例で起こる再発転移が明らかになった時点で化学療法を行うという治療方針も選択肢の1つである．ただ，何年もCT検査で評価する必要がある（精巣セミノーマは晩期の再発も多い）ことと，非セミノーマと異なり，血清の腫瘍マーカが利用できないことがほとんどであるという弱点もある．

EORTC（European Organisation for Research and Treatment of Cancer）のグループはⅠ期（pT1〜3）のセミノーマに術後照射と術後化学療法を無作為に比較する試験を施行した[4]．術後化学療法群はAUC=7のカルボプラチンを1サイクルのみ投与した．結果は両群ともに3年目の無再発生存率が95%と同等の成績であった．

Ⅰ期のセミノーマの約1/3の症例が当てはまる，腫瘍径が4 cm未満でかつ精巣網（rete testis）

への浸潤がない低リスク症例では，術後補助療法なしでも再発率は5%未満なので，経過観察を選択するという考え方もある[5]．

治療成績

Ⅰ期では，通常の治療（高位除睾術と術後照射）にて，10年無病生存率が96〜98%，疾患特異的生存率は99〜100%である．ⅡA期でも，通常の治療にて，ほぼ同様の治療成績が期待できる．

参考：TNM分類（表）

表　TNM分類要約

TNM	精巣
pTis	精細管内
pT1	精巣および精巣上体，脈管侵襲なし
pT2	精巣および精巣上体，脈管侵襲あり，または鞘膜浸潤
pT3	精索
pT4	陰嚢
N1	≦2 cm
	pN1　≦2 cmかつ5個以下
N2	>2 cmかつ≦5 cm
	pN2　>2 cmかつ≦5 cm，または6個以上の多発性，またはリンパ節外進展
N3	>5 cm
	pN3　>5 cm
M1a	所属リンパ節以外のリンパ節，または肺転移
M1b	リンパ節，肺以外の転移

東大プロトコール

Ⅰ期のセミノーマに対して，高位除睾術後に傍大動脈周囲リンパ節領域（Th11-L5レベル）にのみ総線量25 Gy/15分割の術後補助放射線治療を施行する．

文献

1) Bokemeyer C, Kollmannsberger C, Stenning S, et al：Metastatic seminoma treated with either single agent carboplatin or cisplatin-based combination chemotherapy：a pooled analysis of two randomised trials. Br J Cancer 91：683-687, 2004
2) Jones WG, Fossa SD, Mead GM, et al：Randomized trial of 30 versus 20 Gy in the adjuvant treatment of stage Ⅰ Testicular Seminoma：a report on Medical Research Council Trial TE18, European Organisation for the Research and Treatment of Cancer Trial 30942 (ISRCTN18525328). J Clin Oncol 23：1200-1208, 2005
3) Fossa SD, Horwich A, Russell JM, et al：Optimal planning target volume for stage Ⅰ testicular seminoma：A Medical Research Council randomized trial. Medical Research Council Testicular Tumor Working Group. J Clin Oncol 17：1146, 1999
4) Oliver RT, Mason MD, Mead GM, et al；MRC TE19 collaborators and the EORTC 30982 collaborators：Radiotherapy versus single-dose carboplatin in adjuvant treatment of stage Ⅰ seminoma：a randomised trial. Lancet 366：293-300, 2005
5) Warde P, Specht L, Horwich A, et al：Prognostic factors for relapse in stage Ⅰ seminoma managed by surveillance：a pooled analysis. J Clin Oncol 20：4448-4452, 2002

Case 11

全身照射（TBI）

症例1

ALCL. IV期.

右下腹部痛で発症した．心窩部痛や腹痛も自覚するようになった．腹痛はその後も増強していた．初診時に左頸部リンパ節腫大と腹腔内に巨大腫瘤を認めた．左頸部リンパ節から生検を施行し，"ALK-positive anaplastic large cell lymphoma（ALCL）"と診断された．化学療法としてCHOP療法×6サイクルを施行．化学療法終了時にはリンパ節腫大は消失していた．1ヵ月後のFDG-PET検査にて右膝など多部位に集積認め，ALCLの再発と診断された．ALCLに対して全身照射（TBI：total body irradiation）（12 Gy/6分割/3日間）を前処置とする臍帯血移植を施行することとなった．

症例2

B-precursor ALL. K-PS：90%.

発熱と咳嗽が出現．易疲労感あり．また下腿を中心に点状出血を認めた．急性リンパ性白血病（ALL：acute lymphocytic leukemia）が疑われ，骨髄より生検を施行した．CD19（＋），CD10（＋），CD13（＋），CD33（＋），CD79（＋），MPO（－）で"B-precursor ALL"と診断された．extremely high risk群（12歳，白血球16万）に分類された．プレドニゾロンで寛解導入，その後，強化療法を施行した．骨髄移植（HLA 1-locus mismatchの非血縁者から）の前処置としてTBI（12 Gy/6分割/3日間）＋併用化学療法：エトポシド＋シクロホスファミドを予定．

全身照射（TBI）とは

白血病の治療である骨髄移植（BMT：bone marrow transplantation）の前処置として，大量の抗癌剤の投与とともにLD50/30を超える（総線量10～12 Gy）のTBIが施行される[1]．

白血病，悪性リンパ腫，再生不良性貧血などの寛解期や慢性期などの病態に適応がある．対象となる疾患は急性骨髄性白血病（AML：acute myelogenous leukemia）および慢性骨髄性白血病（CML：chronic myelogenous leukemia），悪性リンパ腫，神経芽細胞腫などの固形腫瘍である．

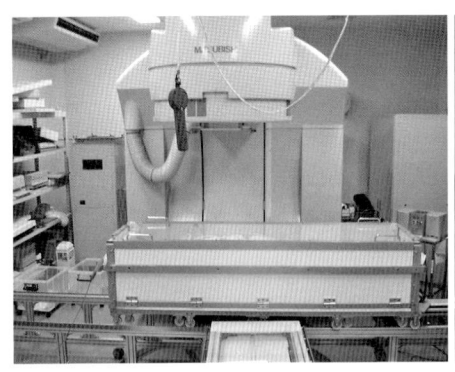

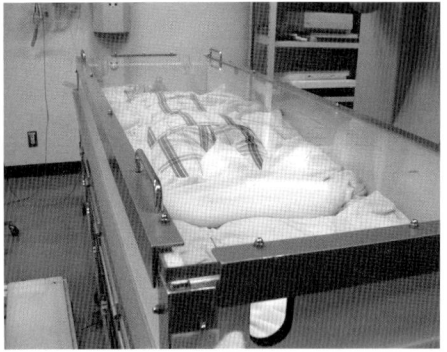

図1　TBIのベッド

AMLおよびCMLでは，45歳以下でBMTを行ううえで問題になる臓器の合併症がなければ原則としてBMTの適応になる．小児ALLでは化学療法の成績がよいことから，初回寛解でのBMTの適応は原則としてない．適応となるのは，予後のリスクが非常に高いグループ，すなわち，診断時白血病細胞が10万/μL以上，t（9：22）translocation，Ph1陽性，hybrid leukemia，BあるいはT細胞，寛解導入に長期を要した例などが該当する．

当院で1995～2010年の4月までの期間にTBIを施行した症例の原疾患は，AMLが108症例（33%），ALLが84症例（26%），CMLが41症例，LBL（リンパ系悪性腫瘍）が35症例，骨髄異形成症候群（MDS：myelodysplastic syndrome）が33症例，再生不良性貧血が6症例，その他の白血病が9症例，EBウイルス（Epstein-Barr virus）感染関連が2症例，その他が4症例であった．

白血病のBMTでは，シクロホスファミドとTBIを併用する方法が世界的に多く用いられている．

TBIの目的は腫瘍細胞の根絶と免疫抑制による移植骨髄の拒絶反応の防止である．そのためには全身に均一にX線が照射される必要があり，照射方法と体厚補正方法に関して，数多くの施設でさまざまな工夫がなされている．TBIにおける処方線量の誤差の許容範囲は，±10%を目標とするという報告がある．

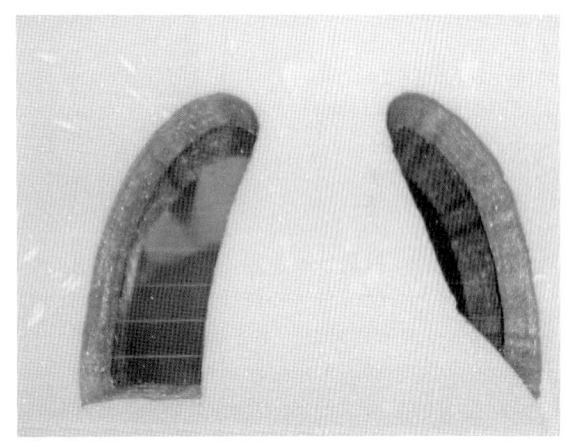

図2　肺ブロック

全身照射（TBI）の流れ

治療は3日間（1日の場合もある）連続で，午前・午後と1日2回（1回2Gy）行われる．つまり，計6回で総線量12Gy行われる[2,3]．肺ブロックを作成し，6回のうち1回のみ肺ブロックを施行する．午前中は仰向け，午後はうつぶせで施行する．照射時間は初日の午前中だけ1時間半ぐらい，その他は30分ぐらいである（図1，2）．

最近ではヘリカルのトモセラピーを用いて，より精密なTBIを施行する施設が増えてきている（図3）．

高齢のAMLやCMLの他，骨髄異形成症や重症再生不良性貧血におけるTBIでは，1回2Gyで1～2回のみという場合もある．

照射は6～10MVのX線を利用して行う．照

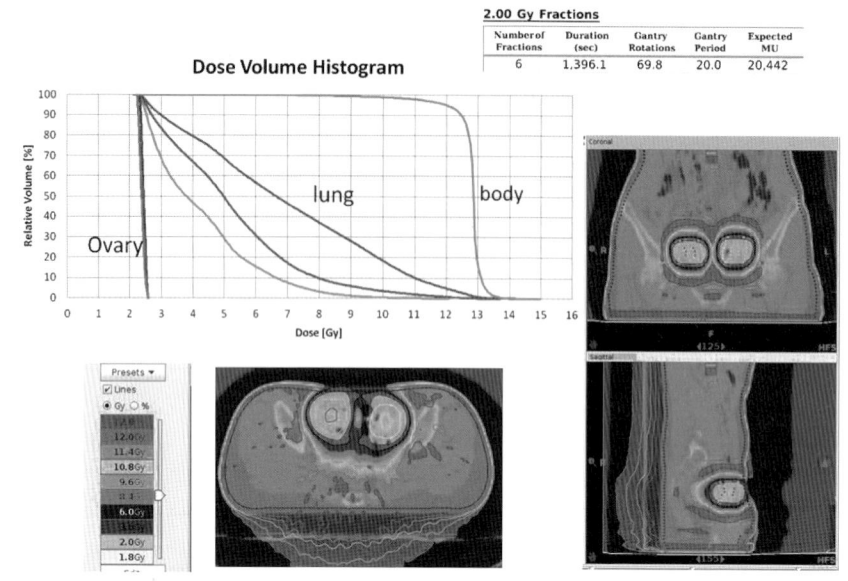

図3　若年女性の妊孕性維持のためにトモセラピーを用いて卵巣を遮閉したTBI線量分布（IMRT）

射方向は均等な線量分布を得るために前後対向で行う．患者ごとに，身体の部位による厚みの補正を行うためのフィルタ（柔らかい枕のようなもの）を作成し，頭頸部・下肢などの組織厚を補正する．骨髄異形成症や重症再生不良性質血におけるTBIでは，水晶体や卵巣の照射を避けることも多いが，白血病では再発率が上昇するリスクがあるため卵巣遮蔽などは行わない．

TBIの有効性・成功率

TBIで良好な治癒率が得られる．疾患の種類，移植時期，患者年齢などにより生存率は大きく異なる．たとえば，CMLの慢性期では50～60%で，特に診断1年以内では80%と良好である．年齢が若く，急性白血病（AML, ALL）では初回寛解期に，CMLでは慢性期に移植を受けた症例の予後は良好である．

BMTの前処置として，TBIを行う場合と行わない場合で，移植後の成績に明らかな差が出ることが，これまでのさまざまな研究から明らかになっている．TBIをせずに移植をする場合もあるが，治療成績は劣る．1993年に日本骨髄移植研究会で行った全国集計の成績によると，AMLやCMLはその傾向がみられないにもかかわらず，ALLの初回寛解期移植ではTBIによる移植前処置のほうが，根治率（無病生存率）が明らかに良好である（33%→64%）．急性白血病（AML, ALL）の初回寛解期移植ではTBIありがTBIなしより有意に根治率が良好との報告もある．

イタリアのAristeiaら[4]は非ホジキンリンパ腫（NHL：non-Hodgkin lymphoma），ホジキンリンパ腫（HL：Hodgkin lymphoma），多発性骨髄腫（MM：multiple myeloma）に対して移植の前処置として化学放射線療法（CRT：chemoradio therapy）を施行した臨床試験をレビューした．放射線感受性が高いといわれている疾患においては，TBIを含むレジメンが化学療法単独のレジメンより勝っているという明らかなエビデンスはないと結論づけた．

TBIの副作用

TBIは抗癌剤や免疫抑制剤と同時に行うため，放射線の副作用か，免疫抑制剤や抗癌剤の副作用か，判別しづらい場合が多い．

急性期の副作用としては，宿酔，下痢，口内炎・咽頭炎，皮膚炎，急性耳下腺炎，肝中心静脈閉塞症（VOD：veno-occlusive disease）による肝障害（1%以下），放射線肺臓炎（5%未満），口

渇，味覚障害などが起こりえる．

晩期副作用としては，2次発がん（移植後10年の間に約2〜4％の患者に，リンパ腫，白血病などの誘発がんが生じる），甲状腺機能障害（約40％），性腺機能低下（男女とも，移植後は99％不妊になる），肺線維症，白内障（約20％で治療後6年の間に発症する），腎障害（ごくまれ），腸管障害（ごくまれ），低身長（幼児では，成人になったとき，通常より15cm程度，身長が低くなる）などが起こりうる[5]．

TBI後の放射線肺臓炎

カナダのPrincess Margaret病院のChenらの報告[6]によると，多発性骨髄腫において造血幹細胞移植に伴う間質性肺炎の副作用は0〜16％と報告されている．しかし，この報告ではエトポシド，メルファラン，TBI（12Gy）を用いた幹細胞移植で31％（29/94症例）という高い確率で間質性肺炎が起こり，間質性肺炎が起こった患者の45％が死亡した．

ただし，間質性肺炎とTBIの因果関係は不明である．古い報告だが，TBIを行わない移植でも20％の間質性肺炎の頻度であったという報告[7]もある．

高齢であること，体重が大きいこと，体表面積が1.5m^{2}以上であること，男性，原疾患がCMLであることが間質性肺炎のリスク因子である．T細胞除去を用いて移植片対宿主病（GVHD：graft versus host disease）を最小限にする前処置をした移植では間質性肺炎の頻度が低いとされている．またHLA-mismatch移植がHLA-match移植に比べて有意に間質性肺炎の頻度を増すというイタリアからの報告[8]もある．

Dana-Farber Cancer InstituteのHoらによる報告[9]によると，骨髄移植の前処置としてシクロスポリン，メトトレキサートと使用した群は重篤な肺障害が33％に起こったのに対して，T細胞除去のみによる前処置をした群は8％に重篤な肺障害が起こり，後者のほうが重篤な肺障害が有意に少なかった．ただし，TBIとの関係は不明である．この報告のなかでは治療前の1秒量が減っていることが重篤な肺障害に関係したとしている．

この報告では急性GVHD，喫煙歴，50歳以上，性，ドナーの種別，サイトメガロの状態，病期，拡散能，TBIの有無は重篤な肺障害とは無関係であるとしている．

アメリカNCI（National Cancer Institute）のSouleら[10]は，12GyのTBIにおいて肺ブロックを施行すると，施行しない症例と比べて，1年後の呼吸機能がわずかだが有意な差になると報告した．ただ，2年後にはその差は消失していた．

TBI後の2次発がん

シアトルグループは，2,246例のBMTに35例の2次性悪性腫瘍（悪性リンパ腫16例，白血病6例，固形腫瘍13例）の発生を経験し，正常人の6.7倍と報告している[11]．

2次発がんの原因としては，TBIよりも免疫抑制剤（シクロスポリンなど）のほうが，寄与が大きい[12]．骨髄移植後の2次発がんの発生率は3.5％であった．移植時高年齢であることがリスク因子であった．

骨髄移植後の固形発がんは2.2％という報告もある[13]．この報告では，10歳以下で発がんリスクが最高であった．

カナダのPrinncess Margaret病院からの報告[14]では，BMT後10年間の2次発がんの発生率は4.2％であり（15年目では6.2％だった），BMT後では一般人口と比較して5.13倍悪性腫瘍になりやすいと示した．移植時高年齢（36歳以上）であることがリスク因子であった．2次発がんの発症ピークはBMT後7年だった．2次発がんが発症した症例の半数以上が経過観察打ち切り時点まで生存しており，新たな癌に対しての治療が奏効している．グレード2以上の急性GVHDやTBIと2次発がんとの相関は明らかでなかった．

単回10GyのTBIや総線量が13Gyを超えるような高線量のTBIではリスクが上昇する．慢性GVHDが2次発がんとしての皮膚癌や口腔の扁平上皮癌の発生リスクであると示唆されている．免疫抑制剤の使用により，2次発がんとして皮膚癌や粘膜癌のリスクが増加することもいわれている．小児では，脳腫瘍や甲状腺癌のリスクが高い

といわれている．Manipulated stem cell productや alternative donor は，移植後リンパ増殖性疾患（PTLD：post-transplant lymphoproliferative disorder）のリスクである．

> **東大プロトコール**
> ●移植（骨髄，末梢幹細胞）前に全身に：12 Gy/6 分割/3 日間（1 日 2 回，6 時間以上空けて）．
> ●移動式寝台：前後方向から（朝は前から，夕方は後ろから）．
> ●線量率を落として 1 回の照射に 30 分以上かける．
> ●2 Gy 1 回だけ肺野を鉛ブロックする．

文献

1) Thomas ED, Clift RA, Hersman J, et al：Marrow transplantation for acute nonlymphoblastic leukemic in first remission using fractionated or single-dose irradiation. Int J Radiat Oncol Biol Phys **8**：817-821, 1982
2) Wheldon TE, Barrett A：Radiobioiogicai modelling of the treatment of leukaemia by total body irradiation. Radiother Oncol **58**：227-233, 2001
3) Kim TH, Khan FM, Galvin JM：A report of the work party：comparison of total body irradiation techniques for bone marrow transplantation. Int J Radiat Oncol Biol Phys **6**：779-784, 1980
4) Aristeia C, Tabiliob A：Total-body irradiation in the conditioning regimens for autoiogous stem cell transplantation in lymphoproliferative diseases. Oncologist **4**：386-397, 1999
5) Leiper AD：Late effects of total body irradiation. Arch Dis Child **72**：382-385, 1995
6) Chen CI, Abraham R, Tsang R, et al：Radiation-associated pneumonitis following autologous stem cell transplantation：predictive factors, disease characteristics and treatment outcomes. Bone Marrow Transplant **27**：177-182, 2001
7) Pino y Torres JL, Bross DS, Lam WC, et al：Risk factors in interstitial pneumonitis following allogenic bone marrow transplantation. Int J Radiat Oncol Biol Phys **8**：1301-1307, 1982
8) Aristei C, Aversa F, Chionne F, et al：Interstitial pneumonitis in acute leukemia patients submitted to T-depleted matched and mismatched bone marrow transplantation. Int J Radiat Oncol Biol Phys **41**：651-657, 1998
9) Ho VT, Weller E, Lee SJ, et al：Prognostic factors for early severe pulmonary complications after hematopoietic stem cell transplantation. Biol Blood Marrow Transplant **7**：223-229, 2001
10) Soule BP, Simone NL, Savani BN, et al：Pulmonary function following total body irradiation (with or without lung shielding) and allogeneic peripheral blood stem cell transplant. Bone Marrow Transplant **40**：573-578, 2007
11) Sanders JE：Chronic graft-versus-host disease and late effects after hematopoietic stem cell transplantation. Int J Hematol **76**：15-28, Review, 2002
12) Kolb HJ, Socié G, Duell T, et al：Malignant neoplasms in long-term survivors of bone marrow transplantation. Late Effects Working Party of the European Cooperative Group for Blood and Marrow Transplantation and the European Late Effect Project Group. Ann Intern Med **131**：738-744, 1999
13) Curtis RE, Rowlings PA, Deeg HJ, et al：Solid cancers after bone marrow transplantation. N Engl J Med **336**：897-904, 1997
14) Hasegawa W, Pond GR, Rifkind JT, et al：Long-term follow-up of secondary malignancies in adults after allogeneic bone marrow transplantation. Bone Marrow Transplant **35**：51-55, 2005

第 3 章
緩和照射（姑息照射）

Case 1

骨転移

症例1

食道癌に対して根治目的の化学放射線療法（CRT：chemoradiotherapy）後⇒骨転移（食道への局所再発もある）.

右大腿骨遠位部に骨皮質の50％を超える溶骨性の骨転移あり（図1）．CT上，腫瘍の形成はなし．疼痛は軽度だが，骨転移病巣の進行を止め，骨折を予防するためにRT依頼．

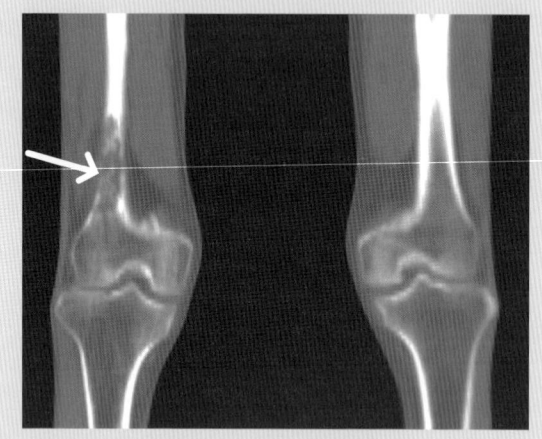

図1　CTの再構成画像

症例2

子宮頸癌に対して根治目的のCRT後⇒骨転移.

CT（図2）上，左第7肋骨外側部に骨破壊性腫瘍を認める．胸膜を内側に圧排している．骨転移からの骨外腫瘍形成疑い．

オキシコドン（オキシコンチン®）20 mg内服するも，疼痛制御が不良のため，疼痛緩和を目的にRT依頼．

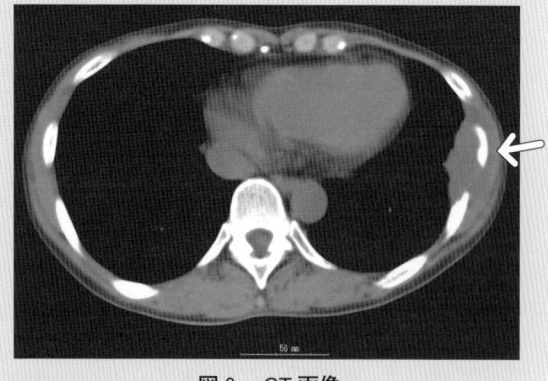

図2　CT画像

表1　照射法の違いによる運動機能の改善率

照射スケジュール	改善 n（%）	不変 n（%）	悪化 n（%）	p値
短期照射群（n=68）	5（7）	49（72）	14（21）	
長期照射群（n=75）	10（13）	32（43）	33（44）	0.74

表2　単回照射を用いた研究

研究者	年	照射量	全生存率
Vargha, et al	1969	4〜18 Gy	90%
Penn	1976	8〜15 Gy	89%
Hendricksen, et al	1976	9 Gy	88%
Jensen and Roesdahl	1976	3〜7.5 Gy	85%
Quasim	1977	8〜10 Gy	82.5〜85%
Ambrad	1978	15 Gy	100%
Barak, et al	1987	6〜10 Gy	71%
Price, et al	1988	4 Gy	48%
Karstens, et al	1989	4 Gy	45%
Uppelschoten, et al	1995	6 Gy	88%

骨転移に対する放射線治療（RT）の有効性

骨転移による疼痛緩和に放射線治療（RT：radiotherapy）が頻用され有用である．しかし，骨転移の疼痛発生機序はいまだにまったく不明である．骨癌のマウスモデルを用いた研究から悪性骨病変は神経系の感受性亢進を含めた特有な痛みの状態を作ることがわかっている[1]．骨組織において痛みに強く関与するものは，破骨細胞性骨吸収と悪性病変そのものである．

骨転移に対するRTは一般的な治療法であり，特に疼痛の対症療法としての有用性は広く認められている．骨転移の疼痛に対するRTは有効率80〜100%，さらに疼痛の消失率は40〜60%とされている[2]．

RTの鎮痛作用の仮説としては，直接作用として，①破骨細胞とその前駆細胞，②神経末端・細胞膜作用が，間接作用として，①癌細胞を破壊し減少させる（患者さんに「癌細胞が消えるのですか？」と聞かれることが多いが，「癌細胞を消すことが目的の治療ではありません」と答えるようにしている），②サイトカインを介する作用，③骨髄内圧を下げることが考えられる．照射開始直後に疼痛がとれる症例と，照射終了後しばらくしてからやっと疼痛が軽減してくる症例がある．前者の場合，やはり照射によりサイトカインが抑えられていると考えられる．緩和領域では，骨転移の疼痛に対しては，モルヒネにNSAIDsを併用することが常識になっているが，これもサイトカインを抑えるためである．

RTの実際

照射方法の実際は通常分割のほか短期小分割，1回大線量照射，半身照射などさまざまである．欧米での一般的照射スケジュールは20 Gy/5分割，30 Gy/10分割，40.5 Gy/15分割であり，除痛効果に差はないとする報告が多い．除痛効果は照射開始後1〜2週で出現し，4〜8週でプラトーに達するとされ，1回線量が大きいほうが，早期からの効果出現が期待できるとの報告もある[3]．除痛効果の評価のためには8週以上の経過観察が必要であり，予後不良例に対しては，治療期間の短縮だけでなく，早期の治療効果出現を期待して短期照射を選択すべきである．

対症的RTは局所療法であり，延命効果を期待するものではないが，生命予後は局所の除痛効果にも影響しており，結果的に予後良好例では著効，予後不良例では非著効の傾向が示唆されている．全身状態不良で強力な鎮痛剤を使用している症例や予後不良例では，骨転移の疼痛だけでなく他の病巣による症状や不定愁訴を抱えていることが多く，症状消失や鎮痛剤の中止が困難と思われる．

長期予後が期待できる症例には，1回2 Gyの分割照射で高総線量を照射すべきとの見解もある．しかし，その根拠となる報告には，予後不良例に対する1回3 Gy照射との比較や途中中止例を含んだ総線量の比較検討も含まれている[4]．RTOGのデータを再分析したBlitzer[5]の報告も，照射回数および総線量が多いほうが効果良好と評価しているが，5回分割の短期照射における問題点を示唆するものであって10分割照射の効果を否定するものではない．総線量30 Gy未満の短期照射では長期効果不十分の可能性を考慮すべきであるが，

表3　単回 vs. 分割照射のランダム化比較試験

研究者	年	症例数	照射量	完全寛解率	奏効率
Price, et al	1986	148	30 Gy/10 回	28%	71%
		140	8 Gy/1 回	45%	82%
Cole	1989	13	24 Gy/6 回		100%
		16	8 Gy/1 回		100%
Gaze, et al	1997	131	22.5 Gy/5 回	42%	89%
		134	10 Gy/1 回	39%	84%
Nielsen, et al	1998	119	20 Gy/4 回		65〜80%
		120	8 Gy/1 回		53〜71%
Steenland, et al	1999	578	24 Gy/6 回	33%	69%
		579	8 G6/1 回	37%	72%
BPTWP	1999	378	20 Gy/5 回	58%	78%
		383	8 gy/1 回	57%	78%
Koswig and Budach	1999	55	30 Gy/10 回	33%	81%
		52	8 Gy/1 回	31%	78%

表4　単回照射のランダム化比較試験

研究者	年	症例数	照射量	完全寛解率	奏効率
Hoskin, et al	1992	137	4 Gy	26%	44%
		133	8 Gy	23%	69%
Jeremic, et al	1998	109	4 Gy	21%	59%
		108	6 Gy	27%	73%
		110	8 Gy	32%	78%

30 Gy 以上の分割照射ではスケジュールによる差は明確ではない[2]．

同等の効果であれば，医療経済的にも短期間での照射スケジュールを選択すべきである．長期効果に対する疑問から，1 回 4〜8 Gy の短期照射（8〜20 Gy/1〜5 分割）は予測予後 3 ヵ月未満の症例に推奨されている[6]．欧米では，病的骨折や骨折のリスクがなく，脊髄麻痺兆候や神経因性疼痛がない有痛性骨転移に対して，Bone Pain Trial Working Party（英，n=765，vs. 20〜30 Gy/5〜10 分割）[7]，TROG 96〜05（ニュージーランド，n=272，vs. 20 Gy/5 分割）[8]，Dutch Bone Metastases Study（オランダ，n=1,171，vs. 24 Gy/6 分割）[9]，RTOG 9701（米，n=898，vs. 30 Gy/10 分割）[10] などの複数の大規模ランダム化比較試験で，8 Gy 単回照射の有痛性骨転移に対する有用性が証明されている（表1〜4）．同様に本邦でも，国立がんセンター中央病院（現・国立がん研究センター中央病院）が中心になって実施された多施設共同前向き試験 JAROG 02-01（Japan Radiation Oncology Group）の結果，有痛性骨転移に対する疼痛緩和目的の外部 RT において 8 Gy 単回照射は有効かつ安全に施行できることが明らかとなった．単回照射は，治療が 1 日で済むことから患者の肉体的・時間的負担の緩和と，医療コストの節約などが期待される．今回の試験で 8 Gy 1 回照射が，本邦の日常診療でも治療選択肢の 1 つとなりうることが明らかとなった．

脊髄が照射野に含まれる場合，1 回 3 Gy の照射を選択した場合には，総線量は 30〜36 Gy/10〜12 分割までにするべきである．39 Gy/13 分割のスケジュールでは，放射線脊髄炎の危険性が報告されている[11]．

照射野の設定においては，領域照射/十分な周辺安全域/病変部椎体に正常な上下 1 椎体を含むなどの報告も多いが，対症療法としては疼痛骨のみを含むとの考え方もある．局所のみの照射であっても除痛効果は諸家の報告と同等であり，さ

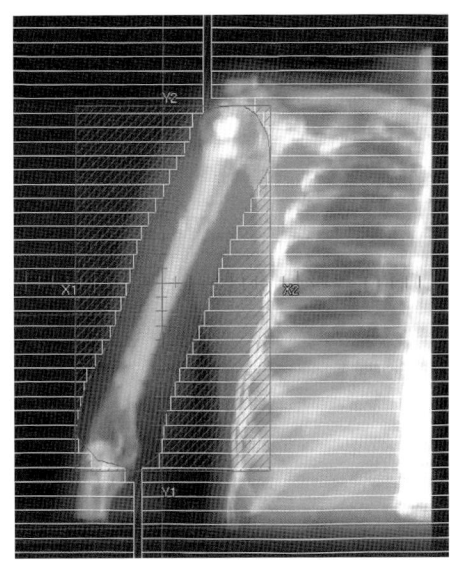

図3　内固定後の照射野
（BEV（beam's eye view））

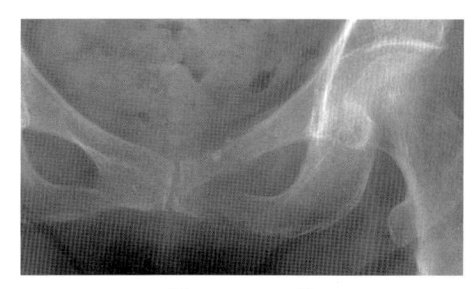

図4-1　RT前

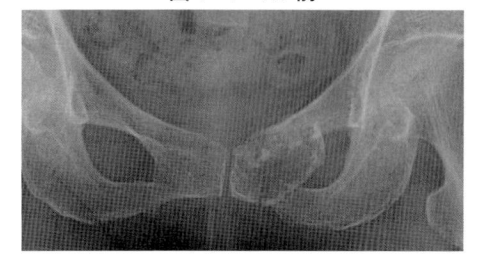

図4-2　RT後

らに重篤な放射線障害も出現していない[12]．ただし，骨転移に伴う骨折などに対する手術で髄内釘が挿入された骨（内固定後）への照射の場合には，癌細胞がばら撒かれている危険性があるので，骨を1本丸々（長管骨の骨端から骨端まで全体）照射する必要がある（図3）．

　骨転移を認めるほぼ全例で筆者らはビスホスホネート（ゾレドロン酸（ゾメタ®）など）やデノスマブ（ランマーク®）も投与している（禁忌でない限り，3〜4週おきに，4 mgを15分でDIV）．日本乳癌学会ガイドラインでも「ビスホスホネートは，骨転移を有する乳癌において，生存には寄与しないが，骨転移に伴う合併症の頻度を減らし，その発症を遅らせる（推奨グレード：A）」とある．ASCOガイドライン（2003）でも，単純X線で溶骨性病変がある場合や単純X線所見は正常でも骨シンチ・CT・MRIで異常がある場合には，ビスホスホネートの投与を推奨している．骨硬化作用（骨折予防）や照射が不要になる頻度が高くなることが証明されている．

照射した骨はもろくなるという事実

　なお，重要な事実として，「照射した骨はもろくなる」ということがある．多くの他科の先生が照射した骨が硬くなると勘違いされているので注意してほしい．骨硬化＝骨折予防ととらえられがちであり注意してほしい．実際に，子宮頸癌や直腸癌に対する照射後の仙骨/恥骨の不全骨折や，食道癌照射後に胸椎椎体骨の医原性骨折の報告が複数ある[13]．50 Gy照射された骨は5年間で5%に病的骨折が起こるとされている．荷重骨は特に注意が必要である．図4のように照射前に骨X線で溶骨性変化があった部位が，照射後，骨X線写真で，溶骨部位に照射後骨再生をみることも少なくはないが，この再生した骨は単なる石灰化であり，丈夫な骨ではない．これは，骨芽細胞（新しい骨を作る細胞）の放射線感受性が高く，低線量の照射により消失してしまうためである．

　ただし，症例1のように，荷重骨皮質に50%以上の破壊があるような症例では，これ以上腫瘍が成長・進行すると骨折してしまうので照射による腫瘍の進行を止める必要がある．

　特殊な治療法として，ストロンチウム（メタストロン®注）の使用も選択肢の1つとなる．

　脊髄圧迫症状を伴う骨転移に対する緩和目的の放射線治療としては，疼痛緩和目的とはまったく違う考え方が必要である．Case 5で詳細に述べる．

　疼痛を伴わない，脊髄腔からも離れた，小さな骨転移にはRTの適応はない．当院でも，まれに，抗腫瘍効果を期待してそのような骨転移巣に照射

当症例の治療方針

当院では現在，全例でCTベースの3D治療計画を行っている．これらの症例のように腫瘍を形成するタイプの骨転移の治療計画ではCTベースの治療計画で腫瘍全体を照射野に含めるように計画することが必須である．

症例1に対しては，職場が近く，外来通院が容易（PSは悪くない）ということを考慮して，30 Gy/10分割/2週間の骨転移に対する標準レジメンを選択した．

症例2では，①転移部位が肋骨で荷重骨ではなく，照射後の医原性骨折や脊髄炎のリスクが無視できる，②腫瘍を形成しており，腫瘍の増大をある程度，制御しないと同部位の疼痛が再度出現してくる可能性が高く，できるだけ多くの総線量を投与したい，③原発巣は制御できており，他に明らかな転移巣はなく，予後がある程度期待できる，④家が近く連日の外来通院で照射するのに負担が少ない，などを考慮して，40 Gy/20分割/4週間レジメンを選択した．

東大プロトコール

モルヒネで制御不能な疼痛を有する骨転移，骨皮質の大部分を破壊する腫瘍形成型の骨転移に30 Gy/10分割をベースに予後を考慮して8 Gy単回や20 Gy/5分割，40 Gy/20分割なども考慮する．

文献

1) Clohisy DR, Mantyh PW：Bone Cancer Pain. Cancer 97：866-873, 2003
2) Ratanatharathorn V, Powers WE, Moss WT, et al：Bone metastasis：review and critical analysis of random allocation trials of local field treatment. Int J Radiat Oncol Biol Phys 44：1-18, 1999
3) Hoskin PJ, Price P, Easton D, et al：A prospective randomised trial of 4 Gy or 8 Gy single doses in the treatment of metastatic bone pain. Radiother Oncol 23：74-78, 1992
4) Arcangell G, Giovinazzo G, Saracino B, et al：Radiation therapy in the management of symptomatic bone metastases：the effect of total dose and histology on pain relief and response duration. Int J Radiat Oncol Biol Phys 42：1119-1126, 1998
5) Blitzer PH：Reanalysis of the RTOC study of the palliation of symptomatic osseous metastasis. Cancer 55：1468-1472, 1985
6) Rose CM, Kagan AR：The final report ofthe expert panel for the radiation oncology bone metastasis work group of the American College of Radiology. Int J Radiat Oncol Biol Phys 40：1117-1124, 1998
7) Bone Pain Trial Working Party 8 Gy single fraction radiotherapy for the treatment of metastatic skeletal pain：randomised comparison with a multifraction schedule over 12 months of patient follow-up. Radiother Oncol 52(2)：111-121, 1999
8) Roos DE, Turner SL, O'Brien PC, et al：Trans-Tasman Radiation Oncology Group, TROG 96.05. Randomized trial of 8 Gy in 1 versus 20 Gy in 5 fractions of radiotherapy for neuropathic pain due to bone metastases (Trans-Tasman Radiation Oncology Group, TROG 96.05). Radiother Oncol 75(1)：54-63, 2005
9) van der Linden YM, Lok JJ, Steenland E, et al：Dutch Bone Metastasis Study Group. Single fraction radiotherapy is efficacious：a further analysis of the Dutch Bone Metastasis Study controlling for the influence of retreatment. Int J Radiat Oncol Biol Phys 59(2)：528-537, 2004
10) Hartsell WF, Scott CB, Bruner DW, et al：Randomized trial of short- versus long-course radiotherapy for palliation of painful bone metastases. J Natl Cancer Inst 97(11)：798-804, 2005
11) Takeshita T, Miyajl N, Churel H, et al：Palliative radiotherapy of vertebral metastases-comparison of palliation between daily 2 Gy and 3 Gy protocols. J Jpn Soc Ther Radiol Oncol 10：109-116, 1998
12) 唐澤久美子，大川智彦：骨転移に対する治療—放射線治療を中心に—．癌の臨床 41：1511-1518, 1995
13) Herman MP, Kopetz S, Bhosale PR, et al：Sacral Insufficiency Fractures After Preoperative Chemoradiation for Rectal Cancer：Incidence, Risk Factors, and Clinical Course. Int J Radiat Oncol Biol Phys 2009 [Epub ahead of print]

Case 2

転移性脳腫瘍

症例

28歳,男性.K-PS：80%.当院の血液内科から紹介.精巣原発のgerm cell tumor ⇒ 多発脳転移.

主訴は左上下肢および左顔面のけいれん.紹介日1年半前に精巣腫瘍.右高位精巣摘除術施行.切除標本の病理組織診断は,「mixed forms：choriocarcinoma, embryonal carcinoma, york sac tumor, with vascular invasion」.術直後のCTで右下葉＋左肺尖部にφ5 mm大の多発の肺転移が出現を認めた.多レジメンの化学療法を施行するも肺転移は増悪.当科紹介日前日の夜間,左上下肢および左顔面のけいれんにて救急搬送,入院となった.緊急CTの所見は,「造影前より周囲脳実質よりも高濃度を示し,造影後,増強効果を受ける結節が左頭頂葉,右前頭葉,右後頭葉にみられる.周囲には広い範囲で浮腫がみられる.脳転移と考えられる.造影前の高濃度は,濃度上昇が強い部分については出血ある可能性は否定できない」であった（図1）.脳転移巣の制御を目的として全脳照射の依頼.

【神経学的所見】

clinical：対座法では明らかな視野障害なし,light refraction pt. motor：左上肢バレー腕の落下なし,ただし第3, 4, 5指が開き若干屈曲する.grasp power：40 kg, 20 kg, 右利き.

sensory vibration：問題なし,左上肢筋力低下,左手指感覚障害.けいれん発作に関してフェニトイン（アレビアチン®）500 mg持続静脈内投与を開始.けいれんは止まった.

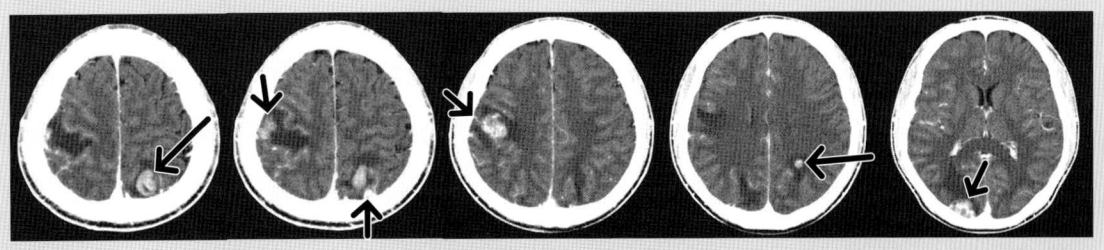

図1　多発脳転移の造影CT像

脳転移性腫瘍における標準的治療

転移性脳腫瘍の標準的治療は長い間，全脳照射（図2）であった．転移性脳腫瘍は血行性転移であり，脳全体に腫瘍の芽がばら撒かれた状態であるという考え方に基づくものであり，この方針は理にかなっている．一方で担癌患者にとって脳腫瘍の出現は平均余命7ヵ月の宣告を受けたことを意味する．そのため，現在普及している全脳照射のスケジュールは放射線の晩期障害はあまり問題視せずにつくられたものである．しかしながら，転移性脳腫瘍の出現にもかかわらず長期生存する患者も散発的ながら存在する．そのような患者にとって全脳照射後の認知機能障害はQOL（quality of life）を著しく低下させることが臨床的に問題であった．

ガンマナイフやサイバーナイフを含めた定位放射線照射は，この10年間で特に日本を含めた先進国で急速に普及した．定位放射線照射は聴神経鞘腫や動静脈奇形などにも使われているが，圧倒的多数を占めるのは転移性脳腫瘍である．欧米でもその傾向は同じであるが，あくまでも全脳照射と組み合わせた方法が欧米では「標準」と考えられている．一方，本邦では孤立性もしくは少数個の転移性脳腫瘍に対して，全脳照射を行わずに，定位照射のみを行う治療が一部の地域では「標準的治療」として普及してきた．その最大のメリットは全脳照射後長期生存者の認知障害を避けることができることにある．しかしながら一方で，数々の後ろ向き研究から，全脳照射を行わない症例での頭蓋内再発率が2～3倍程度多いことも知られてきた．

Patchellら[1]の対象症例は手術可能な単発転移性脳腫瘍症例であった．97症例が登録され，手術単独群（46例），手術+術後全脳照射（49例）の間で比較が行われた．頭蓋内腫瘍再発率は手術単独群70％，術後全脳照射併用群18％であり有意（p＜0.001）に手術単独群で高い傾向が示された．生存率には有意な差はみられなかったが，死因に関しては，脳腫瘍が原因で死亡する神経因死は手術単独群で44％，術後全脳照射併用群で14％であり，有意（p＝0.003）に手術単独群で高

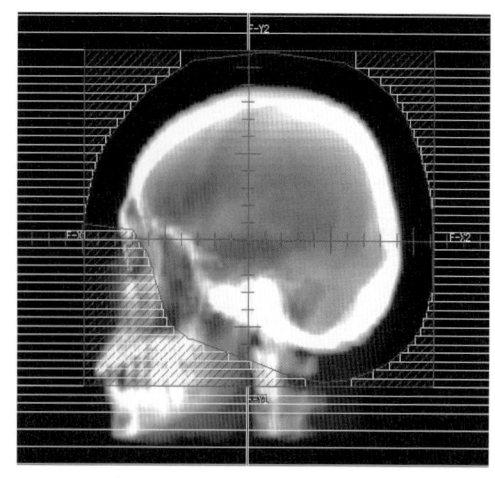

図2　全脳照射のBEV（beam's eye view）
水晶体をブロックしている．

い傾向が示された．さらに，頭蓋内病変再発時に70％の患者で神経症状を伴っていた[2]．

RTOG9508[3]の対象は造影MRIで1～3個の転移性脳腫瘍を持ち，かつ全身状態が良好な症例であった．研究デザインは「全脳単独治療」と「全脳照射と定位照射の併用治療」間のランダム化割付二群間比較試験であり，層別化は頭蓋外腫瘍状態（活動性 vs. 非活動性），脳転移個数（1個 vs. 2～3個）で行った．1996～2001年の間に333人（全脳照射単独164例，定位照射併用167例）が登録された．全患者の比較では生存率に有意差は認められなかったが，単発脳転移患者では定位照射併用群の生存率が有意に高いことが示された（生存期間の中央値 16.5ヵ月 vs. 4.9ヵ月，$p=0.039$）．また治療後6ヵ月時点での全身状態温存率も定位照射併用群が有意に高いことも示された（43％ vs. 27％，$p=0.03$）．まとめると，全脳照射に定位照射を加えることで，延命の恩恵を受ける群は，①単発性転移，②頭蓋外病変が制御されている，③PSが良好である人たちであった．

日本放射線腫瘍学研究グループ（JROSG）は，「定位照射単独群」と「定位照射+全脳照射併用群」とのランダム化比較試験を行った[4]（JROSG 99-1）．この試験には当院も参加したが対象は造影MRIで4個以下の転移性脳腫瘍を持ち，かつ全身状態が良好な症例であった．1999～2003年の4年間で合計132名（全脳照射併用群65例，

定位照射単独群 67 例）の患者が登録された．全脳照射は 30 Gy/10 分割を採用した．また，全脳照射併用群に登録された症例では定位照射の線量を 30％減量した．その結果として定位照射単独群で用いられた定位照射の平均辺縁線量は 22 Gy，全脳照射群では 16 Gy であった．生存者の観察期間中央値は 49.2ヵ月（範囲：19.6～58.7ヵ月）であった．JROSG 99-1 では，subgroup analysis において，単発，多発転移いずれにおいても両群間の生存率は変わらないということを証明した．定位照射単独群は有意に頭蓋内腫瘍再発率が高いことが示されたが，2～3ヵ月に 1 回の MRI で経過観察し，早期救済治療をすることで，両群に神経因死率，神経機能温存率において有意な差はないこともわかった．しかしながら定位照射単独治療は，総医療費が高くつく可能性があるという問題点がある．さらに，新病巣発生時に神経症状の悪化もしくは出現を伴ったのは，わずか 10％程度にすぎなかった．

上記の試験に基づき，当院では，脳転移が 5 個以上と多発している場合には全脳照射を施行している．基本は 30 Gy/10 分割としている．4 個以下の脳転移の場合，首から下の病変が制御できていて，全身状態が良好な場合には，患者に全脳照射とガンマナイフを両方提示して選択してもらっている．ガンマナイフを選択した場合には，医療費が余計にかかるが，2～3ヵ月おきに MRI 検査が必要であることも事前に説明しておく．今後化学療法の施行予定がある症例や，乳癌や甲状腺癌のように予後がある程度期待できる疾患には全脳照射の線量として，40 Gy/20 分割や，35 Gy/14 分割などを選択している．全脳照射終了後 1～2ヵ月目に造影 CT で再度病変を評価して，残存が明らかな場合にはガンマナイフか脳定位 X 線外照射（SRT）で追加照射を行っている．ただ，追加照射の場合には数ヵ月後に追加照射野内に脳壊死のリスクがあることを十分にお話しして理解していただいたうえで実行している．

脳転移の再発

ちなみに，ときどき「MRI で脳転移に対するガンマナイフ施行後の病変の造影範囲が増大傾向

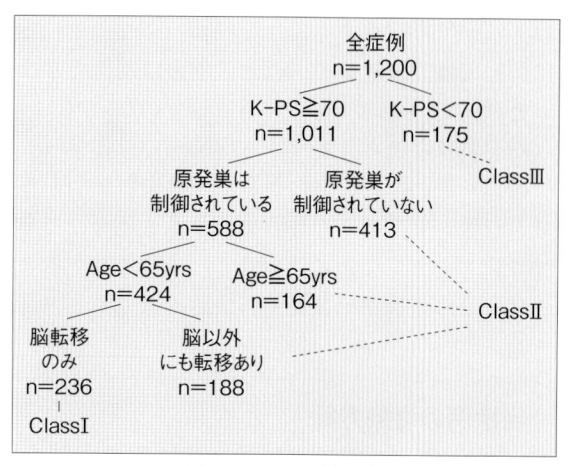

図3 RPA 予後分類

にあり，再発疑いなので再照射の適応はありませんか？」と依頼を受けることがあるが，多くの場合，CT や MRI では再発と脳壊死の鑑別はできないのが現状である．脳壊死巣も大きくなることがあり，画像上，増大傾向があるということだけで再発とは決められない．脳の FDG-PET が必須である．もちろん，PET 検査も万能ではないが，これが最も信頼度の高い検査なのでこの結果を信じて判断しているのが現状である．

症状を伴う単発性脳転移に対しては，脳外科医に相談してまずは手術＋術後全脳照射の適応がないかを決定する．

米国の recursive partitioning analysis（RPA）を用いた予後因子による分類も線量を決定する際に重要である（**図 3**）[5]．予後良好群は年齢 65 歳未満の全身状態良好（K-PS≧70％）かつ頭蓋外活動性病変がない症例，予後不良群は全身状態不良例，中間群はその他の症例である．全脳照射による各群の中間生存期間はそれぞれ 7.1ヵ月，2.3ヵ月，4.2ヵ月である．

浮腫を伴う例，特殊な例

転移巣の周囲に浮腫を伴っている症例では，全脳照射にせよ，ガンマナイフにせよ，照射開始較的早期に浮腫が一時的に悪化することがしばしばあるので，ステロイドの予防投与を考慮する．当院では内服でデキサメタゾン 4 mg/日を照射開始日から 5 日間だけ投与して，その後，漸減は行

わずに一気に切るようにしている．グリセオール®に関しては，ステロイドほどの効果は期待できないと考えているので特に併用はしていない．

なお特殊な例として，小細胞肺癌では化学（±放射線）療法奏効症例に対して予防全脳照射が推奨されており，明らかな脳転移がある場合にでも繰り返しのガンマナイフやサイバーナイフで押すよりも全脳照射を早期に施行するべきであると考える．

当症例の治療方針

当症例では，まずは全脳照射40 Gy/20分割を行い，2ヵ月後の造影CTで定位放射線治療（SRT：stereotactic radiotherapy）（小さいものには7 Gy×5回，大きいものには6 Gy×5回など）を追加するかどうかを判断するという治療方針で決定した．

全脳照射による合併症

副作用としては，急性期の①治療前の症状が一時的に悪くなる，②吐き気・嘔吐，③照射野内の一時的な脱毛，④頭皮の皮膚炎（発赤，かゆみ，ヒリヒリ感．一過性で治療終了後は徐々に改善する），⑤疲労感・食思不振が，晩期には①滲出性中耳炎，②聴力障害，③白内障，④ホルモン低下，⑤思考や記憶能力の減退などが起こりえる．ガンマナイフ後や全脳照射に定位照射を追加した場合などでは，放射線性脳壊死が放射線治療終了後，半年以降にみられることがある（通常線量の全脳照射のみでは起こらない）．

> **東大プロトコール**
>
> 脳以外の病変が制御されていない症例や造影MRI検査で4～5個以上の脳転移を認める症例に全脳に30 Gy/10分割をベースに施行している．
>
> 大きな転移巣がある場合は全脳照射後2ヵ月目の造影CT検査でSRS（ガンマナイフを含む）やSRTの追加を考慮する．

文献

1) Patchell's trial（Patchell RA, Tibbs PA, Regine WE, et al）：Postoperative radiotherapy in the treatment of single metastases to the brain. JAMA 280：1485-1489, 1998
2) Regine WF, Huhn JL, Patchell RA, et al：Risk of symptomatic brain tumor recurrence and neurologic deficit after radiosurgery alone in patients with newly diagnosed brain metastases：Results and implications. Int J Radiat Oncol Biol Phys 52：333-338, 2002
3) Andrews DW, Scott CB, Sperdutom PW, et al：Whole brain radiation therapy with or without stereotactic radiosurgery boost for patients with one to three brain metastases：Phase III results of the RTOG 9508 randomised ltrial. Lancet 363：1665-1672, 2004
4) Aoyama H, Shirato H, Tago M, et al：Stereotactic radiosurgery plus whole-brain radiation therapy vs stereotactic radiosurgery alone for treatment of brain metastases：a randomized controlled trial. JAMA 295：2483-2491, 2006
5) Gaspar L, Scott C, Rotman M, et al：Recursive partitioning analysis of prognostic factors in three Radiation Therapy Onocolgy Group brain metastases trials. Int J Radiat Oncol Biol Phys 37：745-751, 1997

Case 3

肺癌に対する緩和目的の胸部照射

症例

1年前，健康診断の胸部Ｘ線検査で左肺門部に腫瘤陰影を指摘された．

CT検査で両肺野に小結節の散布像を認めた．左肺腫瘤からの胸腔鏡下生検で肺腺癌（cT4N2M1）と診断された．4thラインまで化学療法を施行するも効果なし．左肺門部腫瘍による閉塞性肺炎改善目的に当科に紹介された（**図1, 2**）．無気肺による呼吸苦や仰臥位での狭窄音の症状があったため，症状改善目的に緩和照射を施行した．

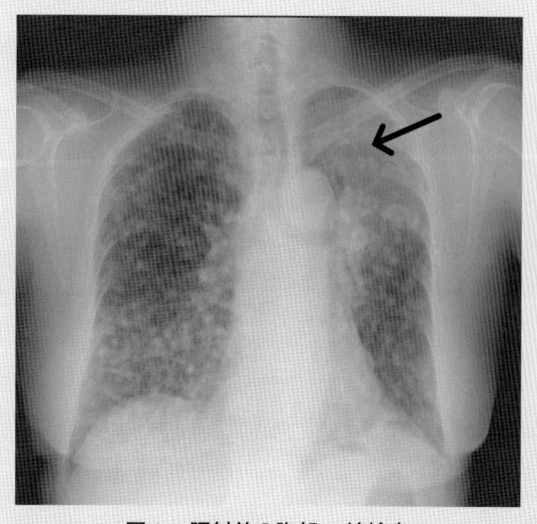

図1　照射前の胸部Ｘ線検査

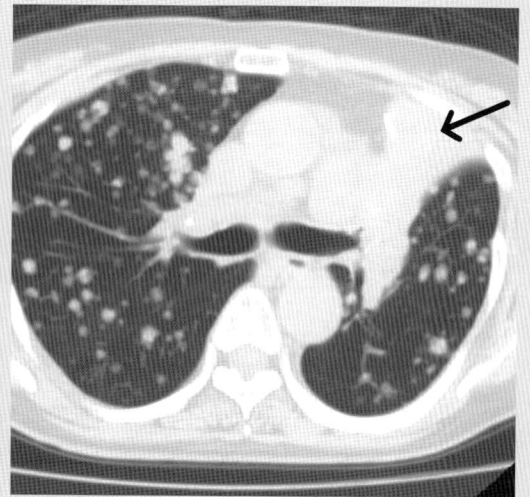

図2　CT検査（矢印＝閉塞性肺炎）

症状発現率

単施設で1,024症例という大規模なコホート研究によると，最期まで無症状のままで過ごせた肺癌症例は，非小細胞肺癌（NSCLC：non-small cell lung cancer）では15％，小細胞肺癌（SCLC：small cell lung cancer）では5％だけであった[1]．

緩和目的での胸部放射線治療（RT）の適応

Ⅳ期で全身状態（PS）が良好な症例は緩和目的での胸部RTの適応がある．シスプラチン

表　おもなRCTの症状緩和率

研究	症例数	血痰	咳	胸部痛	呼吸苦
MRC 1991[4]	369	81～86	56～65	75～80	57～66
MRC 1992[6]	233	72～75	48～56	59～72	41～43
MRC 1996[7]	509	89～95	36～48	50～58	37～46
Nestle[8]	152	80～82	69～80	74～76	—
Sundstrøm[9]	421	80～90	20	—	40
Erridge[10]	149	87～97	51～58	84	—
Senkus-Konefka[11]	100	86	51	83	60

ベースの化学療法は，Ⅳ期でPS良好な症例に対して，Best Supportive Care（BSC）より生存期間を延長し，QOLも改善するので，治療の第1選択であると考えられる[2,3]．PSが不良な症例（PS＝2）にも現在は化学療法が投与されている．いくつかのデータから，化学療法がPS不良症例にも有益な可能性があることが証明されている[3]．

緩和放射線治療（RT）の奏効率

進行肺癌に対する根治目的のRTの成績は散々たるものだが（5年生存率で約10％），緩和目的での胸部RT後の症状奏効率は56～86％と非常に高率である[4]．肺癌に対する緩和RT後には，約2/3の症例で症状が顕著に改善する[5]（表）．

症状緩和効果は，放射線の分割方法や総線量とはあまり相関していない[12]．Langendijkら[13]によるQOLの前向き調査の報告では，37％の症例で緩和RT後に総合的QOLが改善し，この改善は治療後の腫瘍縮小の程度と相関していた．

線量と分割の問題

無症状NSCLC症例を対象にした，ポーランドのランダム化比較試験[14]で，より長いスケジュール（50 Gy/25分割）は，20 Gy/5分割を4週間あけて2セットで合計40 Gyよりも有意に効果が良好だった．生存期間中央値（MST：median survival time）が12ヵ月と9ヵ月（p＜0.05）であった．14本のランダム化比較試験のコクラン・レビューではより高線量を使用しても強い効果にはつながらなかった[15]．症状緩和率は高線量でも低線量でも同等であった．しかし，PS良好症例では生存がより延長した（1年で5％，2年で3％）

が，食道合併症（食道粘膜炎）がより高率に起こった．同様の結果は，13個のランダム化比較試験3,473症例の連続するレビュー[12]でも報告された．症状奏効率は線量に依存していなかった．しかし，生物学的等価線量（BED：biological effective dose）が35 Gy以上では低線量に比べて1年で約5％（p＝0.002）の生存率の改善がみられた[12]．食道の副作用が高線量群（BEDで35 Gy以上）で有意に多かった[12]．

緩和目的の胸部放射線治療（RT）の施行時期 ―予防的にすぐやるべきか？ 症状が出てからでよいか？

前向き試験で，Temelら[16]は診断時に緩和ケア科（PCU）に紹介されたNSCLC症例を経過観察した．これらの症例の約半数でしか診断時に癌関連の症状を訴えていなかった．気分障害や思考障害などの症状は緩和RTの適応ではない．そのような無症状の症例のほとんどが化学療法にまわされた．しかし，これらの症例の多くが合併症，高齢や全身治療の拒否のため化学療法を受けられなかった．根治治療の適応のない無症状症例に対するRTのタイミングの問題を議論したランダム比較試験が1つある[17]．それでは，症状が起こるまでRTを待つのと比べて，ほとんど症状がないかまったくない状況で肺癌症例に予防的にすぐにRTしても有益さはないことを示した．他施設研究で，230症例を予防的にすぐに10 Gy単回もしくは8.5 Gy×2分割で照射する群と，症状が進行するまで待つ群にランダム化した．両群で，生存・QOL・症状制御率に違いはなかった．さらに，はじめ無治療であった症例の56％が死

亡時までどんな形であれ胸部 RT を必要としなかった．ノルウェーでのランダム化比較試験でも同じ結果であった[9]．緩和 RT に回ってきた症例を 3 つの照射線量にランダム化した．緩和するべき胸部症状の有無で層別化した．症状のある症例と比べると，もともと無症状症例は長期間の症状制御の改善と RT 後の数週間は QOL が悪化するので即時の RT は利益がない．一方，有症状症例では治療が症状を緩和するため QOL が改善した．以上の 2 個のランダム化比較試験[9,17]では無症状症例に対して，すぐに RT をしても病変と関連した症状の進行は予防できず QOL も改善しなかった．

緩和目的での気管支腔内照射（EBB）

外照射＋/－気管支腔内照射（EBB：endobronchial brachytherapy）を比較したランダム化比較試験の最近のレビュー[18]で，気管支腔内照射を初回の緩和治療もしくは外照射のブースト（追加照射）として用いても何ら利益は見出されなかった．高線量率（HDR：high dose rate）-EBB を用いた 6 個のランダム化比較試験を含む 29 個の研究のレビュー[19]でも同じ結論であった．筆者らは，外照射の照射歴のある再発気管支病変で症状のある症例には技術的にも実行可能である HDR-EBB を使用するべきであると推奨した．再照射率が，初回治療として外照射後（21％）よりも EBB 後（51％）のほうがはるかに高かった．このことがさらに腔内照射の価値を下げている[20]．この疑問に答えられるような質の高い試験がないため，腔内照射のスケジュールの違いや，線量の違いの比較は結論を出すにいたっていない[18]．

1995 年と古い EBB の調査では，瘻孔や血痰のような重篤な合併症のリスクは 0～42％であった[19]．2006 年のレビューでは，EBB 後の致死的な血痰の発生率は 7～22％であった[21]．

合併症率は 1 回線量と腫瘍の位置に依存しているので，より長期の予後が期待できるもしくは腫瘍が上葉に位置している（肺動脈が近くにあり，致死的な出血のリスクがあるため）場合は，EBB 5 Gy×4 回といったより長めのスケジュールを使用するべきである[22]．緩和目的のため EBB を 4 回も施行できないような症例に対する中間的な解決策はおそらく，7.4～8 Gy×2 回であろう．これは比較的安全で同じくらい効果的であることが示されている．予後不良もしくは上葉以外の腫瘍位置の症例では，前向き試験と大きな後ろ向き試験の両方で EBB 10～15 Gy の単回照射が安全で十分容認可能であることが示されている[23]．

胸部緩和 RT における化学療法の役割

1988 年と古いランダム化比較試験[24]で，234 症例を 4 サイクルの化学療法群（EP 療法）と RT（42 Gy/15 分割）に割り付け，奏効率は RT 群で 42％，化学療法群で 21％であった（p＝0.009）．MST は両群で違いはなかった．というのは多くの患者が進行時に反対側の治療を受けたからである．化学療法も長期 RT も両方とも，PS の良好な症例では生存期間を延長させる可能性がある[2,12]．

いくつかの小さなシリーズからのデータ[25]で，根治的 RT に適さない症例には，緩和目的の同時化学放射線療法（CCRT：concurrent chemoradiotherapy）が実行可能で，有望な結果であると示されている．

2nd ラインの化学療法は 1st ラインよりも奏効率が悪く（10％未満），毒性が有意に高い可能性がある[26]．そのため，進行病変の特徴と部位により RT の適応がない症例に取っておくべきである．

PS 良好な症例に対する，RT と化学療法という 2 つの治療法の最善な併用方法に関する試験が至急必要である．

緩和目的の胸部再照射

2nd と 3rd ラインの化学療法まで考えた場合，以前の照射野内の再発に対する再照射は化学療法と比べた場合，意見が分かれる[27]．再照射の線量は寡分割で 8 Gy×2 回から通常分割での 60 Gy までさまざまで，奏効率は 48～88％（平均 71％）と高い[28]．肺癌再照射の成績を報告した 10 本の論文[29-38]でもそれぞれの研究は少人数だが，すべてまとめると 290 症例になる．治療の毒性は容認可能であった．合併症死は 2 症例のみで，放射

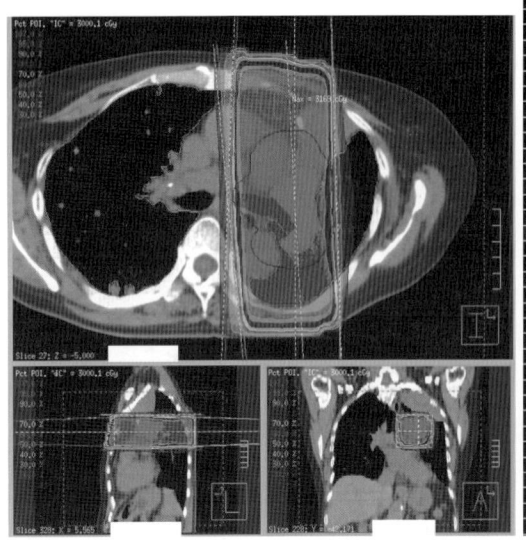

図3　放射線治療計画（線量分布） 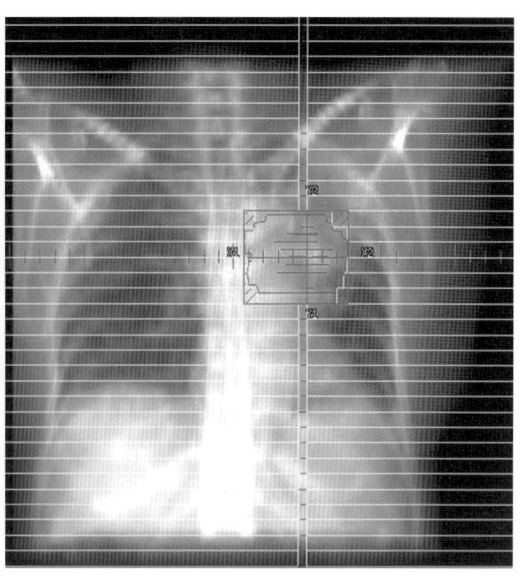　　図4　照射野のBEV（beam's eye view）

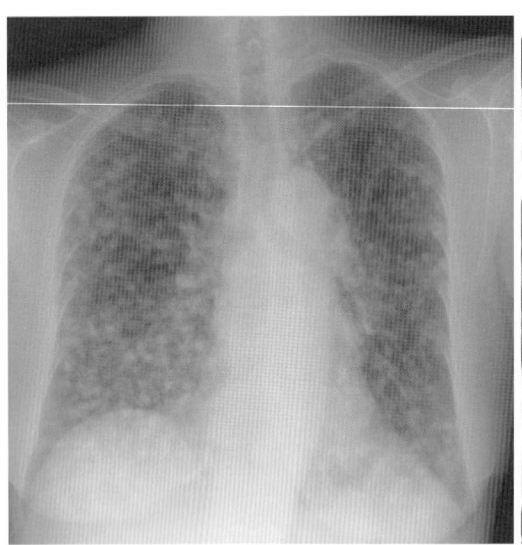

図5　照射終了後2ヵ月目の胸部X線検査 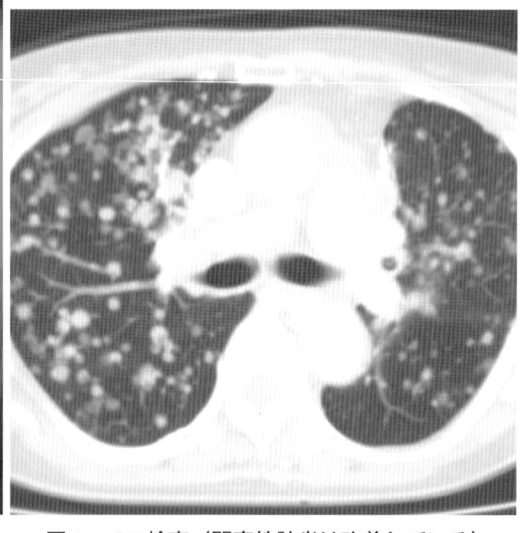　　図6　CT検査（閉塞性肺炎は改善している）

線脊髄麻痺は観察されなかった．

再照射では，線量が少なくても多くても効果は同等のように思われる．最も，高線量のほうが毒性は増加する．

小細胞肺癌（SCLC）に対する緩和胸部放射線治療（RT）

初回治療に奏効せず治療終了後3ヵ月以内に再発してきた有症状病変には緩和RTを使用するべきである．不応性病変には2ndラインの化学療法は10%未満の奏効率しかなく，症状改善の可能性がより高いRTの使用が正当化されている[39]．SCLCにおいて化学療法の適応がないまれな症例では明らかに緩和目的のRTが効果的であろう．RT単独の生存に対する結果は散々なもので，限局型SCLC（LD-SCLC：limited disease small cell lung cancer）に対してはCCRTが，進展型SCLC（ED-SCLC：extensive disease small cell lung cancer)に対しては化学療法単独が標準療法である[40].

当症例の治療方針と効果

当症例に対しては,肺門部に緩和照射3Gy×10回/2週間のレジメンでRTを施行した(図3,4).治療開始して10日ほどで仰臥位の狭窄音は消失し,治療終了後2ヵ月目の胸部X線検査ならびにCT検査上も閉塞性肺炎は改善していた(図5, 6).

> **東大プロトコール**
> 症状が出現してきた時点で原因となっている病巣に3Gy×10分割施行,ただし,予後が非常に厳しい症例では8Gy単回照射も考慮する.

文献

1) Hawson G, Zimmerman PV, Ford CA, et al : Primary lung cancer : characterization and survival of 1024 patients treated in a single institution. Med J Aust **152**(5) : 230-234, 1990
2) NSCLC Meta-Analyses Collaborative Group : Chemotherapy in addition to supportive care improves survival in advanced non-small-cell lung cancer : a systematic review and meta-analysis of individual patient data from 16 randomized controlled trials. J Clin Oncol **26**(28) : 4617-4625, 2008
3) Socinski MA, Crowell R, Hensing TE, et al : Treatment of non-small cell lung cancer, stage IV. ACCP evidence-based clinical practice guidelines (2nd edition). Chest **132**(3 Suppl) : 277S-289S, 2007
4) Medical Research Council Lung Cancer Working Party : Inoperable non-small-cell lung cancer (NSCLC) : A Medical Research Council (MRC) randomised trial of palliative radiotherapy with two fractions or ten fractions. Br J Cancer **63**(2) : 265-270, 1991
5) Budach W, Belka C : Palliative percutaneous radiotherapy in non-small-cell lung cancer. Lung Cancer **45**(2) : S239-S245, 2004
6) Medical Research Council Lung Cancer Working Party : A Medical Research Council (MRC) randomised trial of palliative radiotherapy with two fractions or a single fraction in patients with inoperable non-small-cell lung cancer (NSCLC) and poor performance status. Br J Cancer **65**(6) : 934-941, 1992
7) Medical Research Council Lung Cancer Working Party : Randomized trial of palliative two fraction versus more intensive 13-fraction radiotherapy for patients with inoperable non-small-cell lung cancer and good performance status. Clin Oncol **8**(3) : 167-175, 1996
8) Nestle U, Nieder C, Walter K, et al : A palliative accelerated irradiation regimen for advanced non-small-cell lung cancer vs. conventionally fractionated 60 GY : results of a randomized equivalence study. Int J Radiat Oncol Biol Phys **48**(1) : 95-103, 2000
9) Sundstrom S, Bremnes R, Brunsvig P, et al : Immediate or delayed radiotherapy in advanced non-small cell lung cancer (NSCLC)? Data from a prospective randomised study. Radiother Oncol **75**(2) : 141-148, 2005
10) Erridge SC, Gaze MN, Price A, et al : Symptom control and quality of life in people with lung cancer : a randomised trial of two palliative radiotherapy fractionation schedules. Clin Oncol **17**(1) : 61-67, 2005
11) Senkus-Konefka E, Dziadziuszko R, Bednaruk-Młyński E : A prospective, randomised study to compare two palliative radiotherapy schedules for non-small-cell lung cancer (NSCLC). Br J Cancer **92**(6) : 1038-1045, 2005
12) Fairchild A, Harris K, Barnes E, et al : Palliative thoracic radiotherapy for lung cancer : a systematic review. J Clin Oncol **26**(24) : 4001-4011, 2008
13) Langendijk JA, ten Velde GP, Aaronson NK, et al : Quality of life after palliative radiotherapy in non-small cell lung cancer : a prospective study. Int J Radiat Oncol Biol Phys **47**(1) : 149-155, 2000
14) Reinfuss M, Glinski B, Kowalska T, et al : [Radiotherapy in stage III, unresectable, asymptomatic non-small cell lung cancer. Final results of a prospective randomized study of 240 patients]. Article in French : Cancer Radiotherapie **3**(6) : 475-479, 1999
15) Lester JF, Macbeth FR, Toy E, et al : Palliative radiotherapy regimens for non-small cell lung cancer. Cochrane Database Syst Rev **18**(4) : CD002143, 2006
16) Temel JS, Jackson VA, Billings A, et al : Phase II study : integrated palliative care in newly diagnosed advanced non-small cell lung cancer patients. J Clin Oncol **25**(17) : 2377-2382, 2007
17) Falk S, Girling D, White R, et al : Immediate versus delayed palliative thoracic radiotherapy in patients with unresectable locally advanced non-small cell lung cancer and minimal thoracic symptoms : randomised controlled trial. Br Med J **325**(7362) : 465-472, 2002
18) Cardona Zarilla AF, Reveiz L, Ospina EG, et al : Palliative endobronchial brachytherapy for non-small cell lung cancer. Cochrane Database Syst Rev **6** : CD004284, 2008
19) Ung Y, Yu E, FalksonC, et al : The role of high-dose-rate brachytherapy in the palliation of symptoms in patients with non-small-cell lung cancer : A systematic review. Brachytherapy **5**(3) : 189-202, 2006

20) Stout R, Barber P, Burt P, et al : Clinical and quality of life outcomes in the first United Kingdom randomized trial of endobronchial brachytherapy (intraluminal radiotherapy) vs external beam radiotherapy in the palliative treatment of inoperable non-small cell lung cancer. Radiother. Oncol **56**(3) : 323-327, 2000
21) Villanueva AG, et al : Endobronchial brachytherapy. Clin Chest Med **16**(3) : 445-454, 1995
22) Escobar-Sacristan JA, Granda-Orive JI, Gutierrez Jimenez T, et al : Endobronchial brachytherapy in the treatment of malignant lung tumours. Eur Respir J **24**(3) : 348-352, 2004
23) Skowronek J, et al : HDR endobronchial brachytherapy (HDRBT) in the management of advanced lung cancer--comparison of two different dose schedules. Radiother Oncol **93**(3) : 436-440, 2009
24) Kaasa S, Thorud E, Host H, et al : A randomized study evaluating radiotherapy versus chemotherapy in patients with inoperable non-small cell lung cancer. Radiother Oncol **11**(1) : 7-13, 1988
25) Nawrocki S, Rucinska M, Krzakowski M, et al : Palliative chemoradiotherapy is superior to palliative radiotherapy in stage ⅢA-ⅢB non-small cell lung cancer patients not eligible for radical treatment-final results of randomized phase Ⅱ study. J Thorac Oncol **4**(9 Suppl. 1) : 702-703, Abstract : 1226, 2009
26) Hanna N, et al : Randomized phase Ⅲ trial of pemetrexed versus docetaxel in patients with non-small cell lung cancer previously treated with chemotherapy. J Clin Oncol **22**(9) : 1589-1597, 2004
27) Higgins MJ, Ettinger DS, et al : Chemotherapy for lung cancer : the state of the art in 2009. Expert Rev Anticancer Ther **9**(10) : 1365-1378, 2009
28) Ebara T, Tanio N, Etoh T, et al : Palliative re-irradiation for in-field recurrence after definitive radiotherapy in patients with primary lung cancer. Anticancer Res **27**(1B) : 531-534, 2007
29) Green N, Melbye RW : Lung cancer : retreatment of local recurrence after definitive irradiation. Cancer **49**(5) : 865-868, 1982
30) Jackson MA, Ball DL : Palliative retreatment of locally-recurrent lung cancer after radical radiotherapy. Med J Aust **147**(8) : 391-394, 1987
31) Montebello JF, Aron BS, Manatunga AK, et al : The reirradiation of recurrent bronchogenic carcinoma with external beam irradiation. Am J Clin Oncol **16**(6) : 482-488, 1993
32) Gressen EL, Werner-Wasik M, Cohn J, et al : Thoracic reirradiation for symptomatic relief after prior radiotherapeutic management for lung cancer. Am J Clin Oncol **23**(2) : 160-163, 2000
33) Okamoto Y, Murakami M, Yoden E, et al : Reirradiation for locally recurrent lung cancer previously treated with radiation therapy. Int J Radiat Oncol Biol Phys **52**(2) : 390-396, 2002
34) Wu KL, Jiang GL, Qian H, et al : Three-dimensional conformal radiotherapy for locoregionally recurrent lung carcinoma after external beam irradiation : a prospective phase Ⅰ-Ⅱ clinical trial. Int J Radiat Oncol Biol Phys **57**(5) : 1345-1350, 2003
35) Kramer GW, Gans S, Ullmann E, et al : Hypofractionated external beam radiotherapy as retreatment for symptomatic non-small-cell lung carcinoma : an effective treatment? Int J Radiat Oncol Biol Phys **58**(5) : 1388-1393, 2004
36) Tada T, Fukuda H, Matsui K, et al : Non-small-cell lung cancer : reirradiation for loco-regional relapse previously treated with radiation therapy. Int J Clin Oncol **10**(4) : 247-250, 2005
37) Ebara T, Tanio N, Etoh T, et al : Palliative re-irradiation for in-field recurrence after definitive radiotherapy in patients with primary lung cancer. Anticancer Res **27**(1B) : 531-534, 2007
38) Cetingoz R, Arican-Alicikus Z, Nur-Demiral A, Durmak-Isman B, et al : Is re-irradiation effective in symptomatic local recurrence of non small cell lung cancer patients? A single institution experience and review of the literature. J BUON **14**(1) : 33-40, 2009
39) Ardizzoni A, Hansen H, Dombernowsky P, et al : Topotecan, a new active drug in the second-line treatment of small-cell lung cancer : a phase Ⅱ study in patients with refractory and sensitive disease. The European Organization for Research and Treatment of Cancer Early Clinical Studies Group and New Drug Development Office, and the Lung Cancer Cooperative Group. J Clin Oncol **15**(5) : 2090-2096, 1997
40) Kepka L, Sprawka A, Casas F, et al : Radiochemotherapy in small-cell lung cancer. Expert Rev. Anticancer Ther **9**(10) : 1379-1387, 2009

Case 4

上大静脈（SVC）症候群

症例1

呼吸器内科から依頼．右肺門部の小細胞肺癌（SCLC：small cell lung cancer）に対する化学療法後．顔面・上肢・乳房のむくみを認める．疼痛はない．上大静脈（SVC：superior vena cava）症候群による症状緩和目的の放射線治療（RT：radiotherapy）を依頼．

造影CT上（図1），上大静脈に浸潤する成分の残存あり．奇静脈弓の狭窄か閉塞による下流の奇静脈の静脈瘤状拡張あり．胸壁の静脈に拡張あり（図2）．右肺門腫瘍あるいはリンパ節転移はいくつかに分かれているが，上行大動脈右側の長径3cm大の結節が最大．

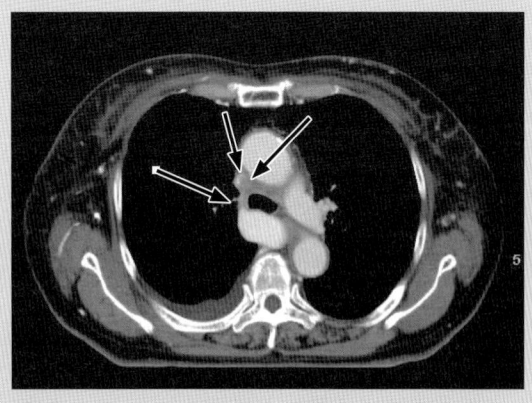

図1　CT画像

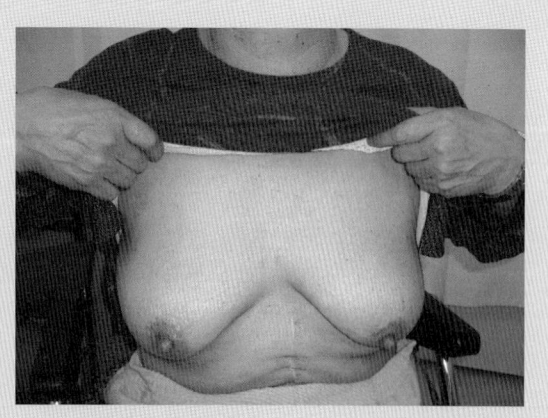

図2　放射線治療（RT）開始前乳房

第3章　緩和照射（姑息照射）

症例2

呼吸器内科から依頼．SVC症候群で発症した原発性肺癌．cT4N2M1（副腎転移）のⅣ期．未治療症例．今後化学療法を施行する予定．CTガイド下針生検で肺腺癌と確定．SVC症候群による上半身～顔面の浮腫がここ数日で急激に進行してきている（図3）．早期のRT開始を希望．

造影CT上（図4），右肺上葉の縦隔に浸潤する腫瘍は59×36mm大．SVCの狭小化を認める．上縦隔や気管分岐下，右肺門リンパ節腫大も認める．右副腎転移あり．

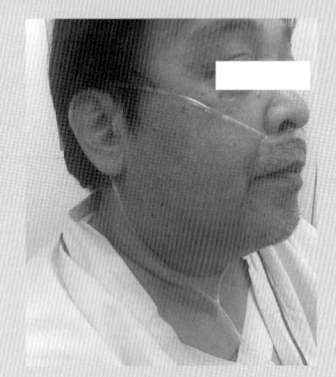

図3　顔面の浮腫

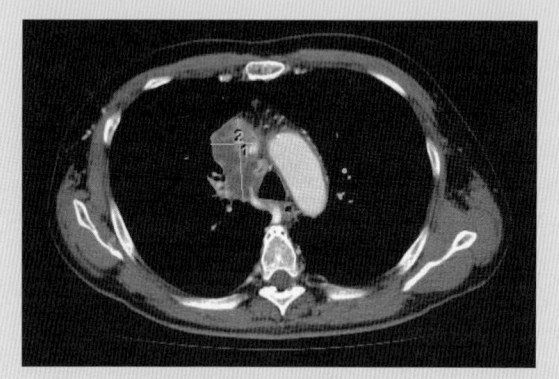

図4　CT画像

上大静脈（SVC）症候群とは

上大静脈症候群とは，上大静脈の閉塞により，頭頸部などの上半身に静脈鬱滞がみられる疾患群をいう．原因は，悪性腫瘍のなかでも肺癌がほとんどを占め，悪性リンパ腫などの縦隔腫瘍がこれに続く．奇静脈や内胸静脈などが側副血行路として発達するが，奇静脈まで閉塞が及ぶと病状は重篤化する．頭頸部の腫脹感，起坐呼吸，咳嗽などがみられ，しかも横臥位で増悪するのが特徴である．脳脊髄液圧上昇から脳浮腫に発展すると頭痛・めまい・意識障害などが出現する．急速に閉塞が進行する場合は致命的となるが徐々に進行する場合は側副血行路が形成されるため症状は比較的軽い．

緩和照射

急速に進行する呼吸困難および顔面・上肢の浮腫症状の改善が放射線療法の目的である．

治療成績は，症状改善は非小細胞肺癌（NSCLC：non-small cell lung cancer）で80％，SCLCで90％，悪性リンパ腫で95％の患者に得られる．全体の1年生存率は25％であり，30日以内に症状改善が得られると予後がよい[1～3]．NSCLCによるSVC症候群のほうがSCLCによ

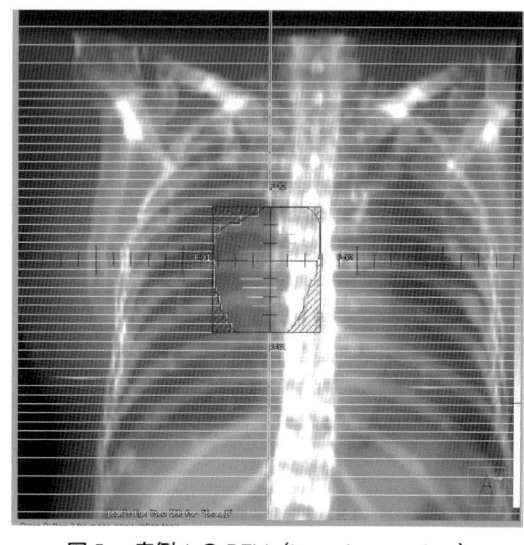

図5　症例1のBEV（beam's eye view）

150

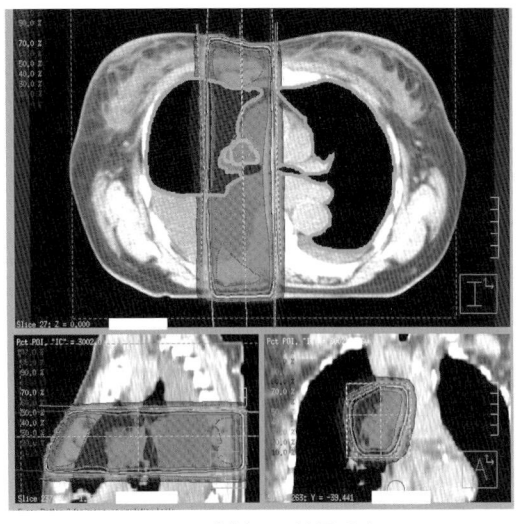

図6 症例1の線量分布

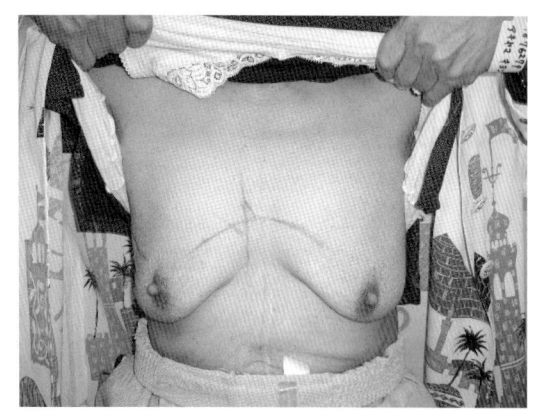

図7 症例1のRT開始後6日目乳房

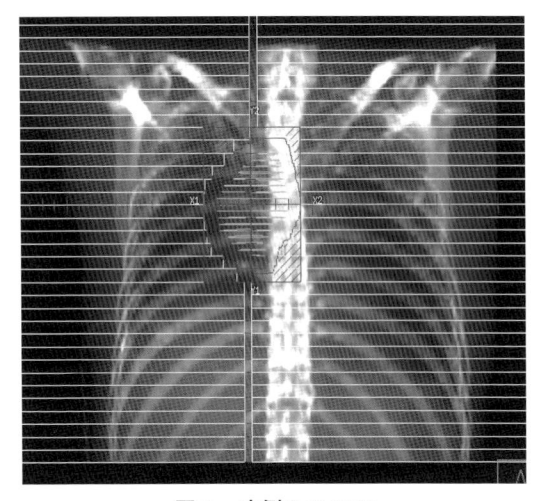

図8 症例2のBEV

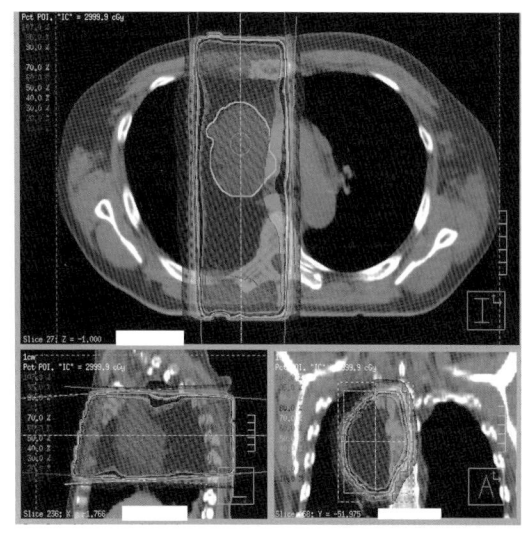

図9 症例2の線量分布

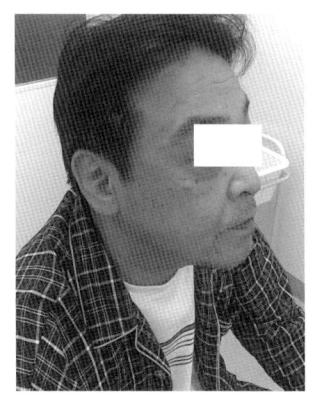

図10 症例2のRT1週間後

るものよりも照射開始後，早期に症状が改善したという報告もある[2]．

症例1に対しては，前後対向2門照射で30 Gy/10分割/2週間コースで施行した（図5〜7）．

症例2に対しても同様に前後対向2門照射で30 Gy/10分割/2週間コースで施行した（図8，9）．照射開始後1週間目で顔面の浮腫の改善がみられた（図10）．

しかし，あくまで症状緩和目的の照射ということで，患者の負担をできるだけ軽減するために，短期間にできるなら外来で施行できる下記のようなレジメンも考慮する必要があるだろう．

70歳以上の高齢者のSVC症候群（23症例）に対して6 Gy×2回＝計12 Gy（1週間あけて）という短期間の照射で，全奏効率87％と良好な成績もイタリアから報告されている[4]．主に外来で照射している．オランダでの後ろ向き調査[5]でも，

SVC症候群（82%が原発性肺癌）に対して，8 Gy×3回＝計24 Gy（週に3回）という短期間照射のレジメンで奏効率96%，完全消失率56%が得られた．

> **東大プロトコール**
> 肺野に余計に放射線が当たらないように前後対向二門などで，予後により 30 Gy/10分割/2週間か 40 Gy/20分割/4週間のどちらかのレジメンを選択している．

文　献

1) Armstrong B, Perez C, Simpson J, et al：Role of irradiation in the management of superior vena cava syndrome. Int J Radiat Oncol Biol Phys **13**：531-539, 1987
2) Egelmeers A, Goor C, van Meerbeeck J, et al：Palliative effectiveness of radiation therapy in the treatment of superior vena cava syndrome. Bull Cancer Radiother **83**：153-157, 1996
3) Davenport D, Ferree C, Blake D, et al：Response of superior vena cava syndrome to radiation therapy. Cancer **38**：1577-1580, 1976
4) Lonardi F, Gioga G, Agus G, et al：Double-flash, large-fraction radiation therapy as palliative treatment of malignant superior vena cava syndrome in the elderly. Support Care Cancer **10**：156-160, 2002
5) Rodrigues CI, Njo KH, Karim AB：Hypofractionated radiation therapy in the treatment of superior vena cava syndrome. Lung Cancer **10**：221-228, 1993

Case 5

悪性脊髄圧迫症候群(MESCC)

症例 1

　肝細胞癌の多発骨転移．10日前くらいから左手がしびれてきていた．今は夜も眠れないくらい痛い（VAS (visual analog scale)：98/100 mm）．左下垂手．左上肢第8頸椎領域のしびれあり．温痛触覚は保たれている．

　CT（図1）ではC7椎体左半に骨溶解像を認め，神経根をおかしている．その他，Th1右椎体，右第6肋骨頸部にも骨転移あり．本日よりオピオイド導入．ゾレドロン酸（ゾメタ®）注射は月1回で施行中．

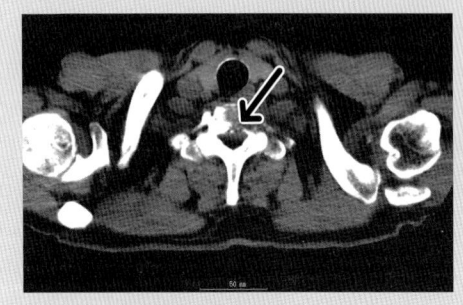

図1　CT

症例 2

　左下葉原発の肺腺癌．cT4N0M1．Ⅳ期．発症時多発肝転移，多発骨転移，肺転移あり．K-PS：90%．

　CT上（図2），多発の硬化と溶骨性の混在した骨転移あり．椎体では，第8椎体右から脊柱管を狭窄している．FDG-PETでも同部位に集積あり．脊髄への浸潤の危険もあり放射線治療（RT：radiotherapy）を依頼．今後は化学療法を施行予定．

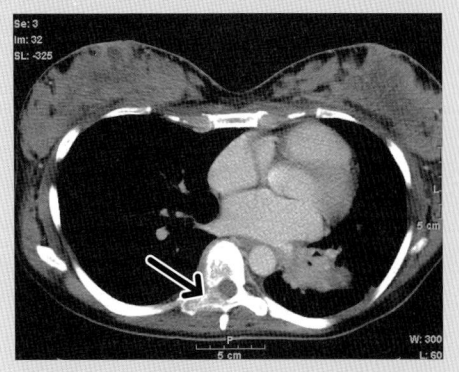

図2　CT

悪性腫瘍による硬膜外脊髄圧迫（MESCC）とは

悪性腫瘍による硬膜外脊髄圧迫（MESCC：metastatic epidural spinal cord compression）は，腫瘍が脊髄硬膜鞘を圧迫することで引き起こされる．たとえ，治療がたった2～3時間遅れただけでも神経障害は永久的になりうる．MESCCは腎癌，前立腺癌，乳癌（最多頻度），肺癌と関連性が高い．胸椎椎体骨が最も高頻度（約70%）に侵される[1]．MESCC症例には治療効果を少しでも良くするために迅速な治療を行うべきである[2,3]．診断時に歩行可能であれば，およそ90%の症例で治療後もその機能を失うことはない[2,4]．

担癌患者で新出の背部痛を訴える場合は，MESCCを示唆している．横になることによって増悪する疼痛や椎体骨の打診痛はこの状態の特長である[4]．失禁や感覚機能の消失といった晩期の神経徴候は永久対麻痺になる可能性が高い[2]．

脊髄損傷のメカニズムは完全には理解されていない．MSCC（metastatic spinal cord compression）関連の早期の脊髄症は血管流の障害が原因で，その結果，髄内の血管原性浮腫につながる．不可逆的な脊髄壊死は虚血が原因である．そのため，ステロイドの投与も治療の一環として重要なのだろう．神経症状がある場合は，デキサメタゾンを10 mg（静脈内投与），その後は6時間おきに4 mgボーラス投与するべきである．この治療は診断のための検査結果を待って遅らせるべきではない[5]．高用量のデキサメタゾン（100 mgまで）の使用は議論が分かれるところである．いくつかの臨床試験では高用量投与で，利点ははっきりせず，重篤な副作用が有意に増加するのみであることが示されている[6～8]．

治療法

Loblawらの報告によると，MSCC 3,458症例の蓄積発生率は最も高頻度なのが多発性骨髄腫で8%，次に前立腺癌で7%，上咽頭癌6.5%，乳癌5.5%と続く[9]．MESCCの多くの症例でRT（30 Gyまで）もしくは手術が必要である[2,10,11]．無症状症例には緊急RTを考慮するべきである．そして，RTにもかかわらず症状が進行する症例では手術介入を考慮するべきである[3,6]．

放射線の線量

SCORE-1研究[12]で，MESCCに対して，短期照射コース（8 Gy単回か4 Gy×5回）と長期照射コース（3 Gy×10回か2 Gy×20回）でランダム化比較試験を行った．原発癌は，乳癌（35症例），前立腺癌（54症例），骨髄腫/リンパ腫（21症例），肺癌（59症例），その他の癌（62症例）だった．運動機能の改善においては両群で差はみられなかった（長期30% vs. 短期28%，$p=0.61$）．累積全生存率に関しても両群で同等だった．無進行生存率（$p=0.034$）と局所制御（$p=0.032$）に関しては，長期照射コースのほうが有意に良好だった．局所制御は，照射野内再発が進行するぐらい長期に生存するかもしれないような，かなり予後が良好な症例ではより大事になってくる．

Radesら（1,304症例）[13]，Hoskinら（102症例）[14]やMaranzanoら（276症例）[15,16]による，それまでの複数の後ろ向き研究でも，運動機能に関しては，放射線のスケジュールによらないとされていた．照射後の運動機能は，K-PS（歩行可能かどうかと関係している）・原発腫瘍の種類・照射前の運動機能消失までの期間・ビスホスホネートの投与と密接に関連していた．ビスホスホネートに関しては，より予後の良い症例に投与される傾向があるので解釈には気をつけなければいけない．ゾレドロン酸（ゾメタ®）は圧迫骨折・MESCC・再治療などの骨格関連イベント発生率が有意に減少することが示されている[17～19]．

ランダム化比較試験[20,21]で，減圧手術＋術後RT（3 Gy×10回）はRT単独（3 Gy×10回）と比べて運動機能改善も生存もより良好であった．これにより，予後の期待できる症例で手術適応がある場合（たとえば，1椎体のみの障害，骨髄腫/リンパ腫以外，麻痺になって48時間未満，PS良好）は減圧手術＋術後照射として長期照射コースで治療するのが適切であろう．Chiら[22]のランダム化比較試験では，65歳以上では，RT単独と比べて，手術＋術後照射の歩行能力の温存と

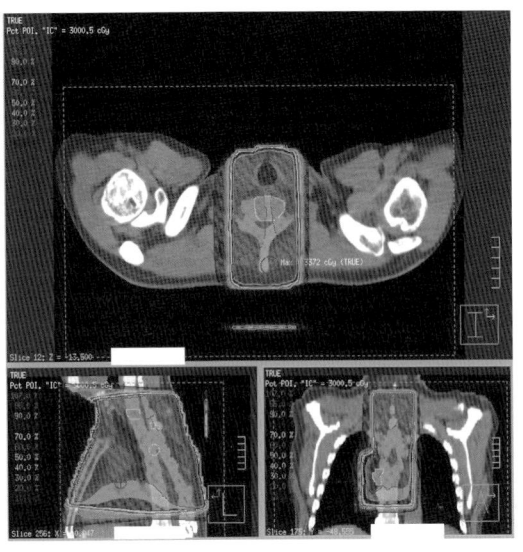

図3　症例1の線量分布

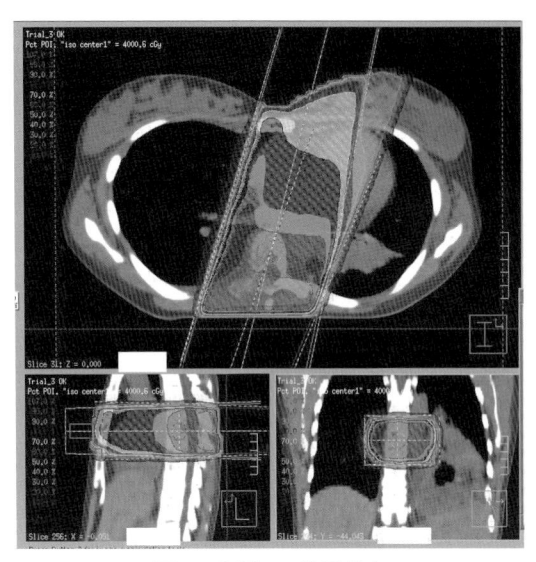

図4　症例2の線量分布

いう点で利益は認められなかった．

　乳癌・前立腺癌・骨髄腫・甲状腺癌・腎細胞癌のように長期予後が期待できる疾患には，MESCCの場合，しっかりと総線量を入れる必要がある．8 Gy単回は1回線量2 Gy換算で12 Gy，4 Gy×5回は23.3 Gy，3 Gy×10回は32.5 Gy（$\alpha/\beta=10$ Gyで計算）と生物学的等価線量（BED：biological effective dose）が同等になるので，やはり2 Gy×20回と比べると総線量という意味では劣る．

当症例の治療方針

　症例1に対しては，今後の全身治療の予定はなく，3 Gy×10回/2週間コースを選択した（図3）．症例2に対しては，無治療症例で，今後first lineの化学療法の予定があり，ある程度の予後も期待できるので，2 Gy×20回/4週間コースを選択した（図4）．

　図5は，乳癌の脊髄内転移のMRI画像（矢状断）であるが，このような転移形式はCTでは検出することができないが，麻痺などの神経症状は出現するので要注意である．神経圧迫症状があるときは，CTでnegative studyでも造影MRI検査まで行う必要がある．

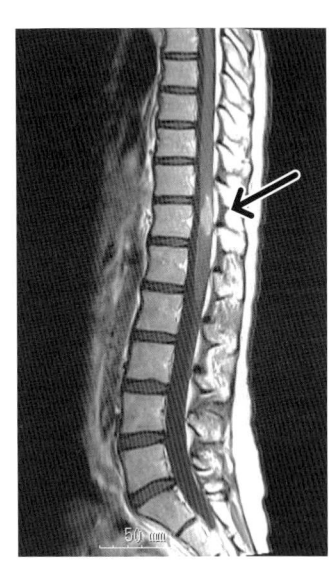

図5　髄内転移

> **東大プロトコール**
>
> 当院では，放射線科診断部とも協力していて，CTやMRIの読影レポートに脊髄腔に近い骨転移や無症状だが髄内腔にすでに入り込んでいる所見がみつかった場合には，「早急に治療部の医師と相談してください」と読影レポートのなかにコメントを入れてもらっている．そのような転移に対しては，無症状でもできるだけ予防的に3Gy×10回/2週間か2Gy×20回/4週間で照射するようにしている．化学療法の兼ね合いや外来通院が困難などの理由で短期に照射を終了させたい特別な場合のみ4Gy×5回や8Gy単回の短期照射も考慮するようにしている．特に頸椎骨転移ではそのレベルの脊髄が切れると呼吸停止による突然死（C4より上位のレベル）のリスクがあるため，積極的に予防照射を行うようにしている．以前の透視ベースの2D治療計画では病変のある上下1椎体まで予防的に照射していたが，現在では全例CTベースの3D治療計画を行っているので，肉眼的腫瘍体積（GTV：gross tumor target）に上下3cm程度，その他の方向に2cm程度のマージンを付けた照射野で行っている．

文献

1) Schiff D : Clinical features and diagnosis of epidural spinal cord compression, including cauda equina syndrome. Accessed March 9, 2006, at : http://patients.uptodate.com/topic.asp?file=genl_onc/5033.
2) Newton HB : Neurologic complications of systemic cancer [Published correction appears in Am Fam Physician 1999 ; 59 : 2435]. Am Fam Physician 59 : 878-886, 1999
3) Kvale PA, Simoff M, Prakash UB : American College of Chest Physicians. Lung cancer. Palliative care. Chest 123（suppl）: S284-311, 2003
4) Quint DJ : Indications for emergent MRI of the central nervous system. JAMA 283 : 853-855, 2000
5) Yamada KA, Awadalla S : Acute spinal cord dysfunction. In : Green GB, Harris IS, Lin GA, Moylan KC, eds. The Washington Manual of Medical Therapeutics. 31st ed. Philadelphia, Pa. : Lippincott Williams & Wilkins, 2004
6) Bilsky MH, Lis E, Raizer J, et al : The diagnosis and treatment of metastatic spinal tumor. Oncologist 4 : 459-469, 1999
7) Sorensen S, Helweg-Larsen S, Mouridsen H, et al : Effect of high-dose dexamethasone in carcinomatous metastatic spinal cord compression treated with radiotherapy : a randomised trial. Eur J Cancer 30A : 22-27, 1994
8) Heimdal K, Hirschberg H, Slettebo H, et al : High incidence of serious side effects of high-dose dexamethasone treatment in patients with epidural spinal cord compression. J Neurooncol 12 : 141-144, 1992
9) Loblaw DA, Laperriere NJ, Mackillop WJ : A population-based study of malignant spinal cord compression in Ontario cancer patients. Clin Oncol（R Coll Radiol）15 : 211-217, 2003
10) Brigden ML : Hematologic and oncologic emergencies. Doing the most good in the least time. Postgrad Med 109 : 143-146, 151-154, 157-158, 2001
11) Rhodes V, Manzullo E : Oncologic emergencies. In : Pazdur R. Medical Oncology : A Comprehensive Review. 2nd ed. Huntington, N. Y. : PRR, 1997
12) Rades D, Lange M, Veninga T, et al : Preliminary results of spinal cord compression recurrence evaluation（score-1）study comparing short-course versus long-course radiotherapy for local control of malignant epidural spinal cord compression. Int J Radiat Oncol Biol Phys 73 : 228-234, 2009
13) Rades D, Stalpers LJA, Veninga T, et al : Evaluation of five radiation schedules and prognostic factors for metastatic spinal cord compression in a series of 1304 patients. J Clin Oncol 23 : 3366-3375, 2005
14) Hoskin PJ, Grover A, Bhana R : Metastatic spinal cord compression : Radiotherapy outcome and dose fractionation. Radiother Oncol 68 : 175-180, 2003
15) Maranzano E, Latini P, Beneventi S, et al : Comparison of two different radiotherapy schedules for spinal cord compression in prostate cancer. Tumori 84 : 472-477, 1998
16) Maranzano E, Bellavita R, Rossi R, et al : Short-course versus split-course radiotherapy in metastatic spinal cord compression : Results of a phase III, randomized, multicenter trial. J Clin Oncol 23 : 3358-3365, 2005
17) Saad F, Gleason DM, Murreay R, et al : A randomized, placebocontrolled trial of zoledronic acid in patients with hormonerefractory metastatic prostate carcinoma. J Natl Cancer Inst 94 : 1458-1468, 2002
18) Rosen LS, Gordon D, Tchekmedyian S, et al : for the Zoledronic Acid Lung Cancer and Other Solid Tumors Study Group. Zoledronic acid versus placebo in the treatment of skeletal metastases in patients with lung cancer and other solid tumors : A phase II, double-blind, randomized trial. J Clin Oncol 21 : 3150-3157, 2003
19) Rosen LS, Gordon DH, Dugan W, et al : Zoledronic acid is

superior to pamidronate for the treatment of bone metastases in breast carcinoma patients with at least one osteolytic lesion. Cancer **100**：36-43, 2004
20) Hirabayashi H, Ebara S, Kinoshita T, et al：Clinical outcome and survival after palliative surgery for spinal metastases：palliative surgery in spinal metastases. Cancer **97**：476-484, 2003
21) Patchell R, Tibbs PA, Regine WF, et al：Direct decompressive surgical resection in the treatment of spinal cord compression caused by metastatic cancer：A randomised trial. Lancet **366**：643-648, 2005
22) Chi JH, Gokaslan Z, McCormick P, et al：Selecting treatment for patients with malignant epidural spinal cord compression-does age matter?：results from a randomized clinical trial. Spine **34**：431-435, 2009

Case 6

消化器癌の緩和照射

症例

68歳, 男性.

高度慢性閉塞性肺疾患（COPD：chronic obstructive pulmonary disease）の経過観察中に胸部CT検査を施行したところ, 胸部中部食道で全周性に近い壁肥厚が出現しており, 食道癌が疑われた（**図1**）. 有意なサイズのリンパ節腫大は認めなかった. 以前より食事の際に胸につまる感じを自覚していた. 上部消化管内視鏡ならびにバリウム透視（**図2**）上, 食道では門歯から26～29 cmに主座のある亜全周性の3型病変を認めた. 再発膀胱癌に対して延命目的の化学療法施行中であるため食道癌に対して根治治療の適応はないと判断された.

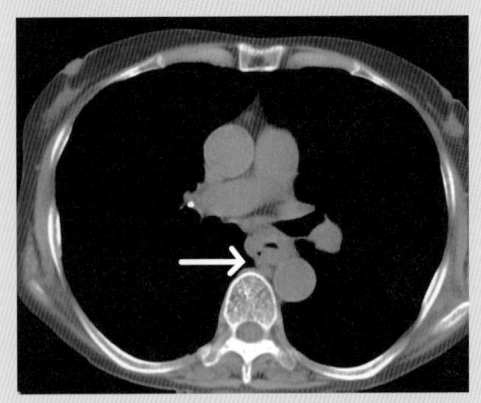

図1　CT像

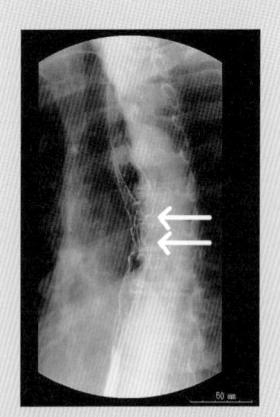

図2　バリウム透視像

緩和放射線治療

根治的治療の対象外となった癌患者は積極的治療を必要としないため BSC（best supportive care）の名の下, あまり熱心に診察されないケースが時に見受けられる. 近年 WHO 方式除痛の概念が浸透したおかげで, 一昔前に比較し患者の疼痛は適切なオピオイドの使用により緩和されている印象を受けるものの, 進行期癌は疼痛以外にもさまざまな合併症を呈し患者の QOL を大きく損なう原因となる. そのなかのいくつかの症状に対し放射線治療（RT：radiotherapy）が緩和の効果を上げられるため, RT の役割のなかで緩和的 RT というのは大きな柱となっている.

消化器癌の緩和放射線治療

　一般的に緩和的 RT の対象となる病態は以下の 2 つに大きく分けられる．1 つめは，転移病変による症状（骨転移，脳転移，皮膚転移など）で，もう 1 つは原発巣の進行による症状（疼痛，閉塞，出血など）である．

　このなかで，本項では消化器癌の緩和的 RT に焦点をあてる．消化管は管腔臓器であるため，他領域の進行癌の症状としてもみられる疼痛，出血改善目的の RT に加え，閉塞改善目的で RT が行われることが多いという特徴が共通している．

食道癌の緩和放射線治療

　食道癌が他の癌に比較し特徴的なのは遠隔転移がなく，患者の全身状態が許す限りにおいて根治的治療が可能という点である．大津ら[1]は T4 もしくは M1 リンパ節転移ありの食道癌患者に対し，化学放射線療法（CRT：chemoradiotherapy）で 3 年生存率 23％という結果を報告した．したがって，手術非適応だが CRT の可能な程度に全身状態のよい進行期食道癌患者には，一度，根治（準根治）CRT の適応がないか検討する必要がある．

　明らかに遠隔転移がある場合，あるいは患者の全身状態が根治的 CRT に耐えられないと判断した場合でも，患者の QOL 改善のため，閉塞症状改善もしくは予防目的の緩和 RT の適応となる．

　初発時遠隔のある進行食道癌もしくは根治治療後の再発食道癌に対する，現行の治療法の選択肢としては，外科的バイパス術，レーザー治療，化学療法，外照射（10〜40 Gy 程度），もしくはそれらの併用である．しかし，これらの治療を施行しても予後は非常に不良で，単独では 2.5〜5 ヵ月ほどの生存期間しか望めない．上記の治療法を併用してもわずかに改善する程度である．

　進行食道癌においては，病状の進行とともに嚥下障害は高率に合併する．経口での食事摂取が困難となり，栄養障害をきたし，全身状態の悪化や QOL 低下につながる場合も多い．この嚥下障害に対する緩和治療は確立していない．ステント留置，腔内照射などがあり，それらの治療法が不可能または効果が乏しい場合には胃瘻造設による経腸栄養または中心静脈栄養が主に行われている．

　これら症状緩和 RT の選択の際に役立つ臨床試験として，オランダで行われた単回腔内照射（12 Gy）と金属ステント留置を比較した多施設共同のランダム化比較試験が有名である[2]．同試験では腔内照射，ステント留置の両群で治療後の嚥下困難スコアの改善は同等であり（73％→76％），ステント留置は腔内照射に比べ治療効果が迅速に現れる傾向にあったが，治療効果の持続時間は腔内照射のほうが有意に長く（82 日→115 日），重度合併症も有意に少なかった（25％→13％）．したがって，生命予後がある程度（およそ 2 ヵ月）以上望める場合は腔内照射を考慮するべきである．

　食道腔内照射ならば，比較的低酸素で放射線抵抗性であっても，腫瘍の腔内面に非常に多くの放射線量をかけられる．さらに，線量勾配が急峻なため，周囲正常組織構造の障害のリスクを最小にできる．放射線による変性は食道壁の全層で起こり，治療 6 週間以内に，腫瘍細胞内の壊死・ケラチン形成・線維化・細胞の巨大化を伴う．進行症例では，この変化は腫瘍の内腔面の急速な縮小を引き起こし，そのため患者の嚥下は急速に改善する．イリジウム 192 を用いる高線量率腔内照射は，近年さらに進歩しており，治療を短時間に行うことができ，それゆえ，これまで施行されていた食道カテーテルの煩わしさによる不快感を避けられる．

　ABS（American Brachytherapy Society）コンセンサス・ガイドラインでも，根治照射後の再発症例や，遠隔転移付き，切除不能な局所進行胸部食道癌症例には緩和目的の小線源治療を考慮すべきとなっている．そのなかでは，30 Gy の外照射後には高線量率（HDR：high dose rate）10〜14 Gy/1〜2 分割を推奨している．新たに診断した予後が 3 ヵ月未満の症例では外照射の必要性は議論が分かれる．こうした症例には，15〜20 Gy/2〜4 分割の HDR が有益であろうとなっている[3]．

　食道狭窄が非常に著明で，腔内照射用のアプリケータが挿入できない症例や，頭尾側にあまりに長く広がっている症例など，腔内照射の適応にならないような症例では，治療にしばらく時間がか

かるものの30 Gy/10分割程度の外照射での緩和治療が適切と考えられる．延命目的の全身化学療法と同時に緩和外照射を併用することで効果はさらに上昇することが期待できる．

胃癌の緩和放射線治療

上腹部は小腸に加え，肝臓，腎臓など臓器が密集する部位であるため高線量を投与できないことからRTの適応となりにくいこと，胃癌は東アジアに比較して欧米で症例が少ないことなどの理由から，食道癌，直腸癌に比較し胃癌に対するRTの臨床報告は少ないのが現状である．しかし他の消化器癌と同様，胃癌も進行に従い疼痛・出血・閉塞といった症状を呈すようになる．

2007年シンガポールから非手術適応症例に対し，上記症状の改善目的にRT単独を行った症例の後ろ向き臨床研究が報告されている[4]．同報告によると，RT単独により進行胃癌の出血・疼痛・通過障害などの症状緩和はそれぞれ54%，25%，25%で得られ，その持続期間の中央値はそれぞれ140日，105日，102日であり，RT単独であることを考えると良好な結果が得られたとしている．

また，症状緩和目的治療にCRTを用いた別の報告では出血・疼痛・通過障害の改善率はそれぞれ70%，86%，80%であり，追加治療を必要としなかった割合はそれぞれ70%，49%，81%であった[5]．したがって，食道癌の場合と同様，患者の状態が許せば化学療法を併用することでよりよい症状緩和が得られることが示唆される．

直腸癌の緩和放射線治療

直腸癌の根治治療は手術（±術前CRT）が標準であるが，手術単独治療後の54%，術前CRT後の再発が20%，術後RT後の再発が29%，術後CRT後の再発が17%に認められる[6]．しかし，再発時の治療として手術可能となるケースはほとんどないため，RTが再発時の治療として用いられることが多い．術後再発治療に限らず，年齢や合併症の問題から手術適応のない症例に対しても疼痛・出血・閉塞症状緩和目的にRTが用いられる．

一口にRTといっても対象とする病変の解剖学的位置，使用するRTの違い（外照射や腔内照射）や，抗癌剤の有無などさまざまあり，患者の状態に合わせて適切な治療法を検討する必要がある．たとえば予後の短い高齢者で，完全閉塞に陥っていない直腸粘膜にある病変に対しては，治療期間が短くすむ単回の直腸腔内照射が適切であろう．直腸腔内照射による疼痛，出血の改善率はそれぞれ87%，64%，効果持続時間も余命と同等と良好な結果が報告されている[7]．

また直腸癌の場合，吻合部再発や傍直腸リンパ節再発により仙骨前面に腫瘍を形成するケースがよくみられるが，そうした部位には腔内照射の適応がないため，緩和的な外照射が行われがちである．しかし，骨盤腔には膀胱や小腸など放射線感受性の高い臓器があるため高線量投与できない．そこで経仙骨あるいは経会陰からアプリケータを挿入し組織内照射を行うことで正常組織の線量を落としつつ腫瘍に高線量を投与し，90%近い疼痛症状の緩和改善を報告したものもある[8]．

一方，術後再発患者を対象として外照射によるCRTを行い，その反応がよく手術可能となった場合，引き続き手術的切除を行って生命予後改善に結びつけた報告もある[9]．したがって，患者の状態さえよければ単なる症状緩和の治療だけでなく，集学的治療を行うことで生命予後改善を期待することも可能である．

まとめ

末期の状態に置かれた患者にとって，口からものを食べられるという喜びは健常人にはわからないほどかけがえのないものである．したがって，根治的治療ではなくとも消化器癌患者の閉塞改善に取り組む熱意を持つ必要がある．

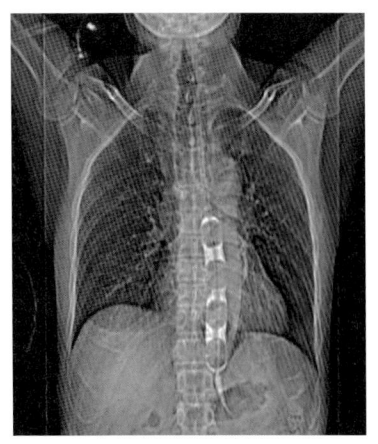

図3 土器屋式アプリケータ
（食道腔内照射）

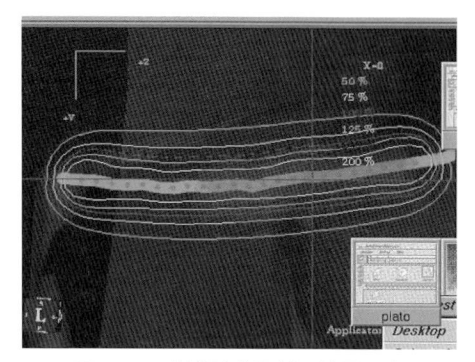

図4-1 食道腔内照射の線量分布

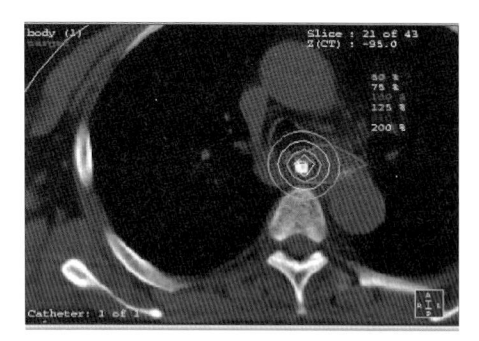

図4-2 食道腔内照射の線量分布

東大プロトコール

嚥下障害を訴える食道癌で根治治療の適応のない症例に対して，高線量率イリジウムを使用．アプリケータとしては土器屋式2重バルーンアプリケータ（図3）を使用．食道狭窄が高度で土器屋式2重バルーンアプリケータが挿入不能時にはマリコットアプリケータを代わりに使用している．治療長（treatment length）は腫瘍長におおむね合致させる．粘膜下5mmのラインに1回6Gyで処方している（図4）．それぞれ1回照射で，効果に応じて追加照射を行っている．最大で4回程度まで追加可能である．

文献

1) Ohtsu A, Boku N, Muro K, et al：Definitive chemoradiotherapy for T4 and/or M1 lymph node squamous cell carcinoma of the esophagus. J Clin Oncol 17：2915-2921, 1999
2) Homs MY, Steyerberg EW, Eijkenboom WM, et al：Single-dose brachytherapy versus metal stent placement for the palliation of dysphagia from esophageal cancer：multicentre randomised trial. Lancet 364：1497-1504, 2004
3) Gaspar LE, Nag S, Herskovic A, et al：American Brachytherapy Society（ABS）consensus guidelines for brachytherapy of esophageal cancer. Clinical Research Committee, American Brachytherapy Society, Philadelphia, PA. Int J Radiat Oncol Biol Phys 38：127-132, 1997
4) Tey J, Back MF, Shakespeare TP, et al：The role of palliative radiation therapy in symptomatic locally advanced gastric cancer. Int J Radiat Oncol Biol Phys 67：385-388, 2007
5) Kim MM, Rana V, Janjan NA, et al：Clinical benefit of palliative radiation therapy in advanced gastric cancer. Acta Oncol 47：421-427, 2008
6) Valentini V：Radiotherapy combined with other treatment in rectal cancer. Tumori 84：238-246, 1998
7) Hoskin PJ, de Canha SM, Bownes P, et al：High dose rate afterloading intraluminal brachytherapy for advanced inoperable rectal cancer. Radiother Oncol 73：195-198, 2004
8) Kolotas C, Röddiger S, Strassmann G, et al：Palliative interstitial HDR brachytherapy for recurrent rectal cancer. Strahlenther Onkol 179：458-463, 2003
9) Valentini V, Morganti AG, De Franco A, et al：Chemoradiation with or without intraoperative radiation therapy in patients with locally recurrent rectal carcinoma：prognostic factors and long term outcome. Cancer 86：2612-2624, 1999

索　引

【英数字】

2次発がん … 79, 126
3D 治療計画 … 43
5-FU … 4, 9, 51, 64
ABVD 療法 … 101
accelerated … 17
AHF … 55
AML … 128
Ann Arbor 分類 … 100
BED … 144, 155
brachytherapy … 31
BSC … 158
BT … 31
CAP 療法 … 112
CCRT … 8
CML … 128
conventional … 17
Cotswolds 分類 … 100
CRT … 8
CTV … 53, 69
DCIS … 77
DLBC … 35
DLBCL … 91
EB ウイルス … 51
ED-SCLC … 17
EFRT … 36
field-in-field 法 … 9
germ cell tumor … 139
glioblastoma … 86
glioma … 86
gross tumor volume … 68
GTV … 68
GVHD … 131
HDR … 159
HF … 55
HPV … 57
ICRT … 4
IFRT … 36, 66
IGRT … 69
IMRT … 14, 43, 69, 106
intensity-modulated radiation therapy … 14
IPI … 92
LD-SCLC … 16

MALT lymphoma (MALToma) … 35, 96
MALT リンパ腫 … 35
MESCC … 153
NHL … 35, 92
NSCLC … 22, 143
PCI … 16, 17
PET … 68
PE マンモグラフィー … 71
PORT … 60
PS … 143
PTV … 43, 69
R-CHOP 療法 … 93
RALS … 4, 32
RPA … 141
SBRT … 14
SCLC … 143
SRS … 69
SRT … 12, 69, 141
stereotactic radiotherapy … 12
SVC 症候群 … 149
TBI … 128
TC 療法 … 112
UFT … 118
VMAT … 50, 69
WAI … 109

【あ】

悪性脊髄圧迫症候群 … 153
悪性リンパ腫 … 128
アドリアマイシン … 100

【い】

胃 MALToma … 36
移植片対宿主病 … 131
イリノテカン … 118

【え】

エトポシド … 22, 128

【お】

オキサリプラチン … 118

【か】

下咽頭癌 … 59
化学放射線療法 … 8, 16
拡大照射野放射線療法 … 36
下肢リンパ浮腫 … 111
加速過分割照射 … 16, 55
加速照射法 … 47
過分割照射 … 55, 60
カペシタビン … 118
カルボプラチン … 23, 112, 125
ガンマナイフ … 140, 141
緩和照射 … 158
緩和放射線治療 … 158

【き】

気管支腔内照射 … 145
急性骨髄性白血病 … 128
強度変調放射線治療 … 14, 69, 106
強度変調放射線療法 … 43

【く】

腔内照射 … 159

【け】

計画標的体積 … 43, 69
結節性リンパ球優位型 HL … 100
ゲフィチニブ … 23
ゲムシタビン … 22, 64
ケロイド … 122
限局型小細胞肺癌 … 16
限局照射野放射線療法 … 36, 66

【こ】

膠芽腫 … 86
甲状腺癌 … 82
甲状腺分化癌 … 83
高精度放射線治療 … 68
高線量率組織内照射 … 32
喉頭癌 … 46
国際予後指数 … 92
骨髄移植 … 128
骨転移 … 134
古典的 HL … 100

索引

【さ】
臍帯血移植 ……………………… 128
サイバーナイフ ………………… 140

【し】
子宮腔内照射 …………………… 4
子宮頸癌 …………………… 2, 105
子宮体癌 ………………………… 108
シクロホスファミド … 93, 112, 128
シスプラチン
　…… 4, 22, 43, 51, 112, 125, 143
縦隔原発大細胞型B細胞リンパ腫
　…………………………………… 92
術後放射線療法 ………………… 60
上咽頭癌 ………………………… 50
上顎癌 …………………………… 40
小細胞肺癌 ……………………… 143
照射後ホルモン療法 …………… 27
照射前ホルモン療法 …………… 27
小線源腔内照射 ………………… 119
小線源治療 ……………………… 31
上大静脈症候群 ………………… 149
食道癌 …………………………… 7
神経芽細胞腫 …………………… 128
神経膠芽腫 ……………………… 86
神経膠腫 ………………………… 88
進展型小細胞肺癌 ……………… 17

【す】
膵臓癌 …………………………… 63
ストロンチウム ………………… 137

【せ】
精巣上皮腫 ……………………… 125
生物学的等価線量 ……… 144, 155
声門下癌 ………………………… 47
声門上部喉頭癌 ………………… 46
声門部喉頭癌 …………………… 46
セツキシマブ …………… 23, 43, 119
セミノーマ ……………………… 125
全身照射 ………………………… 128
全身状態 ………………………… 143
全直腸間膜切除 ………………… 115
全脳照射 ………………………… 139
全腹腔照射 ……………………… 109
前立腺癌 ………………………… 26

【そ】
ゾレドロン酸 …………… 137, 153

【た】
ダカルバジン …………………… 100

【ち】
中咽頭癌 ………………………… 54
直腸癌 …………………………… 114

【て】
定位放射線手術 ………………… 69
定位放射線照射 ………………… 140
定位放射線治療 ……………… 12, 69
デノスマブ ……………………… 137
テモゾロミド …………………… 88
転移性脳腫瘍 …………………… 139
電子線照射 ……………………… 122

【と】
同時化学放射線療法 ………… 3, 8
ドキソルビシン ………… 93, 112
ドセタキセル …………… 22, 29
ドッグ・レッグ型 ……………… 125

【に】
肉眼的腫瘍体積 ………………… 68
乳癌 ……………………………… 76
乳癌温存術後 …………………… 76

【ね】
ネダプラチン ………………… 4, 9

【の】
脳定位X線外照射 ……………… 141
脳転移 …………………………… 139

【は】
パクリタキセル ………… 23, 112

【ひ】
肥厚性瘢痕 ……………………… 123
非小細胞肺癌 …………… 12, 21, 143
非浸潤性乳管癌 ………………… 77
ビスホスホネート ……………… 137
非セミノーマ …………………… 125
ヒトパピローマウイルス …… 2, 57
ビノレルビン …………………… 22
非ホジキンリンパ腫 ……… 35, 92
びまん性大細胞型B細胞リンパ腫
　………………………………… 35, 91
病期 ……………………………… 8
ビンクリスチン ………………… 93
ビンブラスチン ………………… 100

【ふ】
ブレオマイシン ………………… 100
プレドニゾロン ………………… 93

【へ】
ベバシズマブ …………………… 119

【ほ】
傍大動脈リンパ節転移 ………… 112
ホジキンリンパ腫 ……………… 99
ホッケー・スティック型 ……… 125
ホルモン併用療法 ……………… 27

【ま】
マイトマイシンC ……………… 65
慢性骨髄性白血病 ……………… 128
マントル照射 …………………… 100

【よ】
陽子線治療 ……………………… 43
ヨード131 ……………………… 83
ヨード内用療法 ………………… 82
予防的全脳照射 ……………… 16, 17

【り】
リツキシマブ …………… 38, 95
臨床標的体積 …………… 53, 69

【れ】
連続回転型強度変調放射線治療
　………………………………… 69

【ろ】
ロイコボリン …………………… 118

著者略歴

山下　英臣（やました　ひでおみ）

平成 11 年	東京大学医学部 医学科 卒業
平成 18 年	東京大学大学院医学研究科 生体物理医学専攻博士課程 修了（医学博士）

平成 11 年	東京大学医学部 放射線医学教室
平成 12 年	国立国際医療センター 放射線科
平成 18 年	東京大学医学部 放射線医学教室

所属学会等
　　日本医学放射線学会専門医，日本医学放射線腫瘍学会認定医，第 1 種 放射線取扱主任者，医学物理士
　　日本医学放射線学会，日本医学放射線腫瘍学会，日本癌治療学会，日本医学物理学会

主な著書
　　「放射線科専門医試験のための知っておきたい放射線治療学—基礎と臨床」（新興医学出版社）
　　「癌放射線治療ハンドブック　改訂 3 版」（共著，中外医学社）

主な論文
Yamashita H, Okuma K, Tada K, et al : Four-dimensional measurement of the displacement of internal fiducial and skin markers during 320-multislice computed tomography scanning of breast cancer. Int J Radiat Oncol Biol Phys 84 : 331-335, 2012

Yamashita H, Okuma K, Wakui R, et al : Details of recurrence sites after elective nodal irradiation (ENI) using 3D-conformal radiotherapy (3D-CRT) combined with chemotherapy for thoracic esophageal squamous cell carcinoma—a retrospective analysis. Radiother Oncol 98 : 255-260, 2011

ⓒ2014　　　　　　　　　　　　　第 1 版発行　2014 年 6 月 20 日

（定価はカバーに表示してあります）

放射線治療ケーススタディ

監　修	中　川　恵　一
著　者	山　下　英　臣
発行者	林　　峰　子
発行所	株式会社 新興医学出版社

〒113-0033　東京都文京区本郷 6 丁目 26 番 8 号
電話　03(3816)2853　　FAX　03(3816)2895

印刷　三報社印刷株式会社　　ISBN978-4-88002-719-7　　郵便振替　00120-8-191625

- 本書の複製権・翻訳権・上映権・譲渡権・公衆送信権（送信可能化権を含む）は株式会社新興医学出版社が保有します。
- 本書を無断で複製する行為（コピー，スキャン，デジタルデータ化など）は，著作権法上での限られた例外（「私的使用のための複製」など）を除き禁じられています．研究活動，診療を含み業務上使用する目的で上記の行為を行うことは大学，病院，企業などにおける内部的な利用であっても，私的使用には該当せず，違法です．また，私的使用のためであっても，代行業者等の第三者に依頼して上記の行為を行うことは違法となります．
- JCOPY 〈(社)出版者著作権管理機構 委託出版物〉
  本書の無断複写は著作権法上での例外を除き禁じられています．複写される場合は，そのつど事前に，(社)出版者著作権管理機構（電話 03-3513-6969，FAX03-3513-6979，e-mail : info@jcopy.or.jp）の許諾を得てください．